全国医学高等专科学校"十二五"规划教材

人体解剖学与组织胚胎学

闫文升 刘 扬 主编

中国科学技术出版社

·北 京·

图书在版编目（CIP）数据

人体解剖学与组织胚胎学/闫文升 刘扬 主编.
－北京:中国科学技术出版社，2011.6

ISBN 978-7-5046-5877-7

Ⅰ.①人… Ⅱ.①闫…②刘… Ⅲ.①人体解剖学－医学院校－教材
②人体组织学：人体胚胎学－医学院校－教材 Ⅳ.①R32

中国版本图书馆CIP数据核字(2011)第108021号

中国科学技术出版社出版

北京市海淀区中关村南大街16号 邮政编码：100081

电话：010-62173865 传真：010-62179148

http://www.cspbooks.com.cn

科学普及出版社发行部发行

北京玥实印刷有限公司印刷

*

开本：787毫米×1092毫米 1/16 印张：22 字数：500千字

2011年8月第1版 2011年8月第1次印刷

ISBN 978-7-5046-5877-7/R·1525

定价：58.00元

————————————————————————————

（凡购买本社的图书，如有缺页、倒页、
脱页者，本社发行部负责调换）

全国医学高等专科学校"十二五"规划教材

《人体解剖学与组织胚胎学》

主　编　　闫文升　　石家庄医学高等专科学校
　　　　　　刘　扬　　首都医科大学燕京医学院

副主编　　李双成　　河北医科大学
　　　　　　张国境　　首都医科大学燕京医学院
　　　　　　王　征　　浙江医学高等专科学校

编　委

　　　　　　王庆林　　泉州医学高等专科学校
　　　　　　边　江　　石家庄医学高等专科学校
　　　　　　包宪霞　　石家庄医学高等专科学校
　　　　　　刘　军　　唐山职业技术学院
　　　　　　刘秀敏　　邢台医学高等专科学校
　　　　　　刘新勇　　山东医学高等专科学校
　　　　　　李占生　　漯河医学高等专科学校
　　　　　　陈金绪　　柳州医学高等专科学校
　　　　　　孙凤侠　　浙江医学高等专科学校
　　　　　　张　宏　　石家庄医学高等专科学校
　　　　　　张明军　　湖北职业技术学院
　　　　　　张献彩　　邢台医学高等专科学校
　　　　　　赵　森　　安徽医学高等专科学校
　　　　　　夏　青　　天津医学高等专科学校
　　　　　　夏传余　　安徽巢湖职业技术学院
　　　　　　隋月林　　沧州医学高等专科学校

责任编辑　　陶　翔
封面设计　　高朝栋
责任校对　　韩　玲
责任印制　　李春利

前　言

　　人体解剖学与组织胚胎学是基础医学的主干学科之一，也是学习生命科学的必修课程。为培养面向基层医药卫生行业具有一定扎实基础和熟练技能的优秀高职高专学生，也为了适应国家中长期教育改革和发展规划纲要和适应以全科医生为重点的基层医疗卫生队伍建设规划的需要，在中国科学技术出版社的支持下，来自于石家庄医学高等专科学校、首都医科大学燕京医学院、天津医学高等专科学校、邢台医学高等专科学校、沧州医学高等专科学校、浙江医学高等专科学校、山东医学高等专科学校、安徽医学高等专科学校、柳州医学高等专科学校、唐山职业技术学院、巢湖职业技术学院等十余所院校具有丰富教学经验的骨干教师组成了精干的编写队伍，大家鼎力协作，编写了这本适合培养高职高专实用型人才的《人体解剖学与组织胚胎学》教材。

　　本教材在以下几个方面做了很大努力：

　　一、在编写上注重高职高专医学生对基础医学知识的"必需"，"够用"，把握重点内容详细阐述，做到重点突出，层次分明。同时也注重以后升本学生的知识需求。

　　二、重点突出插图和表格内容，使图表增加到350余幅。图表对于形态学课程而言能巩固、加深理解基础知识的学习与记忆，本教材优先采用教研室积累的图片，结合绘制的模式图片，增加插图的表现效果，力争使教学效果得到进一步提高。

　　三、本教材以"知识链接"形式围绕教材核心内容，展开介绍了一些相关的新知识、新技术，如"优生优育"，"组织工程"等，尽量让学生在教材知识的基础上拓展视野，提高学生的专业兴趣，增强学生学习的主动性和积极性。

　　四、参照最新文献和国内外若干本权威教材，在阐述正常组织结构基础上，对教材中出现的"部分、多、少"等词语给予数量明确，使教材更严谨；紧密联系其它学科及临床实践，注意与其他学科重点内容的衔接。如考虑到生理学中"尿的生成与浓缩"是重点内容，考虑到临床上多发的肾小球疾病，增加了肾的微细结构和肾的血管知识。

　　五、针对高专学生的接受程度，参照实际的教学效果，适当调整了教材的结构和教学顺序，保证学生简明扼要、高效地掌握人体的正常结构。

　　本教材的参考学时为140学时，适用于临床医学、护理、口腔医学以及康复医学等专业的教学。

　　由于编者水平有限，第一版教材中难免有疏漏之处，恳请各位同行和读者提出意见，批评指正，以便在今后版本升级中不断完善。

闫文升

2011年春于石家庄

目 录

绪　论

一、人体解剖学与组织胚胎学的定义与任务

人体解剖学与组织胚胎学是研究正常人体形态结构、发生发育及其功能关系的科学，其主要任务是阐明人体器官与组织的形态特征、位置毗邻关系、生长发育规律及其功能意义。通过本课程学习能使医学生掌握和理解人体器官与组织的形态结构及人体胚胎的早期发生发展概况，为学习后续的医学基础课程和临床医学课程奠定基础，因此，人体解剖学与组织胚胎学是医学教育中重要的基础课程。

（一）解剖学

广义的解剖学(anatomy)包括细胞学、组织学、解剖学和胚胎学。在基础医学教育中，解剖学包括系统解剖学、局部解剖学和断层解剖学。按照人体各功能系统描述人体器官形态结构的科学，称系统解剖学，又称描述解剖学。在系统解剖学的基础上，为适应临床应用的需要，以某一局部为中心，描述各器官的分布、位置关系的科学称局部解剖学。为适应X线计算机断层成像、B型超声或磁共振成像等的应用，研究人体不同层面上各器官形态结构、毗邻关系的科学，称断层解剖学。结合临床需要，以临床各科应用为目的进行人体解剖学研究的科学，称临床解剖学。应用X线研究人体形态结构的科学，称X线解剖学。研究人体生理状态下，各器官形态结构的变化规律，或在特定条件下，观察外因对人体器官形态、结构变化影响的解剖学，称机能解剖学。以研究体育运动或提高体育运动效果为目的的解剖学，称运动解剖学。随着医学与生物学的迅猛发展，形态学的研究已经进入分子生物学水平，对人体的研究会更加深入，将会有一些新的学科不断从解剖学中划分出去，随着计算机技术的发展，出现了虚拟人的概念，但广义上仍属于解剖学的范畴。

（二）组织胚胎学

组织学(histology)是解剖学的一个分支，是生命科学的组成部分。组织学包括细胞学、基本组织和器官组织学，是借助光学显微镜或电子显微镜研究人体的微细结构、超微结构或分子水平的结构及相关功能关系的一门学科，也称显微解剖学。组织学的发展以解剖学进展为前提，以细胞学的发展为基础，又与胚胎学的发展密不可分。胚胎学(embryology)主要研究人体胚胎发育的形态、结构形成及变化特点或规律，包括生殖细胞发生、受精、胚胎发育、胚胎与母体的关系以及先天畸形等。研究出生后婴儿的生长、成熟、衰老直至死亡的全过程的学科，称人体发育学。现代胚胎学的研究内容不仅丰富多彩，还充满魅力。如其中的生殖工程学通过体外受精、早期胚胎培养、胚胎移植、卵质内单精子注射、配子与胚胎冷冻等技术，可望获得人们期望的新生个体。试管婴儿和克隆动物是现代胚胎学最著名的成就。

高职高专人体解剖学与组织胚胎学教材的编写是为了适应国家中长期教育改革和发展规划纲要和适应以全科医生为重点的基层医疗卫生队伍建设规划的需要，按照以卫生需求为导向，优化学科专业设置，积极进行高等医学教育教学改革，本专科医学类专业

教育要开设全科医学必修课程，强化临床实践和社区实践教学，探求实践基层卫生服务人才培养新模式。本书是将系统解剖学、组织学和胚胎学三部分融为一体进行研究和学习的一门医学基础课程。本教材编写既有专科学生必须具备的"三基"既基本知识、基本理论、基本技能，又注意内容的科学性、先进性和实用性，更紧密联系临床实践，增加了一些临床知识的衔接。

二、人体解剖学与组织胚胎学的发展简史

在我国战国时代(公元前500年)的第一部医学著作《内经》中，就已明确提出了"解剖"的认识方法，记载了部分人体形态结构以及一直沿用至今的脏器名称。

在古希腊时代(公元前500～公元前300年)，Hippocrates (希波克拉底)和 Aristotle (亚里斯多德)都进行过动物解剖，并有论著，希波克拉底正确地描述了头骨的形态结构；亚里斯多德提出心是血液循环的中心，正确区分了神经与肌腱等。

公元129～200年，古希腊人Galenus (伦)以动物解剖为基础，其解剖学著作《医经》指出了血管内流动的是血液，而非以前所说的空气。但该书的主要资料来源于动物的解剖观察，故错误之处较多。

公元1247年，宋慈所著《洗冤录》中，详细记载了全身骨骼的名称、数目、形状，还附了检骨图。

公元1457～1519年，意大利画家Da Vinci(达·芬奇)，解剖过30多具尸体，出版的人体解剖学图谱，结构描绘精细准确。

1543年，比利时的Vesalius(维萨里)在大量人体解剖的基础上，写出了划时代的七卷解剖学著作《人体的构造》，纠正了其他人的错误论点，从而使他成为现代人体解剖学的奠基人。

1665年，英国的物理学家Hooke用显微镜观察一小片软木切片时，发现软木是由许多蜂窝状的小格子组成的，他将其称之为"cella"，这是人类第一次发现细胞。由此创立了组织学；18世纪末，研究个体发生的胚胎学开始起步。

1768～1831年，王清任著述的《医林改错》中，修正了许多解剖学内容。

1867年，我国近代第一代西医黄宽，第一次在中国使用尸体进行解剖教学。

1893年，北洋医学堂开设了《人体解剖学》课程，至此，解剖学在中国才成为一门独立的学科。

1932年，电子显微镜问世，形态科学研究进入到分子生物学水平。

1994年，美国运用计算机技术将人体断层标本图像进行数字重建，建立了世界第一个"数字虚拟人"；20世纪末，我国著名解剖学家钟世镇院士也开展了"数字虚拟人"的研究。

随着技术革命浪潮的涌动，近三十年来，生物力学、免疫学、组织化学、分子生物学等向解剖学渗透，一些新兴技术如示踪技术、免疫组化技术、细胞培养技术和原位分子杂交技术等在形态学研究中被广泛采用，使这个古老的学科唤发出青春的异彩。

三、人体的组成和分部

(一)人体的组成

人体结构和机能最基本的单位是细胞。形态相似、功能相近的细胞被细胞间质结合在一起，形成组织，人体概括有四种基本组织，即上皮组织、结缔组织、肌组织和神经

组织。几种不同的组织组成具有一定形态并完成一定生理功能的结构称器官。许多器官一起，共同完成一系列相似的生理功能称系统。人体有九大系统，包括：运动系统、消化系统、呼吸系统、泌尿系统、生殖系统、脉管系统、感觉器、内分泌系统和神经系统等。全部系统有机地组成一个统一完整的人体。

(二)人体的分部

按人体形态和部位，可将人体分为头、颈、躯干、四肢四个部分。头又分为颅部和面部；躯干的前面又分为胸、腹、盆部和会阴；躯干的后面又分为背部和腰部；四肢又分为上肢和下肢，上肢又分为肩、臂、前臂和手；下肢又分为臀、股(大腿)、小腿和足。

四、常用的人体解剖学与组织胚胎学术语

为正确描述人体器官的形态结构和位置关系，必须使用统一的标准和描述用语，这些标准和术语是每一个医学生必须掌握的基本知识，以利于学习和交流。

(一) 解剖学姿势

解剖学姿势(anatomical position)是指人体直立，面向前，两眼向正前方平视，两足并拢，足尖向前，上肢下垂于躯干的两侧，掌心向前。描述人体的任何结构时，均应以此姿势为标准(绪论图–1)。

(二) 轴和面

1. 轴

指用于描述关节运动时骨的位移轨迹所沿的轴线。以解剖学姿势为准，人体具有三个相互垂直的轴。垂直轴(vertical axis)：为上、下方向垂直于水平面，与人体长轴平行的轴；矢状轴(sogittal axis)：为前、后方向与水平面平行，与人体长轴相互垂直的轴；冠状轴(coronal axis)：为左、右方向与水平面平行，与前两条轴垂直的轴。

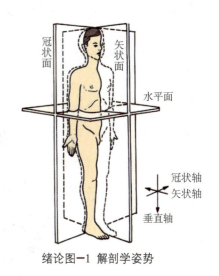

绪论图–1 解剖学姿势

2. 面

人体或任一局部均可在标准姿势下作用相互垂直的三个切面。矢状面(sagittal plane)按前后方向将人体分为左、右两部分的纵切面，通过人体正中线的矢状切面位正中矢状面，它将人体分为左、右对称的两半；冠状面(coronal plane)：按左右方向将人体纵切为前、后两部分的切面；水平面(horizontal plane)：与身体长轴垂直的平面，将人体横切位上、下两部分的切面。器官的切面一般以其本身的长轴为准。即沿其长轴所做的切面叫纵切面，而与长轴垂直的切面叫横切面(绪论图–1)。

(三) 方位术语

按照解剖学姿势规定的表示方位的名词，可以正确地描述各器官或结构的相互位置关系，这些名词均有对应关系(绪论图–2，绪论图–3)。

1. 上和下

上(superior)和下(inferior)用于描述位置高低关系的术语。近头者为上，近足者为下。

2. 前和后

前(anterior)和后(posterior)用于描述位置前、后关系的术语。近腹面者为前或腹侧，近背面者为后或背侧。

3. 内侧和外侧

内侧(medial)和外侧(lateral)用于描述各部位与正中矢状面相对距离位置关系的术语。近正中矢状面者为内侧，反之为外侧。内(interior)和外(exterior)用以描述空腔器官结构位置关系的术语。近内腔者为内，远离内腔者为外。

4. 浅和深

浅(superficial)和深(profundal)用以描述与皮肤表面相对距离位置关系的术语。距皮肤近者为浅，远离皮肤者为深。

5. 近侧和远侧

近侧(proximal)和远侧(distal) 用于描述四肢各部相互位置关系的术语。近躯干者为近侧，远离躯干者为远侧。

6. 尺侧和桡侧

尺侧(ulnar)和桡侧(radial) 由于前臂的内侧有尺骨，外侧有桡骨，故前臂内侧又称尺侧，外侧又称桡侧。

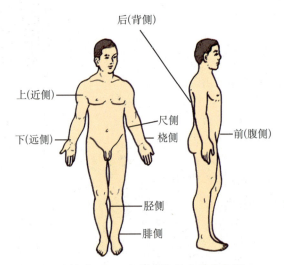

绪论图－2　解剖学姿势和方位术语

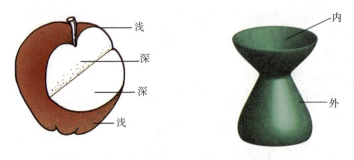

绪论图－3　方位术语

7. 胫侧和腓侧

胫侧(tibial)和腓侧(fibular)，由于小腿的内侧有胫骨，外侧有腓骨，故小腿的内侧又称胫侧，外侧又称腓侧。

五、人体解剖学与组织胚胎学常用的研究技术和方法

人类对机体形态结构的认识和研究，经历了从简单到复杂，从粗略到细微以及到超细微的过程。显微镜的放大倍率与分辨率有关，人眼分辨两点之间最小距离的能力称分辨率。人的裸眼分辨率仅为0.2mm，光学显微镜的分辨率是0.2μm，电子显微镜的分辨率是0.2nm，甚至更高。新方法、新技术的不断进步，有力地推动着形态学的发展。下面简要介绍几种常用研究技术与方法。

（一）普通光学显微镜技术

用普通光学显微镜观察机体组织、器官的微细结构，仍然是组织学研究最常用的方法，放大倍数可达1000倍左右，分辨率最高可达0.2μm。用光学显微镜观察时，需要对组织进行取材、固定、脱水和包埋，再制成薄片(一般为5～10μm厚)，并经过染色或标记，才能放在显微镜下进行观察。

常用石蜡切片制作的基本过程如下。

1. 取材和固定

取动物或人体的新鲜组织，用10%的甲醛液或Bouin液(苦味酸+甲醛+冰醋酸)等固定液固定，固定的目的是使蛋白质迅速凝固，以保持组织原有的结构成分，防止组织离体后溶酶体膜破裂、酸性水解酶漏出、细胞产生自溶。用于固定的化学试剂称为固定剂，固定剂的种类很多，应根据不同的观察目的选择不同的固定剂，最常用的是甲醛溶液。

2. 脱水和包埋

用梯度的乙醇和二甲苯将固定后的组织块进行脱水和透明，再用石蜡进行包埋，制成具有一定硬度的蜡块。

石蜡是常用的包埋剂，一些特殊标本或有特殊研究目的的标本也可以用火棉胶、树脂等包埋剂包埋，也可以将新鲜组织迅速冷冻，再用冰冻切片机切片。

3. 切片和染色

用石腊切片机将石蜡组织块切成5～10μm厚的薄片，贴在载玻片上，脱去石蜡再进行染色。常用的染色方法是苏木素(hematoxylin)和伊红(eosin)染色，简称HE染色。苏木素是碱性染料，能将细胞内的某些物质如染色质和核糖体染成蓝色。伊红是酸性染料，能将细胞质、红细胞和胶原纤维等染成红色。组织细胞成分易被碱性染料所染，称为嗜碱性；若与酸性染料呈强亲和力，称嗜酸性；两种染料都不易着色的称为嗜中性。

硝酸银染色(简称银染)方法也经常使用。将组织切片浸于硝酸银染液中，有的组织成分能够直接把硝酸银还原，使银颗粒附于其上呈棕黑色，组织的这种特性称为亲银性；有的组织成分本身无还原能力，需要先加入还原剂使硝酸银还原成银颗粒再沉淀在组织成分上，组织的这种特性称为嗜银性。组织中有少数成分还具有异染性，例如，当用蓝色碱性染料甲苯胺蓝染色时，肥大细胞内的颗粒被染成紫红色，而并非蓝色，这种改变染料自身颜色的现象称为异染性。

4. 脱水和封片

染色后的标本经过从低到高的梯度乙醇脱去组织中的水分，经二甲苯透明，用树胶

将组织封存于盖玻片和载玻片之间，以便长期保存。

除切片外，将血液、某些分泌物或渗出液直接涂在载玻片上的制片方法称为涂片；将组织撕成薄片或将薄膜状组织铺在玻片上的方法称为铺片；将骨或牙等坚硬组织磨成薄片贴在载玻片上的方法称为磨片。

（二）几种特殊的显微镜

1. 荧光显微镜

荧光显微镜(fluorescence microscope)，可以用来观察标本内的自发荧光物质或荧光标记结构。它以波长较短的紫外光或蓝紫光为光源，又称为激发光。标本中的荧光物质吸收激发光后发出在荧光显微镜下可见的、波长较长的不同颜色的荧光，呈现荧光处即代表某种成分或结构的存在位置。这些成分若是组织细胞的固有成分，则称为原发荧光，若是荧光标记的成分，则称为继发荧光。荧光显微镜分辨率比普通光学显微镜分辨率略高。

2. 倒置相差显微镜

倒置相差显微镜(inverted phase contrast microscope)，是把光源和聚光器安装在载物台的上方，物镜放置在载物台的下方，这样可以将细胞培养标本直接放在载物台上观察，常用于观察培养细胞的形态和生长情况。

3. 激光共聚焦扫描显微镜

激光共聚焦扫描显微镜(confocal laser scanning microscope,CLSM)是20世纪80年代初研制成的，它以激光为光源，采用共轭聚焦原理和装置，并利用计算机图像分析系统对图像进行二维和三维的分析处理。CLSM可以更准确地检测识别组织或细胞内的微细结构和变化，还可以检测活细胞内pH值、离子浓度、膜电位、自由基等。

（三）电子显微镜技术

电子显微镜的发明和应用，使组织学与胚胎学的研究发生了重大变革。分辨能力提高到0.2nm，比光镜高出1000倍。放大倍数达到数十万倍，观察到的结构更加细微。电子显微镜下观察到的结构，称电镜结构或称超微结构。目前常用的有透射电子显微镜和扫描电子显微镜。

1.透射电子显微镜

透射电子显微镜(transmission electron microscope，TEM)，简称透射电镜，是1932年德国科学家Knoll和Ruska发明的，它以电子束作光源，以电子场作为电磁透镜，电子束在电磁场的作用下偏转，产生聚焦和放大作用，放大的图像成于荧光屏，并可以进行照相记录，所得到图像是二维平面图像。透射电镜用于观察细胞内部和细胞间隙的超微结构，因为电子束的穿透能力有限，所以用透射电子显微镜观察的组织需制成超薄切片(50～100nm

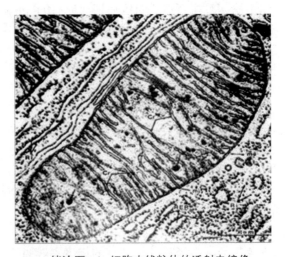

绪论图-4 细胞内线粒体的透射电镜像

厚)。制备方法与石蜡切片方法类似，只是要求更加严格，具有以下特点：取材更小，一般为1mm³；固定也常用戊二醛和锇酸双重固定；包埋剂是环氧树脂；切片厚度为50～80nm；染色方法为醋酸铀、柠檬酸铅双重电子染色，它不产生颜色差别，只产生明暗反差(绪论图–4)。

2. 扫描电镜

扫描电镜是将电子束在组织细胞的表面进行扫描，主要用于观察细胞、组织和器官表面的立体结构。此技术不必将组织制成超薄切片，取材后标本经过固定、脱水、干燥、表面喷镀金属膜即可观察，所得到的是明暗反差的三维立体图像(绪论图–5)。

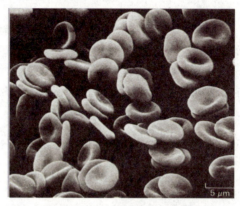

绪论图–5　红细胞的扫描电镜像

（四）其他技术

1. 组织化学与细胞化学技术

组织化学(histochemistry)与细胞化学(cytochemistry)是应用化学反应与物理反应原理，利用某些化学试剂与组织细胞样品中的某种物质发生反应，在组织原位形成可见的有色沉淀物，从而间接证明组织或细胞内某种成分的存在，并可以进行定位定量及相关功能的研究。用组织化学方法可以显示糖类、脂类、蛋白质、酶等多种物质。例如过碘酸希夫反应(periodic acid Schiff reaction, PAS)是显示多糖和糖蛋白的组织化学反应，其产物为紫红色沉淀(绪论图–6)。

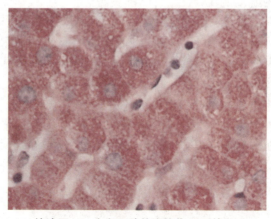

绪论图–6　大鼠肝脏的光镜像(PAS染色)

2. 免疫组织化学技术

免疫组织化学(immunohistochemistry)又称免疫细胞化学(immunocytochemistry)，是依据抗原抗体免疫反应原理，用标记的抗体(或抗原)对细胞或组织内的相应抗原(或抗体)进行定性、定位或定量检测，经过组织化学的呈色反应之后，用显微镜、荧光显微镜或电子显微镜观察。凡是能作为抗原、半抗原的物质，如蛋白质、多肽、核酸酶、激素、磷脂、多糖、受体及病原体等都可用相应的特异性抗体在组织、细胞内将其用免疫组织化学方法检出和研究。该技术特性高，敏感度也高，是一种综合性定性、定位和定量密切结合，形态机能和代谢密切结合为一体的研究和检测技术。

3. 细胞培养技术

细胞培养(cell culture)是将离体的细胞放置在合适的培养液中，模拟体内环境，在体外无菌和适当的温度下进行培养，使之成活并生长的一种技术方法。培养时，可以用各种因素(温度、药物、生长因子等)对细胞进行作用，观察其对细胞形态、功能、行为等的影响。由于体外培养下各因素易于控制，细胞培养技术在生物医学领域有着广泛应用。

六、学习人体解剖学与组织胚胎学的基本观点和方法

1. 进化发展的观点

人类是物种进化的产物，现代人仍在不断的发展变化之中。不同年龄、不同社会生活、不同劳动条件等，均可影响人体的形态结构的发展；不同的性别、不同地区、不同种族的人体形态结构可稍有差异。以进化发展的观点研究人体形态结构，可以更好地认识人体。

2. 形态与功能相互联系的观点

人体每一个器官都有其特定的功能，器官的形态结构是功能的物质基础，形态结构特征常常是与功能相适应的，如为什么面动脉平下颌角平面发出后，至咬肌前缘越过下颌骨下缘至面部口角这一段行走迂曲？这一段迂曲就是预防在张口时把面动脉拉伤，诸如此况甚多，因此在学习的过程中将形态与功能相互联系起来，有利于更好地理解和记忆。

3. 局部与整体相统一的观点

人体是一个整体，由许多器官有机地构成。他们既相互联系，又相互影响。局部的改变或损伤不仅影响到相邻的局部，而且影响到整体，如局部炎症不及时诊治，局部炎症就有可能进一步发展，甚至引起菌血症。因此在观察和学习中要善于从局部联想到整体，从表面透视到内部。

4. 理论与实际相结合的观点

为了更好地认识人体和应用于临床，在学习中，必须把听课、实验和复习结合起来，把教材中的叙述和标本、模型、图谱等直观教具的观察结合起来，从标本联想到活体，并在活体上定位、辨认。而且，还要和临床联系起来，这样才能进一步提高分析问题和解决问题的能力。

(闫文升)

第一章　细胞与基本组织

细胞(cell)是生物体形态结构、生理功能和生长发育的基本单位。人体由多种细胞组成，它们共同完成人体的各种生理活动。形态相似和功能相近的细胞与细胞间质结合在一起构成组织(tissue)。几种不同的组织结合在一起，构成具有一定形态，能完成一定生理功能的器官(organ)。功能相关的器官结合在一起，构成能完成某一系列连续生理功能的系统(system)。

第一节　细胞

一、细胞的形态和结构

人体细胞的大小不一、形态与功能各异(图1-1)。最大的是卵细胞，直径可达100~140μm，肉眼勉强可见。最小的是小脑的颗粒细胞，直径只有4μm。有呈圆形、卵圆形、柱状形、锥体形或星形等。

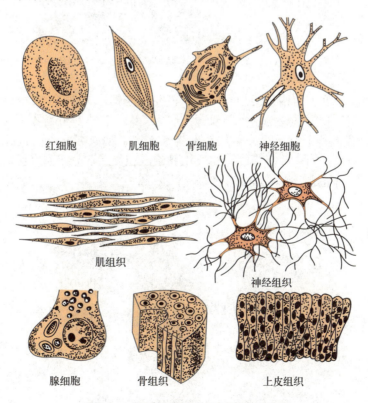

红细胞　　肌细胞　　骨细胞　　神经细胞

肌组织

神经组织

腺细胞　　　骨组织　　　上皮组织

图 1-1　细胞和组织的不同形态模式图

在光学显微镜下，细胞一般都由细胞膜、细胞质和细胞核三部分组成(图1-2)。

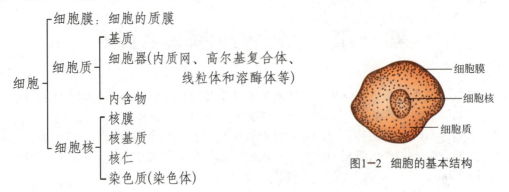

图1-2　细胞的基本结构

（一）细胞膜

细胞膜(cell membrane)是包裹在细胞最外面的薄膜，也称质膜，其厚度为6～10μm。电镜观察，可见细胞膜呈两暗夹一明的三层结构，内、外两层因电子密度高而显深暗；内外两层中间夹的一层为明层，因电子密度低而显得明亮(图1-3)。

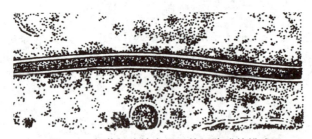

图 1-3　超薄切片技术显示的细胞膜的模式图

有关细胞膜的分子结构，目前比较公认的是液态镶嵌模型(fluid mosaic model，图1-4)学说。即把生物膜看成是以类脂双分子层为支架，其中镶嵌有不同生理功能的球形蛋白质的液态膜。每个类脂双分子的头部为亲水端，朝向细胞膜内、外；尾部为疏水端，朝向膜的中央。构成细胞膜的蛋白质主要镶嵌在类脂双分子层之间，称为"镶嵌蛋白质"。少部分附着于细胞膜的内侧称为表面蛋白。

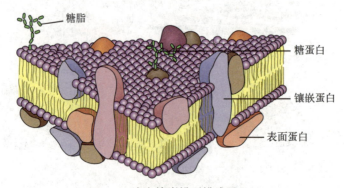

图1-4　液态镶嵌模型模式图

细胞膜的主要功能有如下几个方面。

1.界膜

细胞膜将细胞与外界微环境隔离，形成一种屏障，维持细胞的形态。

2.物质跨膜运输

细胞膜是细胞与细胞环境间的半透膜屏障，可选择性地进行细胞内外的物质交换。

3.信息跨膜传递

质膜上有各种受体蛋白，能感受外界各种化学信息，将信息传入细胞后，使胞内发生各种生物化学反应和生物学效应，控制和调节细胞的功能。

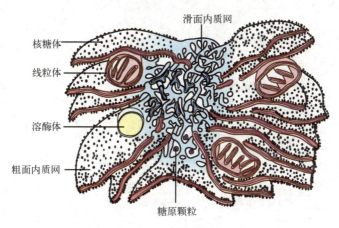

图1-5 内质网超微结构模式图

（二）细胞质

细胞质(cytoplasm)是指存在于细胞膜与细胞核之间的部分，包括基质、细胞器和包含物。

1. 基质

基质(matrix)是细胞质内无定形的胶状物，含有蛋白质、核酸和脂类等有机物。

2. 细胞器

细胞器(cell organelles)是指细胞质内具有一定形态，并能完成一定生理功能的微小器官。细胞器主要包括核糖体、内质网、高尔基复合体、线粒体、溶酶体、中心体、过氧化物酶体及细胞骨架等。细胞器是细胞完成各种生理功能的物质基础。常见的细胞器有以下几种。

(1) 内质网(endoplasmic reticulum)：仅在电镜下才能看到，是由单位膜构成扁平囊状或小管状结构，它们相互连接成网。内质网分为粗面内质网和滑面内质网(图1-5)。

1) 粗面内质网(rough endoplasmic reticulum，RER)：大多为扁平囊状，其表面附有大量核糖体。其功能主要合成蛋白质并运输到高尔基复合体进一步加工。

2) 滑面内质网(smooth endoplasmic reticulum，SER)：表面光滑，无核糖体附着。滑面内质网含多种酶系统，功能更为复杂，参与细胞的多种代谢。如参与肝细胞内肝糖原的合成与解毒，参与脂肪细胞内脂肪的合成，参与肾上腺皮质细胞、睾丸间质细胞及卵巢的黄体细胞内类固醇激素的合成等。

(2) 高尔基复合体(Golgi complex)：位于细胞核附近，呈网状，又称内网器，是细胞合成分泌物的场所。在电子显微镜下，高尔基复合体呈囊泡状，依其结构可分为扁平囊泡、大泡和小泡三部分(图1-6)，以扁平囊泡为主。扁平囊泡一般由5~10个相互连通的扁平囊叠合而成。扁平囊泡有两个面：一般朝细胞中心凸的一面为生成面，朝细胞膜凹陷的一面为成熟面，有数目不等、体积较大的分泌泡。粗面内质网合成蛋白质后，形成运输小泡，输送到高尔基复合体进行浓缩和加工，形成分泌颗粒，通过胞吐方式将分泌物质释放到细胞外。

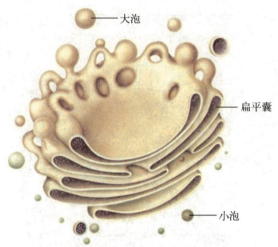

图1-6 高尔基复合体三维结构模式图

(3) 溶酶体(lysosome)：是由一层单位膜包被的含酶小体，内含多种水解酶，具有极强的消化分解物质的能力，是细胞内的消化器。未执行消化活动的溶酶体称初级溶酶体，初级溶酶体与来自细胞内源性(如衰老的细胞器、糖原)或外源性(如异物、细菌)的物质融合后改称次级溶酶体。次级溶酶体作用的底物为外源性者为异噬溶酶体，作用的底物为内源性者为自噬溶酶体(图1-7)。次级溶酶体对被消化的底物进行消化分解后，被分解后的部分产物(如氨基酸、单糖、核酸和脂肪酸)可以透过溶酶体膜扩散到细胞质内成为有用的物质被重新利用。不能被消化底物残渣存积在溶酶体内称为残余体。残余体内

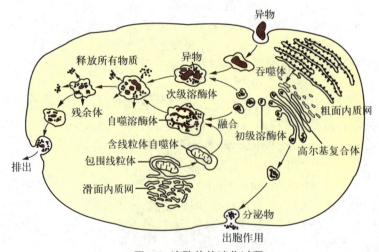

图1-7 溶酶体的消化过程

的底物残渣可通过胞吐方式排出，也可长期存在于细胞内(如脂褐素)。

(4) 线粒体(mitochondrion)：在光镜下呈线状或颗粒状，故称线粒体。电镜下线粒体呈长椭圆形，由内、外两层单位膜围成。外膜平整光滑；内膜向内折叠形成板状或管状嵴，以增大内膜的表面积(图1-8)。线粒体内含多种酶，能将细胞摄入的蛋白质、脂肪和糖类三大营养物质分解氧化并释放能量，使二磷酸腺苷(ADP)磷酸化为三磷酸腺苷(ATP)，并将能量储存于ATP中。当细胞活动需要能量时，ATP再水解为ADP释放能量。线粒体是细胞储能和供能的场所，细胞生命活动所需能量约有95%来自线粒体。

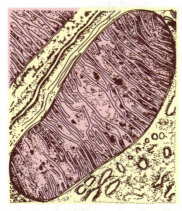
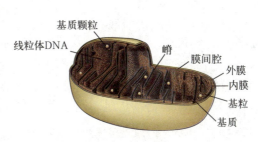

基质颗粒
线粒体DNA
嵴
膜间腔
外膜
内膜
基粒
基质

图1-8　线粒体的电镜结构和立体结构

(5) 核糖体(ribosome)：又称核蛋白体，呈颗粒状，主要由核糖体核糖核酸(rRNA)和蛋白质组成，是细胞内蛋白质合成的场所。核糖体可分为游离核糖体和附着核糖体两种。游离核糖体游离于细胞质中主要合成细胞的"内销性"结构蛋白，如供细胞自身生长代谢所需的酶、组蛋白和核糖体蛋白等。附着核糖体附着在内质网膜和核外膜表面，主要合成"外销性"输出蛋白并以胞吐方式排出细胞外，如抗体、肽类激素、消化酶和胶原蛋白等。

(6) 微体：又称过氧化物酶体(peroxisome)，有单位膜包裹，是细胞的防毒小体。电镜下呈圆形或椭圆形，直径为0.2～0.5μm。微体内含有多种酶，主要是过氧化氢酶、过氧化物酶和氧化酶。其主要功能是清除体内对细胞有害的过氧化物，对细胞起保护和解毒作用。在人体的肝、肾细胞中，过氧化物酶体可氧化分解来自血液中的有害物质(如酚类、甲醛、甲酸、乙醇等)，对人体起保护作用。

(7) 细胞骨架：是指细胞质内的细丝状结构，包括微丝、微管和中间丝等。它们对于细胞的形状和运动、细胞内物质的运输以及细胞分裂等起着重要作用。

微丝是普遍存在于细胞内的纤维状结构，直径5~7μm，分布于细胞膜下或细胞质内。在肌细胞中，与细胞收缩有关。在非肌细胞中，还参与细胞的吞噬、微绒毛的收缩、细胞器的移动等。

微管是中空的圆柱状结构(图1-9)，直径约25μm，管壁厚约5μm，主要功能是构成细胞的支架，维持细胞的形状；还参与构成纤毛、鞭毛和中心体，并参与细胞内物质的运输。

中间丝是一种实心细丝，直径介于微丝与微管之间，一般为8～10μm。中间丝对细胞具有固定、支持、运输和传递信息等功能。

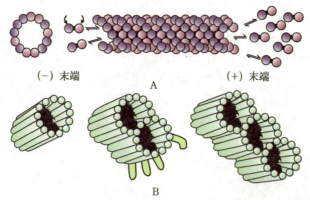

(−) 末端　　　　　　　　　　　　(+) 末端

A

B

图1-9　微管的结构

(8) 中心体是由微管构成的细胞器。光镜下呈球形，包括中心粒和中心球。电镜下的中心粒是两个互为垂直的圆筒状的小体，其壁由9组微管环行排列而成，每组包括3条微管(图1-10)。中心体的功能是参与细胞的有丝分裂活动，还参与鞭毛及纤毛的形成。

3. 包含物

主要是细胞的一些代谢产物或储存物质，如糖原、脂滴等，它们随细胞功能状况而发生改变。

(三) 细胞核

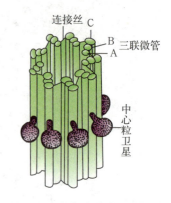

图1-10　中心体结构

细胞核(nucleus)是最大的细胞器，是细胞遗传、代谢、生长及繁殖的控制中心。每个细胞一般只有一个核，位于细胞的中央。少数细胞可有双核，骨骼肌细胞可有上百个核，成熟红细胞无细胞核。

细胞核由核膜、染色质、核仁及核基质四部分组成(图1-11)。

1. 核膜

核膜包围在细胞核周围，由内、外两层单位膜构成，两层膜间的腔隙为核周隙。核膜上有贯穿核内外的核孔，孔径为30～100μm。核孔是细胞核与细胞质之间进行物质交换的通道，并对物质交换具有调控作用。核孔能保持细胞核内微环境的相对稳定，从而达到保证核内遗传物质的相对稳定，有利于细胞核完成各种生理功能。

2. 染色质与染色体

染色质是指细胞核内易被碱性染料着色的物质，主要由脱氧核糖核酸(DNA)和蛋白质组成。在细胞有丝分裂过程中，染色质呈高度螺旋化并折叠形成染色体。在细胞分裂间期，染色体又解螺旋形成疏松的染色质。故染色质和染色体是同一物质在细胞不同时期的不

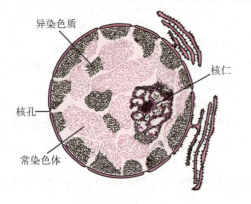

图1-11　细胞分裂期间的细胞核

同表现形式。

人类体细胞的染色体数目为46条，可组成23对，其中22对为常染色体，1对为性染色体。前者无性别差异；后者表达性别差异，分别为男性的Y染色体和女性的X染色体。染色体的数目和结构相对稳定，如果染色体数目或结构发生变异，将导致遗传性疾病。

3. 核仁

光镜下，核仁是细胞核中最明显的结构，呈圆形或卵圆形。一个细胞核一般有1~2个核仁。核仁的化学成分主要是蛋白质和核糖核酸(RNA)。核仁的主要功能是合成核糖体。

4. 核基质

核基质是填充于染色质和核仁之间的无定形胶质，含有水、蛋白质和无机盐。

二、细胞增殖周期

人体在生长发育过程中，细胞数目的增加、衰老、死亡和更新，以及生命的延续都是通过细胞增殖来完成的。人类细胞的增殖方式主要有两种形式：即有丝分裂和减数分裂。①减数分裂：每次细胞分裂后产生的子细胞，其染色体均比母细胞减少一半。人类生殖细胞成熟的主要分裂方式是减数分裂。②有丝分裂：是人类体细胞的主要增殖方式，从上一次细胞分裂结束并产生新细胞开始，到下一次细胞分裂结束所经历的过程称细胞增殖周期，简称细胞周期。每个细胞周期又可分为分裂间期和分裂期(图1-12，图1-13)。

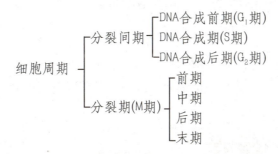

（一）分裂间期

分裂间期约占细胞周期的95%。根据DNA阶段的不同，分裂间期可分为以下三期：

1. DNA合成前期(G_1期)

此期的特点是物质代谢活跃，迅速合成DNA和蛋白质，为下阶段S期的DNA复制作好物质和能量的准备。

2. DNA合成期(S期)

此期的主要特点是复制DNA，使DNA含量增加一倍，以保证将来分裂时两个子细胞的DNA含量不变，维持遗传的稳定性。

3. DNA合成后期(G_2期)

此期DNA合成终止，但合成少量的RNA和蛋白质，主要为细胞分裂期作物质准备。

（二）分裂期

细胞分裂期简称M期，占细胞周期的5%。分裂期是一个复杂而连续的动态变化过程，时程短，约需50~100分钟，由一个细胞分裂为两个子细胞。

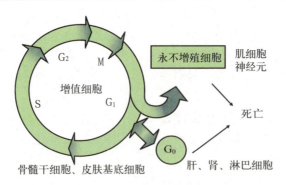

图1-12　细胞周期示意图

1. 前期

染色质丝高度螺旋化，逐渐形成染色体。染色体短而粗，强嗜碱性。两个中心体向相反方向移动，在细胞中形成两极；而后以中心粒随体为起始点开始合成微管，形成纺锤体。随着核仁相随染色质的螺旋化，核仁逐渐消失。核膜开始瓦解为离散的囊泡状内质网。

2. 中期

细胞变为球形，核仁与核膜已完全消失。染色体均移到细胞的赤道平面，从纺锤体两极发出的微管附着于每一个染色体的着丝点上。从中期细胞可分离得到完整的染色体群，共46条，其中44条为常染色体，2条为性染色体。男性核型为46，XY，女性核型为46，XX。分离的染色体呈短粗棒状或发夹状，均由两个染色单体借狭窄的着丝点连接构成。

3. 后期

由于纺锤体微管的活动，着丝点纵裂，每一染色体的两个染色单体分开，并向相反方向移动，接近各自的中心体，染色单体遂分为两组。与此同时，细胞中部的细胞膜出现环形缩窄，细胞质开始分开。

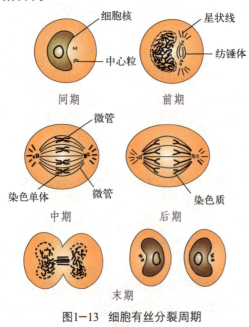

图1-13　细胞有丝分裂周期

16

4.末期

染色单体逐渐解螺旋，重新出现染色质丝与核仁；内质网囊泡组合为核膜；组胞赤道部缩窄加深，最后完全分裂为两个2倍体的子细胞。至此，细胞完成有丝分裂的全过程，进入细胞分裂间期。

第二节 上皮组织

上皮组织(epithelial tissue)简称上皮，主要由大量紧密排列的细胞和极少量的细胞间质组成。依据其分布和功能的不同，上皮组织可分为被覆上皮、腺上皮和特殊上皮。被覆上皮被覆于体表或衬在管、腔和囊的内表面；腺上皮以分泌功能为主；特殊上皮具有特殊的功能(感觉、生殖等)。上皮组织的细胞呈极性分布，即细胞的一面朝向体表或腔面称游离面，与游离面相对的一面称基底面，借助基膜与深层结缔组织相连。上皮组织一般无血管，其细胞依靠基底面结缔组织中的血管通过基膜渗透供给营养，上皮组织内有丰富的神经末梢。上皮组织具有保护、吸收、分泌和排泄的功能。

一、被覆上皮

（一）被覆上皮的分类和结构

根据被覆上皮细胞的层数和细胞形状的不同进行分类：

```
        ┌ 单层上皮 ┌ 单层扁平上皮 ┌ 内皮：心、血管和淋巴管的腔面
        │          │             ├ 间皮：胸膜、心包膜和腹膜的表面
        │          │             └ 其他：肺泡和肾小囊壁层等的上皮
        │          ├ 单层立方上皮：肾小管和甲状腺滤泡等
        │          ├ 单层柱状上皮：胃、肠和子宫等的腔面
        │          └ 假复层纤毛柱状上皮：呼吸管道的腔面
        │
        └ 复层上皮 ┌ 复层扁平上皮 ┌ 未角化的：口腔、食管和阴道等的腔面
                   │             └ 角化的：皮肤的表皮
                   ├ 复层柱状上皮：睑结膜和男性尿道等的腔面
                   └ 变移上皮：肾盏、肾盂、输尿管和膀胱等的腔面
```

1.单层扁平上皮

单层扁平上皮(simple squamous epithelium)由一层不规则的扁平细胞组成，从游离面看，细胞呈不规则形或多边形，胞核呈椭圆形，位于细胞中央；从垂直切面看，细胞呈梭形，胞核呈扁圆形(图1-14、1-15)。内衬在心、血管及淋巴管腔面的单层扁平上皮称为内皮(endothelium)。内皮薄而光滑，有利于物质交换和血液、淋巴的流动。分布于胸膜、腹膜、心包膜的单层扁平上皮称为间皮(mesothelium)，细胞游离面湿润光滑，能减少器官运动时的摩擦。此外，单层扁平上皮还分布于肺泡、肾小囊外层和肾小管细段、角膜内表面等。

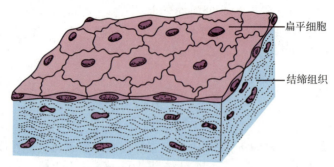

扁平细胞

结缔组织

图1-14　单层扁平上皮立体模式图

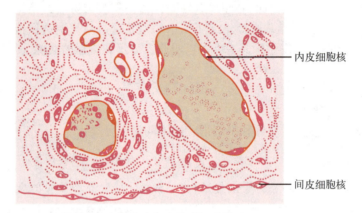

内皮细胞核

间皮细胞核

图1-15　血管内皮与心外膜间皮模式

2. 单层立方上皮

单层立方上皮(simple cuboidal epithelium)由一层立方形细胞组成。从垂直面看，细胞呈立方形，胞核呈圆形，位于细胞的中央。该上皮分布于甲状腺滤泡、肾小管和某些腺的导管等处(图1-16、1-17)，主要具有分泌和吸收功能。

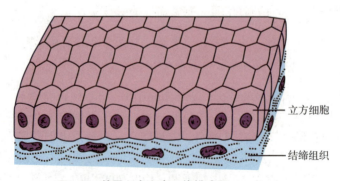

立方细胞

结缔组织

图1-16　单层立方上皮立体模式图

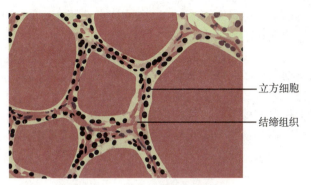

图1-17 甲状腺滤泡的单层立方上皮光镜图

3.单层柱状上皮

单层柱状上皮(simple columnar epithelium)由一层柱状细胞组成。从垂直面看，细胞呈高柱状，胞核呈椭圆形，位于细胞近基底部，有的柱状细胞间夹有杯状细胞。杯状细胞为腺细胞，形似高脚酒杯，具有分泌黏液的功能，其分泌的黏液有润滑上皮表面和保护上皮的作用。该上皮分布于胃肠道、胆囊、输卵管、子宫腔面和大的腺导管，具有吸收、保护和分泌等功能(图1-18、1-19)。

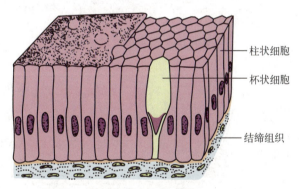

图1-18 单层柱状上皮模式图

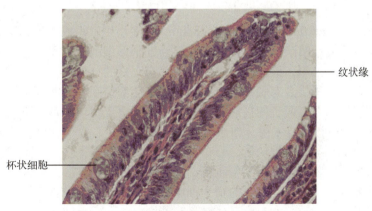

图1-19 小肠单层柱状上皮

4. 假复层纤毛柱状上皮

假复层纤毛柱状上皮(peseudostratified columnar ciliated epithelium)由纤毛柱状细胞、杯状细胞、梭形细胞和锥形细胞组成。上皮各细胞基底面均附着于基膜，但高矮不同，只有柱状细胞到达游离面，所以胞核的所在位置不在同一平面，故从上皮的垂直切面上看，像是由多层细胞组成，而实际仅有一层(图1-20)。该上皮主要分布于鼻腔、喉、气管、支气管等处。杯状细胞分泌的黏液有润滑和保护上皮的作用，还能将从空气中进入的灰尘和细菌黏附在上皮表面；柱状细胞的纤毛能向咽喉部作节律性的定向摆动，以将黏附有灰尘和细菌等异物的黏液推向咽喉部，通过咳嗽排出体外，从而起到清洁和保护呼吸道的作用。

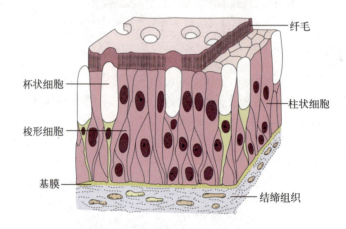

图1-20 假复层纤毛柱状上皮

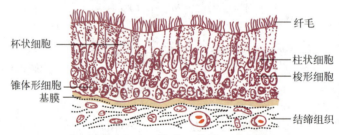

图1-21 假复层纤毛柱状上皮切面光镜模式图

5. 复层扁平上皮

复层扁平上皮(stratified squamous epithelium)由多层细胞组成，因表层细胞排列形似鱼鳞状，故又称为复层鳞状上皮。浅部的几层为扁平形细胞；中间几层为多边形细胞；基底部为一层立方形细胞，该层细胞较幼稚，具有旺盛的分裂能力，新形成的细胞不断向浅层推移，以补充浅层衰老脱落的细胞。上皮基底部借基膜与深部的结缔组织相连，连接面凹凸不平，扩大了两者的接触面积，既保证了上皮组织的营养供应，又使其连接更加牢固(图1-22)。该上皮主要分布于皮肤的表皮及口腔、食管、肛管、阴道等腔面和角膜表面，具有耐摩擦和保护功能。分布于皮肤的复层扁平上皮，浅层扁平细胞的细胞核和细胞器消失，细胞质内充满了角质蛋白，并不断脱落，称为角化的复层扁平上皮。分布于食管的复层扁平上皮，浅层的扁平细胞仍有细胞核，很少含角蛋白，称未角化的复层扁平上皮(图1-23)。

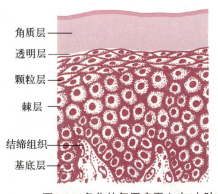

图1-22　角化的复层扁平上皮(皮肤)

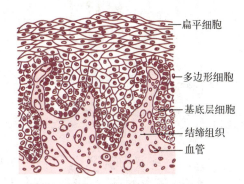

图1-23　未角化的复层扁平上皮(食管)

6. 变移上皮

变移上皮(transitional epithelium)主要分布于肾盂、输尿管和膀胱等处的腔面，由多层细胞组成。其特点是上皮细胞层数和形态可随器官容积的变化而发生相应的改变，当器官收缩时，上皮细胞层数增多，体积变大；当器官扩张时，上皮细胞变扁，层次减少(图1-24)。该上皮具有保护功能。

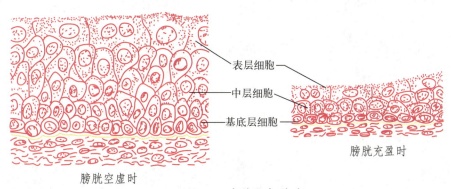

膀胱空虚时

膀胱充盈时

图1-24　变移上皮(膀胱)

(二) 上皮组织的特殊结构

1. 上皮细胞的游离面

包括微绒毛和纤毛。

(1) 微绒毛(microvillus)：是上皮细胞的细胞膜和细胞质向细胞表面伸出的细小指状突起。微绒毛轴心的胞质内含有许多纵行的微丝，在电镜下才能辨认(图1-25)。高倍光镜下，密集排列的微绒毛可形成纹状缘(小肠)或刷状缘(肾小管)。微绒毛的功能是扩大细胞的表面积，有利于细胞对物质的吸收。

(2) 纤毛(cilium)：也是细胞膜与细胞质向表面伸出的指状突起，但比微绒毛长而粗。纤毛中轴的胞质内含有纵行排列的微管，包括两条中央微管和周围的9组双联微管(图1-26)。纤毛能向一定的方向有节律地摆动，以排出黏附在细胞表面的分泌物或细小异物。

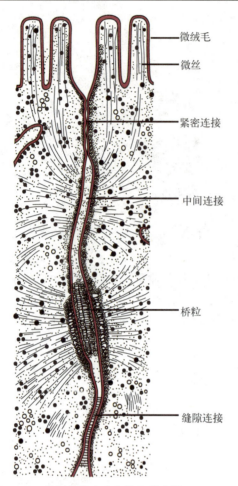

微绒毛

微丝

紧密连接

中间连接

桥粒

缝隙连接

图 1-25　单层柱状上皮细胞间的连接

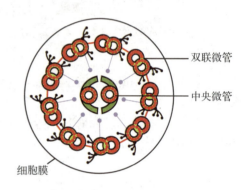

双联微管

中央微管

细胞膜

图1-26　纤毛超微结构模式图(横切面)

2. 上皮细胞的侧面

包括紧密连接、中间连接、桥粒和缝隙连接等(图1-25)。

(1) 紧密连接(tight junction)：位于上皮细胞顶部的周围，呈箍状环绕细胞。除有连接作用外，还可封闭上皮细胞顶部的细胞间隙，阻止细胞外的大分子物质经细胞间隙进入组织内。

(2) 中间连接(intermediate junction)：又称黏着小带，位于紧密连接的深面，由细丝状物将相邻的细胞膜相连。中间连接除有黏着作用外，还有传递细胞间收缩力的作用。

(3) 桥粒(desmosome)：又称黏着斑，位于中间连接深面，能使细胞的连接更加牢固。

(4) 缝隙连接(gap junction)：又称通讯连接，是连接于相邻的细胞之间的小管。该连接具有使细胞之间进行物质交换和传递冲动的功能。

3. 上皮细胞的基底面

上皮细胞的基底面包括基膜和质膜内褶。

(1) 基膜(basement membrane)：是位于上皮细胞与深部的结缔组织之间的一层半透膜(图1-27)。基膜有利于上皮细胞与结缔组织之间进行物质交换，还具有支持、连接和固定上皮细胞的作用。

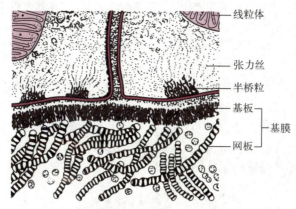

图1-27 半桥粒与基膜超微结构模式图

(2) 质膜内褶(plasma membrane infolding)：是由上皮细胞基底面的细胞膜折向胞质所形成的，与附近胞质中的线粒体一起形成光镜下的基底纵纹(图1-28)。质膜内褶能增加细胞基底部的表面积，增强细胞对物质和水的转运。

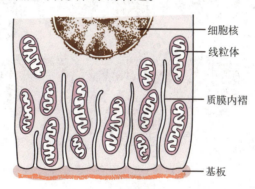

图1-28 质膜内褶

二、腺上皮和腺

腺上皮(glandular epithelium)是指以分泌功能为主的上皮。以腺上皮为主要成分构成的器官称为腺(gland)。

（一）腺的分类

根据腺的分泌物排出方式可分为内分泌腺和外分泌腺两类。内分泌腺没有导管，又称为无管腺，其分泌物称激素。激素直接进入毛细血管和毛细淋巴管，经血液循环输送到所作用的组织、器官。外分泌腺具有导管，又称为有管腺，分泌物经导管排出到体表或空腔器官的腔面，如汗腺、唾液腺等。

（二）外分泌腺的分类和结构

根据腺细胞的数量，外分泌腺可分为单细胞腺和多细胞腺。

1. 单细胞腺

杯状细胞是人体唯一的单细胞腺。

2. 多细胞腺

一般由分泌部和导管两部分构成。

(1)导管：是排出分泌物的管道。管壁由单层或复层上皮细胞围成，直接与分泌部相连。有的导管具有分泌功能。

(2)分泌部：又称腺泡，由腺上皮细胞围成，其内腔称为腺腔，与腺导管相连，具有分泌功能。

根据分泌部分泌的物质不同，将腺泡分为三种：①浆液性腺泡：腺细胞呈锥体形或柱状，核呈圆形，细胞质顶部含有许多嗜酸性分泌颗粒称酶原颗粒。其分泌物为浆液，较稀薄，含有多种酶。②黏液性腺泡：腺细胞也呈锥体形或柱状，核呈扁圆形，胞质内含有较粗大的黏原颗粒。其分泌物为黏液，具有润滑和保护上皮细胞的作用。③混合性腺泡：由浆液性腺细胞和黏液性腺细胞共同组成，分泌浆液和黏液(图1-29)。

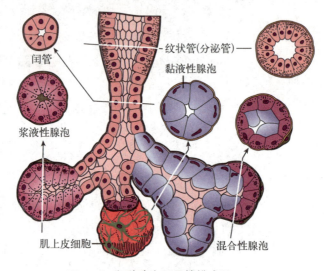

图1-29　各种腺泡及导管模式图

多细胞腺按导管的形态可分为单腺和复腺。导管不分支的称为单腺，导管分支的称为复腺。按腺泡的形态可分为管状腺、泡状腺和管泡状腺(图1-30)。

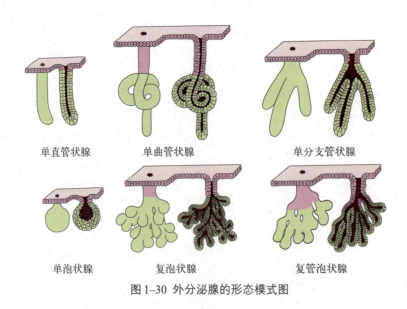

图1-30　外分泌腺的形态模式图

第三节　结缔组织

结缔组织(connective tissue)在人体分布最广泛，由少量细胞和大量细胞间质构成。细胞间质包括基质和纤维两部分，基质中含有组织液。结缔组织分布于细胞之间、组织之间、器官之间及器官内，包括固有结缔组织、软骨组织、骨组织和血液四大类。一般所说的结缔组织是指固有结缔组织而言。结缔组织具有支持、连接、营养、保护和修复等功能。

结缔组织具有以下主要特点：①细胞数量少，但种类多，分散而无极性；②间质多，有呈胶状的、固态的和液态的；③不直接与外界环境相接触，属于机体的内环境；④一般都有血管分布。

结缔组织起源于胚胎时期中胚层的间充质。间充质由星形的间充质细胞和均质状的基质构成。间充质细胞是分化程度很低的干细胞，能分化成结缔组织中的各种细胞、血管内皮细胞和平滑肌细胞等。

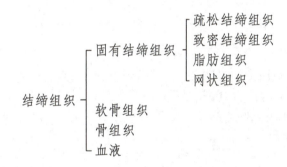

一、固有结缔组织

（一）疏松结缔组织

疏松结缔组织(loose connective tissue)又称为蜂窝组织，广泛分布于人体的器官之间、组织之间和细胞之间。其结构特点是：细胞种类多、基质多、纤维较少、结构疏松(图1-31)。疏松结缔组织具有连接、营养、防御和修复等功能。

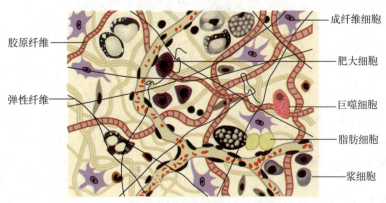

图1-31　疏松结缔组织模式图

1.细胞

(1) 成纤维细胞(fibroblast)：是疏松结缔组织中的主要细胞，数量最多，常附在胶原纤维上。光镜下，细胞呈扁平形，有突起，胞质弱嗜碱性。胞核较大，卵圆形，着色淡，核仁清楚。电镜下，胞质内含有丰富的粗面内质网、游离核糖体和发达的高尔基复合体(图1-32)。成纤维细胞具有合成纤维、基质的功能，与创伤的愈合有密切的关系。

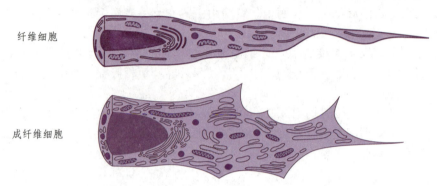

纤维细胞

成纤维细胞

图1-32 成纤维细胞、纤维细胞超微结构模式图

当成纤维细胞功能处于静止状态时，细胞胞体较小，呈长梭形。细胞核变小，长扁卵圆形，着色深，细胞质少，呈嗜碱性，此时称为纤维细胞(fibrocyte)。在创伤等条件下，纤维细胞可转变为成纤维细胞。成纤维细胞合成胶原纤维的过程需要维生素C等。当人体内维生素C严重缺乏时，会引起胶原纤维合成障碍。因此，手术及创伤后，应适当补充维生素C，能促进伤口愈合。

(2) 巨噬细胞(macrophage)：又称组织细胞，广泛分布于疏松结缔组织内，其形态随细胞功能状态而改变。光镜下，胞体呈圆形、卵圆形或有突起的不规则形，胞质丰富，多为嗜酸性，核小染色深。电镜下，细胞表面可见许多微绒毛皱褶和空泡，胞质内含有许多溶酶体、吞噬体等(图1-33)。

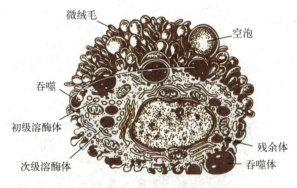

微绒毛

空泡

吞噬

初级溶酶体

残余体

次级溶酶体

吞噬体

图1-33 巨噬细胞超微结构模式图

该细胞来自血液中的单核细胞，巨噬细胞的主要功能：①趋化性和变形运动：机体某些部位的病变组织及病菌产生的一些化学物质，可刺激巨噬细胞产生活跃的变形运动，使其聚集于病灶周围，吞噬感染源。②吞噬作用：具有强大的吞噬能力，能识别异物、细菌、衰老变性、死亡的细胞及肿瘤细胞等。巨噬细胞通过变形运动抵达病变部位，即伸出伪足，并黏附和包围细菌异物及组织内衰老死亡的细胞等，随即吞入胞体，

形成吞饮小泡或吞噬体，最后被酶分解和消化。不能被消化的则形成残余体(如尘埃颗粒)，所以巨噬细胞是机体防御的重要细胞成分。③分泌功能：巨噬细胞能合成和分泌溶菌酶、补体、干扰素、白细胞介素-1等数十种生物活性物质，作用于免疫活性细胞，增强或抑制免疫应答。因此，巨噬细胞是机体免疫反应中不可缺少的细胞成分。④参与免疫应答：巨噬细胞通过摄取、加工处理和传递抗原，参与免疫活动。其次，巨噬细胞本身也是免疫效应细胞，活化的巨噬细胞能有效地杀伤病原体和肿瘤细胞。

(3) 肥大细胞(mast cell)：胞体较大，呈圆形或椭圆形；细胞核小而圆，染色深，位于中央；细胞质内充满了粗大的异染性颗粒，可被甲苯胺蓝染成紫色(图1-34)。颗粒折光性强，易溶于水，故在切片上难以辨认该细胞。电镜下，颗粒大小不一，圆形或卵圆形，表面有单位膜包裹，内部结构常呈多样性，在深染的基质内含细粒状物质。颗粒内含有肝素、组织胺、白三烯和嗜酸性粒细胞趋化因子。

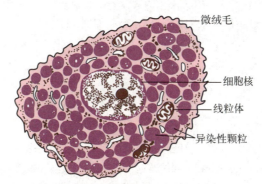

图1-34 肥大细胞超微结构模式图

当肥大细胞受到刺激时，以胞吐方式大量释放颗粒中所含的生物活性物质，称此现象为脱颗粒。释放出的组胺和白三烯可使毛细血管扩张，通透性增强，血液中液体成分渗出，造成局部组织水肿，皮肤表现为荨麻疹等；可使小支气管平滑肌收缩甚至痉挛，导致哮喘；可使全身小动脉扩张，导致血压急剧下降，引起休克，这些病症统称过敏反应。此外，嗜酸粒细胞趋化因子可吸引血液中的嗜酸粒细胞定向聚集于病变部位，减轻过敏反应。肥大细胞常沿小血管广泛分布，在身体与外界接触的部位，如皮肤、呼吸道和消化管的结缔组织内较多。

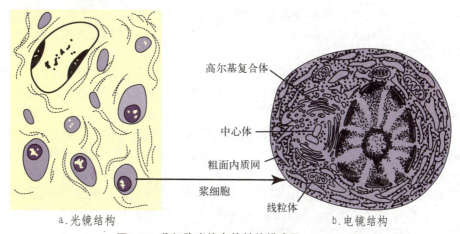

a.光镜结构   b.电镜结构

图1-35 浆细胞光镜电镜结构模式图

(4) 浆细胞(plasma cell)：细胞呈圆形或椭圆形，细胞核圆形，常偏于细胞一侧，核内染色质呈粗大的团块状,沿核膜下呈放射状排列,形如车轮状。胞质丰富，呈嗜碱性，核旁有一浅染区。电镜下，浆细胞胞质内含大量平行排列的粗面内质网、游离核蛋白体，浅染区内有高尔基复合体和中心体(图1-35)。浆细胞来源于B淋巴细胞。当B淋巴细胞受到抗原刺激时，B淋巴细胞增殖、分化，转变为浆细胞。浆细胞可合成与分泌免疫球蛋白Ig，即抗体，参与机体的体液免疫。一般的疏松结缔组织中，这种细胞不常见到，但在病原微生物易于侵入的部位，如消化道、呼吸道黏膜的结缔组织及慢性炎症部位较多。

(5) 脂肪细胞(fat cell)：呈单个或成群分布。胞体较大，呈圆形或卵圆形。胞质内含有脂肪滴，将细胞核及细胞器挤到细胞的一侧，细胞核呈扁圆形。HE染色切片上，脂滴被溶解呈空泡状。该细胞来自未分化的间充质细胞，其功能是合成、储存和释放脂肪，参与脂类代谢。

(6) 未分化的间充质细胞：主要分布在毛细血管附近，是一种分化程度很低的干细胞，其形态与成纤维细胞相似，在HE染色切片上很难与成纤维细胞区别。该细胞具有一定的增殖分化能力，在炎症、创伤修复时，可增殖和分化为成纤维细胞、血管壁的平滑肌细胞和内皮细胞。

(7) 白细胞(见本节"血液"部分)。

2. 细胞间质

细胞间质包括纤维和基质。

(1) 纤维：包括胶原纤维、弹性纤维和网状纤维三种(图1-31)。

1) 胶原纤维(collagenous fiber)是结缔组织中的主要纤维，数量最多。新鲜时呈白色，又称白纤维。HE染色切片中呈嗜酸性，着浅红色。胶原纤维成束排列，粗细不等，有分支，并吻合成网，呈波浪状分散在基质内。电镜下可见胶原纤维由更细的胶原原纤维组成，有明暗交替的周期性横纹。胶原纤维的化学成份是胶原蛋白，由成纤维细胞分泌。胶原纤维韧性大，抗拉力强，但弹性差。

2) 弹性纤维(elastic fiber)含量较胶原纤维少，但分布却很广，在新鲜标本上呈黄色，故又称黄纤维。在HE染色切片中，着色淡红，折光性强，较细，常有分支互相交织成网，断端常卷曲。弹性纤维由弹性蛋白和微原纤维构成，具有很强的弹性，可以伸长达原长的1.5倍。弹性纤维和胶原纤维交织成网，使疏松结缔组织既有弹性又有韧性。

3) 网状纤维(reticular fiber)较细，分支多并互相交织成网。在HE染色下，不易显示，而用硝酸银染色，则被染成棕黑色，故又称为嗜银纤维。网状纤维主要分布于网状组织，也分布在结缔组织与其它组织的交界处。在造血器官和内分泌腺，有较多的网状纤维，构成它们的支架。

(2) 基质：为无色透明、黏稠的均质性物质，充满于纤维、细胞之间。它的主要化学成分是蛋白多糖和水等。蛋白多糖是由蛋白质和几种多糖结合而成。多糖成份中以透明质酸最重要，它与蛋白质分子和其它多糖分子结合，分子之间有微小间隙，形成分子筛。小于分子间隙的物质，如水、氧和二氧化碳、无机盐和白蛋白等容易通过。大于分子间隙的颗粒物质，如细菌、异物等则不易通过。因而，分子筛起着限制细菌蔓延的屏障作用。有些病菌(如溶血性链球菌)能分泌透明质酸酶，分解透明质酸，使屏障解体，致使感染蔓延，形成蜂窝织炎，癌细胞也能分泌透明质酸酶，或致使肿瘤浸润扩散。另外，如治疗需要，亦可将注射液加透明质酸酶一同注射至皮下组织中，该酶使透明质酸分解，药物得以扩散、吸收，以达到治疗目的。

此外，基质中还含有从毛细血管动脉端渗出的不含大分子物质的血浆成分，称为组织液(tissue fluid)。细胞从组织液中获得代谢所需营养物质、氧气等，新陈代谢后的产物首先进入组织液，然后组织液从静脉端或毛细淋巴管返回到血液中，如此反复进行。因此，组织液是细胞与血液进行物质交换的场所。正常状态下组织液不断更新并保持恒量。当某些疾病时，如水盐代谢失调，心、肺功能不全，蛋白质代谢障碍等。基质中的组织液含量可增多或减少，导致组织水肿或脱水。

（二）致密结缔组织

致密结缔组织(dense connective tissue)是一种以纤维为主要成分的固有结缔组织，细胞种类很少，主要有成纤维细胞；细胞间质中的基质很少；胶原纤维数量很多，外形粗大，排列致密，以支持和连接为其主要功能。根据纤维的性质和排列方式不同，可将致密结缔组织分为规则致密结缔组织、不规则致密结缔组织和弹性组织三种类型。

1. 规则致密结缔组织

大量密集的胶原纤维顺着受力的方向平行排列成束，细胞成分主要是腱细胞(图1-36)。规则致密结缔组织主要构成肌腱和腱膜，使骨骼肌附于骨上。

2. 不规则的致密结缔组织

分布于真皮、硬脑膜、巩膜及大多数器官的被膜等处，其特点是胶原纤维粗大、排列方向不一，纵横交织、形成致密的板层结构(图1-37)。

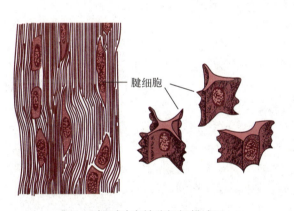

图1-36 规则致密结缔组织模式图

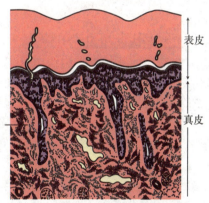

图1-37 不规则致密结缔组织模式图

3.弹性组织

是以弹性纤维为主的致密结缔组织。粗大的弹性纤维或平行排列成束，并以细小的分支连接成网，其间有胶原纤维和成纤维细胞，如项韧带和黄韧带；或编织成膜状，如弹性动脉中膜，以缓冲血流压力。

体内有很多部位的结缔组织是疏松与致密结缔组织之间的过渡形态，其结构特点是：由较细密的胶原纤维、弹性纤维和网状纤维交织成网，其中含有较多的细胞成分、小血管和神经等。如消化道、呼吸道黏膜的结缔组织即属于此种，常称其为细密的结缔组织。

（三）脂肪组织

脂肪组织(adipose tissue)由大量脂肪细胞聚集而成，由疏松结缔组织分隔成许多脂肪小叶(图1-38)。根据脂肪细胞结构和功能的不同，脂肪组织分为两类。

1. 黄(白)色脂肪组织

呈黄色(在某些哺乳动物呈白色)，即通常所说的脂肪组织。它由大量单泡脂肪细胞集聚而成，细胞中央只有一个大脂滴，在HE染色标本上因脂肪滴被溶解而成大空泡状；胞质呈薄层，位于细胞周缘，包绕脂滴。黄色脂肪组织主要分布在皮下、网膜和系膜等处，是体内最大的贮能库，参与能量代谢，并具有产生热量、维持体温、缓冲保护和支持填充等作用。

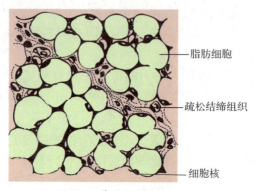

图1-38　脂肪组织

2. 棕色脂肪组织

呈棕色，其特点是组织中有丰富的毛细血管，脂肪细胞呈多边形，胞质内有许多较小的脂滴和大而密集的线粒体；核圆形，位于细胞中央，这种脂肪细胞称为多泡脂肪细胞。棕色脂肪组织在成人极少，在新生儿及冬眠动物较多，主要分布在新生儿的肩胛间区、腋窝及颈后部等处。在寒冷的环境刺激下，棕色脂肪细胞内的脂类迅速分解、氧化，散发大量热能，有利于新生儿的抗寒和维持冬眠动物的体温。

（四）网状组织

网状组织(reticular tissue)主要由网状细胞、网状纤维和基质构成。网状细胞呈星形，其突起互相连接成网，依附于网状纤维上。胞核圆，胞体内有许多粗面内质网。网状纤维由网状细胞产生，纤细，有分支，互相交织成网。网状组织主要分布于造血器官、淋巴器官和淋巴组织等处，参与构成这些器官和组织的支架(图1-39)，为血细胞的发生和淋巴细胞的发育提供适宜的微环境。

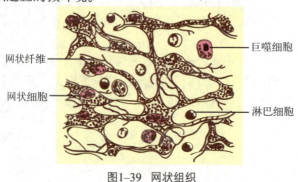

图1-39　网状组织

二、软骨组织与软骨

软骨(cartilage)由软骨膜和软骨组织构成。

（一）软骨膜

软骨膜为结缔组织膜，包裹在软骨表面软骨膜内有些较小的细胞呈梭形，称为骨原细胞，可分化为软骨细胞，在软骨的生长和修复中起重要作用。

（二）软骨组织的一般结构

软骨组织由软骨细胞和细胞间质构成，细胞间质包括基质和纤维。

1. 软骨细胞

软骨细胞(chondrocyte)是软骨中唯一的细胞类型，包埋于基质中的软骨陷窝内。软骨陷窝周围的硫酸软骨素较多，HE染色呈强嗜碱性，形似囊状包围软骨细胞，此区域称软骨囊。软骨细胞的大小、形状和分布有一定的规律：在软骨边缘的细胞较小，呈扁平或椭圆形，是较幼稚的细胞，常单个分布。越靠近软骨中央，细胞越成熟，体积逐渐增大，变成圆形或椭圆形，而且多为2～8个聚集在一起，它们由一个软骨细胞分裂而来，故称同源细胞群。成熟软骨细胞的核小而圆，可见1～2个核仁，胞质弱嗜碱性。软骨细胞具有分泌软骨基质和纤维的功能。

2. 细胞间质

包括基质和纤维。基质呈凝胶状，主要由水和蛋白多糖构成，其中水分占90%。软骨间质没有血管、淋巴管和神经，但具有良好的可渗透性。软骨细胞所需的营养由软骨膜血管渗出供给。包埋在基质中的纤维主要有胶原纤维和弹性纤维。

（三）软骨的分类及构造

根据软骨基质内所含的纤维种类不同，将软骨分为透明软骨、弹性软骨和纤维软骨三种(表1-1)。

表1-1 三种软骨比较表

类型	透明软骨	弹性软骨	纤维软骨
细胞	软骨细胞位于软骨陷窝内	软骨细胞位于软骨陷窝内	软骨细胞成行分布于纤维束之间
间质	由胶原原纤维和基质构成，纤维和基质折光率一致，故HE染色片上看不到纤维	大量弹性纤维交织成网，基质和纤维折光率不一，故HE染色片上可看到纤维	大量平行或交叉排列的胶原纤维束
功能	弹性差	弹性好	韧性好
分布	鼻、咽、喉、肋软骨及关节软骨等处	耳廓、会厌等处	椎间盘、耻骨联合及关节盘等处

1. 透明软骨

透明软骨(hyaline cartilage)含少量胶原原纤维，该纤维和基质折光性一致，故HE染色标本上看不见其纤维成分(图1-40)。软骨基质呈凝胶状，有韧性。软骨陷窝周围的软骨基质含较多的硫酸软骨素，染色呈强嗜碱性，称为软骨囊。透明软骨主要分布于鼻软骨、部分喉软骨、气管及支气管软骨、肋软骨和关节软骨等处。

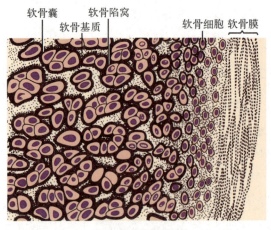

图1-40 透明软骨

2. 弹性软骨

弹性软骨(elastic cartilage)结构与透明软骨相似，其主要特点是含大量弹性纤维，并相互交织成网(图1-41)。弹性软骨分布于耳廓、外耳道和会厌等处。

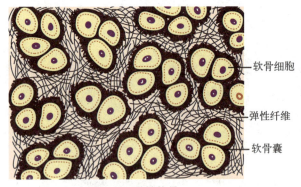

图1-41 弹性软骨

3. 纤维软骨

纤维软骨(fibrous cartilage)含大量的胶原纤维束，胶原纤维束交叉或成行排列。纤维软骨分布于椎间盘、关节盘和耻骨联合等处。软骨细胞成行分布于纤维束之间，细胞的胞体较小，周围有薄层软骨囊(图1-42)。

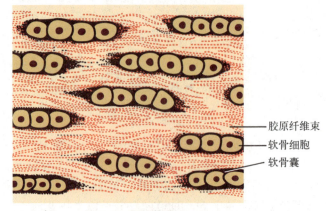

图1-42 纤维软骨

（四）软骨的生长方式

软骨来自胚胎时期的间充质。由间充质细胞先分化成骨原细胞，进而分化为成软骨细胞，产生纤维和基质，并演变为软骨细胞，出现软骨形成中心和软骨膜，而后软骨依两种方式继续生长。

1. 间质生长

间质生长又称膨胀式生长，是通过软骨内软骨细胞的长大和分裂增殖，进而继续不断地产生基质和纤维，使软骨从内部生长增大。间质生长主要见于年幼的软骨。

2. 外加生长

外加生长又称软骨膜附加生长，是通过软骨膜内层的骨原细胞向软骨表面不断添加新的软骨细胞，产生基质和纤维，使软骨从表面向外扩大。外加生长始于胚胎时期，并终生保持这种能力。

三、骨组织与骨

骨由骨组织、骨膜、骨髓及血管、神经构成。骨组织是骨的主要组织成分，由坚硬的细胞间质和数种细胞构成。

（一）骨组织的结构

1. 细胞间质

细胞间质又称骨质或骨基质(bone matrix)，由有机质和无机质组成。有机质主要由大量的骨胶原纤维和少量凝胶状的基质组成。无机质主要为钙盐，故又称骨盐。有机质和无机质紧密结合，构成板层状结构，称骨板(bone lamella)。骨板内或骨板之间有许多小腔隙，称骨陷窝。骨陷窝向周围发出许多呈放射状排列的细小管道，称骨小管。相邻的骨陷窝通过骨小管互相连通。

2. 骨组织的细胞

骨组织的细胞分为骨原细胞、成骨细胞、骨细胞和破骨细胞四种(图1-43)。

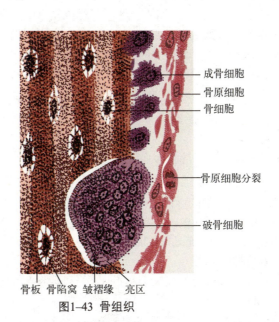

成骨细胞
骨原细胞
骨细胞

骨原细胞分裂

破骨细胞

骨板　骨陷窝　皱褶缘　亮区

图1-43 骨组织

(1) 骨原细胞(osteoprogenitor cell)：为骨组织的干细胞，位于骨外膜内层、中央管表面和骨内膜贴近骨质处。骨原细胞呈梭形，胞体小，胞质少、呈弱嗜碱性。电镜下，可见胞质内有少量粗面内质网和不发达的高尔基复合体，有较多的游离核糖体。在骨组织生长、改建时，骨原细胞能分化为成骨细胞。

(2) 成骨细胞(osteoblast)：常呈单层排列，分布于骨的表面。细胞呈立方形、矮柱状或卵圆形。电镜下，可见胞质内有大量粗面内质网、发达的高尔基复合体和基质小泡。骨生长或再生时，成骨细胞分泌胶原蛋白和基质，此时的基质无钙盐沉着，称为类骨质。成骨细胞逐渐被类骨质包埋在其中，成为骨细胞。类骨质中逐渐有基质小泡释放的钙盐沉积，即成为骨质。

(3) 骨细胞(osteocyte)：有多个突起，胞体呈扁椭圆形，突起多细长。相邻细胞的突起借缝隙连接相连。骨细胞的胞体位于骨陷窝内，突起位于骨小管内(图1-44)。骨陷窝和骨小管内含组织液，与骨细胞进行物质交换。骨细胞具有溶骨和成骨的作用，参与调节钙磷的平衡。

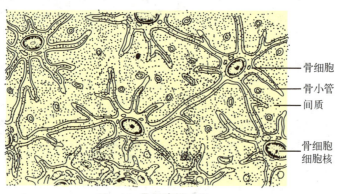

骨细胞
骨小管
间质

骨细胞
细胞核

图1-44　骨细胞模式图

(4) 破骨细胞(osteoclast)：数量少，体积大，有多个细胞核，一般为6～50个核。破骨细胞由多个单核细胞融合而成，分布于骨的表面。靠近骨质的一侧有纹状缘。电镜下，纹状缘为许多不规则的微绒毛皱褶缘。皱褶缘基部含许多溶酶体和吞饮泡。破骨细胞有很强的溶解和吸收骨的能力。破骨细胞功能活跃时，释放多种酶，使骨质溶解，溶解后的产物由皱褶缘吸收。在骨组织发生、骨的生长及发育过程中，成骨细胞形成骨和破骨细胞破坏与吸收骨，都是必不可少的两个方面。两者协同作用，保持动态平衡，完成骨的成型和改建。

（二）长骨的结构

长骨由骨密质、骨松质、骨膜、血管和神经等构成。

1. 骨密质

分布于长骨的骨干和骨骺的表面，骨板排列紧密有序。在骨干，根据其排列方式不同，可分为外环骨板、内环骨板、骨单位和间骨板四种(图1-45、图1-46)。

(1) 外环骨板(outer circumferential lamella)：环行排列在骨干周围，较厚，约有10～40层，最外层紧贴骨外膜。

(2) 内环骨板(inner circumferential lamella)：沿骨髓腔周围排列，仅为几层，排列不规则，内表面衬骨内膜。

(3) 骨单位(osteon)：又称哈佛系统(Haversian system)，是骨密质的主要结构单位，位于内、外环骨板之间，数量较多。每个骨单位由10～20层呈同心圆排列的环行骨板构成，中央有一条纵贯骨单位全长的中央管(central canal)。相邻骨单位的中央管借横向穿行的穿通管(perforating canal)相连通，中央管和穿通管都是骨膜的小血管、神经和结缔组织穿行于骨内的通道，管内还含有组织液。

(4) 间骨板(interstitial lamella)：是未被吸收的骨单位和外环骨板的残留部分，主要分布于骨单位之间，排列不规则。

2. 骨松质

骨松质分布于长骨干内面和骨骺内，由许多针状或片状的骨小梁交织而成，骨小梁由平行排列的骨板和骨细胞构成。骨小梁间存在许多网孔，在活体，网孔内充满骨髓。

3. 骨膜

骨膜由致密结缔组织构成，分为骨外膜和骨内膜。骨外膜覆盖在骨外表面；骨内膜内衬在骨髓腔、中央管和穿通管内表面及覆盖在骨小梁表面。骨膜对骨具有营养、生长和修复等功能。

（三）骨的发生方式

骨由胚胎时期的间充质分化而来，其发生有两种方式。

1. 膜内成骨

膜内成骨是在胚胎性结缔组织膜内直接演变成骨组织。主要见于额骨、顶骨等扁骨。

2. 软骨内成骨

软骨内成骨在将要形成骨的部位，先形成软骨雏形，再将软骨逐步替换为骨组织。大多数骨包括躯干骨、四肢骨和部分颅骨为软骨内成骨。

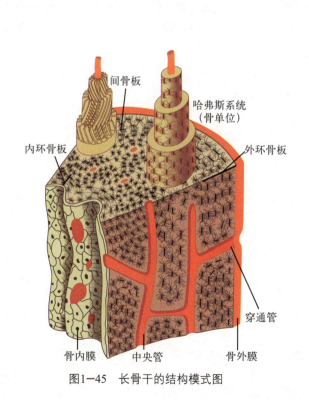

图1-45 长骨干的结构模式图

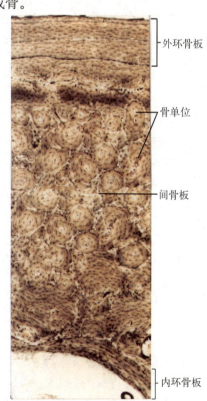

图1-46 长骨磨片(横切面)示骨密质

四、血 液

血液(blood)是液态流动的结缔组织，由血浆和血细胞构成。成人血液量为5L，约占体重的7%～8%。

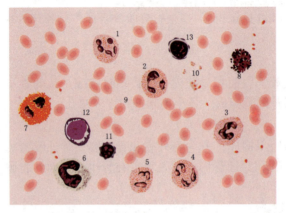

图1-47 各种血细胞和血小板光镜结构模式图

1、2、3、4、5.中性粒细胞 6.单核细胞 7.嗜酸性粒细胞
8.嗜碱性粒细胞 9.红细胞 10.血小板 11、12、13.淋巴细胞

（一）血浆

血浆(plasma)相当于细胞间质，约占血液容积的55%。血浆为淡黄色的液体，水分约占90%，其余为血浆蛋白(白蛋白、球蛋白和纤维蛋白原)、酶、激素、糖、脂类、维生素、无机盐及代谢产物等。血液从血管流出后，溶解状态的纤维蛋白原即变成不溶解的纤维蛋白，将细胞成分和大分子的血浆蛋白包裹，使血液凝固成血块，并析出淡黄色透明的液体，称血清(serum)。

（二）血细胞

从血管内抽出少量的血液放入试管内，加入适量的抗凝剂(枸橼酸钠或肝素)，经离心或自然沉淀后，有形成分沉入试管底部，使血液分为三层：下层呈红色，为红细胞；上层呈淡黄色，为血浆；中层最薄，呈半透明灰白色，为白细胞和血小板(图1-48)。

血细胞约占血液容积的45%，包括红细胞、白细胞和血小板(图1-47)。用Wright或Giemsa染色法染血涂片，是最常用的观察血细胞形态的方法。正常人各种血细胞的数量

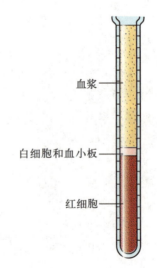

血浆

白细胞和血小板

红细胞

图1-48 血浆、白细胞及血小板、红细胞比积

和比例相对呈动态平衡。临床上将血细胞的形态、数量、比例和血红蛋白含量的测定称

为血象。检查血象对于了解机体状况和诊断疾病十分重要。血细胞分类和正常值如表1-2。

表1-2 血细胞分类与计数的正常值

血细胞	正常值	白细胞	正常值
红细胞 男：$(4.0\sim5.5)\times10^{12}/L$		白细胞分类	
女：$(3.5\sim5.0)\times10^{12}/L$		中性粒细胞	50%~70%
		嗜酸性粒细胞	0.5%~3.0%
白细胞	$(4.0\sim10.0)\times10^9/L$	嗜碱性粒细胞	0%~1.0%
		单核细胞	3.0%~8.0%
血小板	$(100\sim300)\times10^9/L$	淋巴细胞	25%~30%

1. 红细胞

红细胞(erythrocyte，red blood cell，RBC)数量最多。成熟红细胞呈双凹圆盘状，周边厚，中央薄，直径约7.5μm。此形态使红细胞具有较大的表面积，与球形结构相比，表面积增大25%，有利于携带O_2和CO_2。成年人全身红细胞总面积可达3800m²，相当于一个足球场。红细胞无细胞核和细胞器(图1-49)，胞质内含大量血红蛋白(hemoglobin，Hb)，其含量占红细胞总重量的33%。血红蛋白具有结合与运输O_2和CO_2的功能。血红蛋白的正常值为：男性120～160g/L，女性110～150 g/L。

红细胞的平均寿命为120天左右。衰老的红细胞在脾、肝、骨髓等处被巨噬细胞吞噬分解，同时红骨髓生成红细胞释放入血液，两者保持平衡。

在外周血中还有少量新生的尚未完全成熟的红细胞，胞质内还残留有部分核糖体，其经特殊染色后，在镜下呈颗粒状或细网状结构，称为网织红细胞(reticulocyte)。它占成人血红细胞总数的0.5%～1.5%，在新生儿血中可达到3%～6%。骨髓造血功能障碍的病人，网织红细胞计数降低。在临床上，把网织红细胞计数作为某些血液性疾病的诊断、判断疗效和估计预后的指标之一。

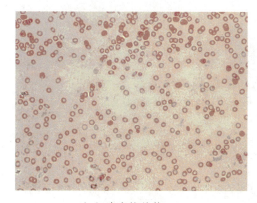

a.红细胞光镜结构

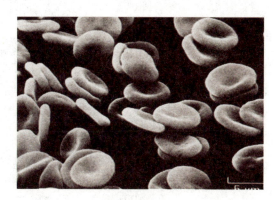

b.红细胞电镜扫描图

图1-49 红细胞结构

2. 白细胞

白细胞(leukocyte，white blood cell，WBC)数量少，种类多。白细胞呈球形，体积多比红细胞大，有细胞核。白细胞能以变形运动的方式，穿过毛细血管，进入周围结缔组织，执行防御与保护功能。根据胞质内有无特殊颗粒，将白细胞分为有粒白细胞和无粒白细胞两类。有粒白细胞包括中性粒细胞、嗜酸性粒细胞和嗜碱性粒细胞(图1-50，图1-51，图1-52)；无粒白细胞包括淋巴细胞和单核细胞(图1-53，图1-54)。

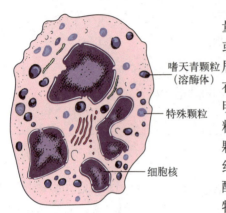

嗜天青颗粒
(溶酶体)

特殊颗粒

细胞核

图1-50 中性粒细胞

(1) 中性粒细胞(neutrophil)：是白细胞中数量最多的一种。细胞直径10～12μm，核呈杆状或分叶状，一般分2～5叶，正常人以2～3叶者居多，核叶之间有细丝相连。核分叶数与细胞在血流中停留的时间长短有关，核分叶越多表明细胞越衰老。胞质内含有许多大小不等的颗粒。电镜下，可将颗粒分为嗜天青颗粒和特殊颗粒两种：①嗜天青颗粒：颗粒大，数量少，约占20%。嗜天青颗粒是溶酶体，含酸性水解酶和髓过氧化物酶等，能消化分解吞噬的异物。②特殊颗粒：颗粒小，数量多，约占80%，内含有溶菌酶、碱性磷酸酶和吞噬素等，具有杀菌作用。

中性粒细胞具有活跃的变形运动和较强的吞噬细菌能力，在机体内起着重要的防御作用。当机体的某一部位受到细菌侵犯时，中性粒细胞受细菌产物及受感染的组织释放的化学因子的吸引，以变形运动的形式，穿出毛细血管，聚集到受细菌侵犯的部位，吞噬消化细菌。中性粒细胞吞噬消化细菌后，自身变性死亡，成为脓细胞，与坏死组织一起形成脓液。中性粒细胞从骨髓进入周围血，约停留6～8小时便离开血管，进入结缔组织中大约能存活2～3天。

(2) 嗜酸性粒细胞(eosinophil)：直径10～15μm，细胞核多数分为2叶。细胞质内含有嗜酸性颗粒，颗粒较大，大小均匀，染成橘红色。颗粒中含有多种酶，如组胺酶等。嗜酸性粒细胞能吞噬抗原抗体复合物。在患过敏性疾病或某些寄生虫病时，嗜酸性粒细胞增多。嗜酸性粒细胞在血液中一般停留6～12小时后，在组织中可存活8～12天。

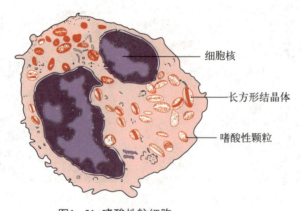

细胞核

长方形结晶体

嗜酸性颗粒

图1-51 嗜酸性粒细胞

(3) 嗜碱性粒细胞(basophil)：是白细胞中数量最少的细胞。细胞呈球形，胞核分叶或呈S形、不规则形。胞浆中含有大小不等、分布不均的嗜碱性颗粒。颗粒内含有肝素、组胺和嗜酸性粒细胞趋化因子等，胞质内还含有白三烯。肝素具有抗凝血作用，组胺和白三烯参与机体过敏反应。嗜碱性粒细胞进入结缔组织后，分化为肥大细胞。

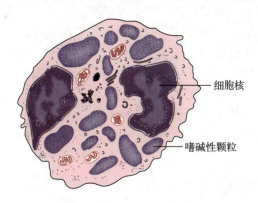

细胞核

嗜碱性颗粒

图1-52 嗜碱性粒细胞

(4) 淋巴细胞(lymphyocyte)：呈圆形，大小不等，直径6~16μm。按细胞大小，可分为大、中和小三种。血液循环中，以小淋巴细胞最多。细胞核呈圆形，一侧常有微凹，染色质密集，染成深蓝色。胞质很少，染成天蓝色，含有少量嗜天青颗粒。

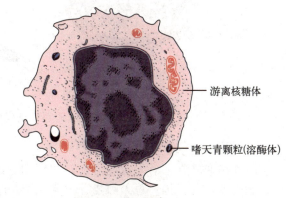

游离核糖体

嗜天青颗粒(溶酶体)

图1-53 淋巴细胞

根据淋巴细胞的发生部位、寿命和功能的不同，可分为T细胞、B细胞、K细胞和NK细胞四类。四类淋巴细胞形态相似，光镜下不易区分。外周血中T细胞数量最多，约占75%~80%，主要参与细胞免疫。其次是B细胞，约占15%~20%。B细胞受抗原刺激后，增殖、分化为浆细胞，产生抗体，参与体液免疫。

(5) 单核细胞(monocyte)：是血细胞中体积最大的细胞。细胞呈圆形或椭圆形。胞核形态多样，呈肾形、马蹄形或椭圆形，染色浅。胞浆较多，染成灰蓝色，含散在的嗜天青颗粒。单核细胞穿过血管壁进入结缔组织后分化成巨噬细胞，能吞噬和杀灭入侵机体的病原体和有害异物，吞噬和清除机体内衰老死亡和有病变的细胞，参与调节免疫应答等。

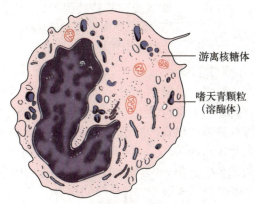

游离核糖体

嗜天青颗粒（溶酶体）

图1-54 单核细胞

3. 血小板

血小板(blood platelet)呈双凸的盘状，是骨髓中巨核细胞胞质脱落下来的碎块，故无细胞核，表面有完整的细胞膜。血小板体积甚小，直径$2\sim4\mu m$。当受到机械或化学刺激时，则伸出突起，呈不规则形。在血涂片中，血小板常呈多角形，聚集成群。血小板中央部分有着蓝紫色的颗粒，称颗粒区；周边部呈均质浅蓝色，称透明区。电镜下，血小板的膜表面有糖衣、小管系、线粒体、微丝和微管等细胞器，以及血小板颗粒和糖原颗粒等(图1-55)。血小板在凝血和止血过程中起着重要作用。当血管受损伤或破坏时，血小板受到刺激，聚集黏着在损伤处与血细胞共同形成凝血块而止血，同时释放血小板内的颗粒物质，进一步促进止血和凝血。

血小板寿命约$7\sim14$天。血液中的血小板数低于$100\times10^9/L$为血小板减少，低于$50\times10^9/L$则有出血的危险。

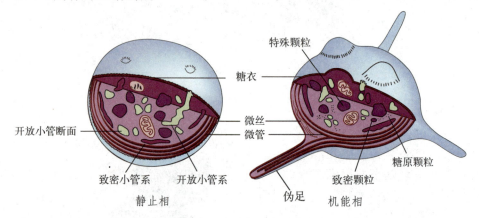

图1-55　血小板结构模式图

（三）血细胞的发生和造血器官

体内各种血细胞都有一定的寿命，如红细胞的平均寿命是120天，白细胞的寿命为数天、数周或数年不等。每天都要有一定数量的血细胞衰老、死亡、离开血流，同时又有相应数量的血细胞产生出来补充到血流中，使血液中的血细胞数量和质量保持动态平衡。造血器官生成血细胞的过程称为造血。

人体最早的造血部位是卵黄囊。人胚胎第6周，造血干细胞由卵黄囊迁移到肝并开始造血，替代卵黄囊造血，并持续到第5个月。第12周，脾内的造血干细胞也增殖分化造血。胚胎第4个月开始，全身长骨骨髓腔内出现造血干细胞，从此开始骨髓造血。从胚胎后期至出生后，骨髓成为主要的造血器官。

1. 骨髓的结构

骨髓位于骨髓腔和骨小梁的间隙内，分为红骨髓和黄骨髓两种。红骨髓是造血组织，黄骨髓为脂肪组织。胎儿及婴幼儿时期，全身的骨髓都是红骨髓。大约从5岁开始，长骨骨髓腔内出现脂肪组织，并随着年龄的增长而逐渐增多，即成为黄骨髓。成人红骨髓和黄骨髓各占1/2。黄骨髓不具有造血功能，但其中仍保留少量造血干细胞，具有造血潜能，当机体需要时(如大失血)可转变为红骨髓继续造血。成人红骨髓分布于长骨的骨骺、扁骨和不规则骨的骨松质间隙内。红骨髓主要由造血组织和血窦组成。

(1) 造血组织：由网状组织和造血细胞组成。网状组织构成支架，网眼内充满不同发育时期的各种血细胞、造血干细胞、巨噬细胞、间充质细胞和脂肪细胞等。

（2）血窦：是管腔大、形态不规则的毛细血管。其内皮细胞为有孔型，细胞间隙较大，基膜不完整。内皮细胞能分泌多种调控因子，参与血细胞发生的调节。

2. 造血干细胞和造血祖细胞

（1）造血干细胞(hemopoietic stem cell)：是生成各种血细胞的原始细胞，也称多能干细胞，于人胚第3周起源于卵黄囊血岛。出生后，造血干细胞主要分布于红骨髓，约占骨髓有核细胞的0.5%。此外，在肝、脾、淋巴结和外周血中也有少量分布。造血干细胞具有重要的生物学特性：①自我复制能力，造血干细胞可终生维持相对恒定的数量。②很强的潜在增殖能力，在某些生长因子和细胞因子的作用下，能大量分裂增殖。③多向分化能力，在某些因素作用下，能分化成不同系列的造血祖细胞。

（2）造血祖细胞(hemopoietic progenitor cell)：也称定向干细胞(committed stem cell)，由造血干细胞分化而来，失去了自我复制能力，只能向一个或几个血细胞定向分化增殖。目前确认的造血祖细胞有：红细胞系造血祖细胞；中性粒细胞–单核细胞系造血祖细胞；嗜酸性粒细胞系造血祖细胞；嗜碱性粒细胞系造血祖细胞；巨核细胞系造血祖细胞；淋巴细胞系造血祖细胞。

各系列血细胞发生过程一般都要经历原始、幼稚(包括早、中、晚)和成熟三个阶段。

血细胞发育过程的形态变化具有一定的规律性，主要表现在以下几点：①胞体。红细胞系和粒细胞系的胞体从大变小，而巨核细胞系的胞体则是从小变大。②胞核。红细胞系和粒细胞系的胞核从大变小，红细胞胞核最后消失；粒细胞胞核的变化是：圆形→椭圆形→杆状→分叶状；巨核细胞胞核则是从小变大，到分叶状，核染色质从稀疏到粗密，核仁从明显到消失。③胞质。从少到多，嗜碱性由强变弱，渐变到略呈嗜酸性，但淋巴细胞和单核细胞仍保持嗜碱性；胞质内的特殊结构(红细胞内的血红蛋白和粒细胞内的特殊颗粒)从无到有、到多(图1–56)。

血细胞各个发育阶段的名称见表1–3。

表1–3 血细胞发育的各系

名称	红骨髓	外周血
红细胞系	原红细胞→早幼红细胞→中幼红细胞→晚幼红细胞→	网织红细胞→红细胞
粒细胞系	原粒细胞→早幼粒细胞→中幼粒细胞→晚幼粒细胞→	杆状核粒细胞→分叶核粒细胞
单核细胞系	原单核细胞→幼单核细胞→单核细胞→	单核细胞
血小板	原巨核细胞→幼巨核细胞→巨核细胞→胞质脱落→	血小板

（夏　青）

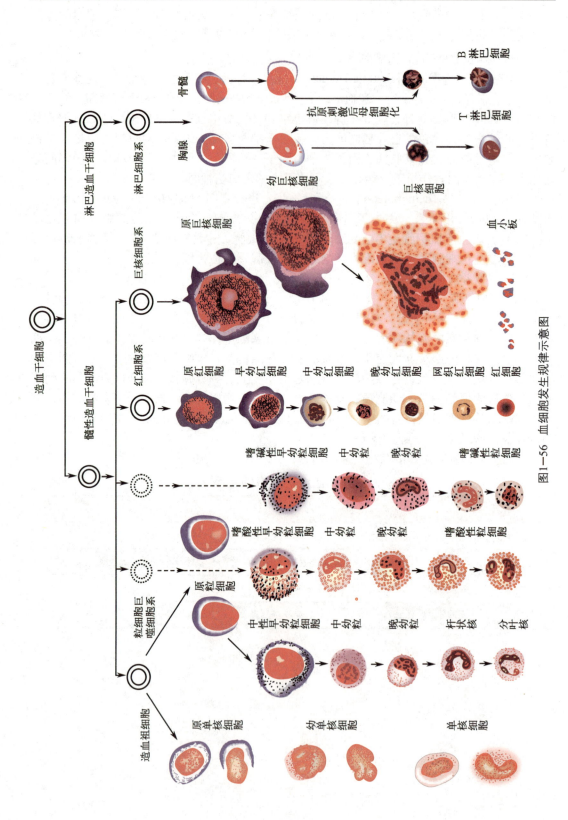

图1—56 血细胞发生规律示意图

第四节　肌组织

肌组织(muscle tissue)主要由肌细胞构成。肌细胞之间有少量结缔组织，内含血管、神经和淋巴管等。肌细胞呈细而长的纤维状，故又称为肌纤维。肌细胞的细胞膜称为肌膜，细胞质称为肌浆。肌细胞均具有收缩功能。根据肌组织的结构和功能特点，将肌组织分为三类：骨骼肌、心肌和平滑肌(图1-57)。

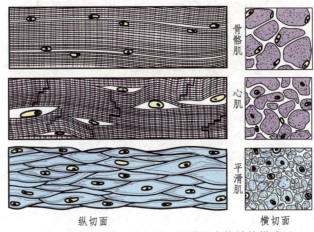

图1-57 骨骼肌、心肌、平滑肌光镜结构模式图

一、骨骼肌

骨骼肌(skeletal muscle)主要分布于头颈、躯干和四肢，大多借肌腱附着于骨骼。骨骼肌活动受意识支配，称为随意肌。肌纤维纵切面在光镜下显示明暗相间的横纹，又称横纹肌。每条肌纤维的周围包裹有少量结缔组织，称为肌内膜；多条肌纤维平行排列形成肌束，外面包裹的结缔组织，称为肌束膜；若干肌束组成一块肌肉，外面包裹的结缔组织，称为肌外膜(图1-58)。

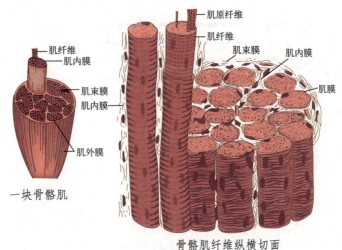

图1-58 骨骼肌结构模式图

（一）骨骼肌纤维的光镜结构

骨骼肌纤维呈长圆柱状，长1～40mm，直径10～100μm。细胞核呈扁椭圆形，数量为数十甚至数百个，位于细胞的周边，靠近肌膜。肌浆内含有许多与肌纤维长轴平行排列的肌原纤维(myofibril)。每条肌原纤维上有许多明暗相间的带。在同一肌纤维中，所有肌原纤维的明带和暗带整齐地排列在同一平面上，从而构成了骨骼肌纤维明暗相间的横纹(图1–59)。

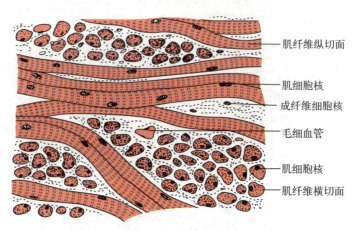

右侧标注（自上而下）：
肌纤维纵切面
肌细胞核
成纤维细胞核
毛细血管
肌细胞核
肌纤维横切面

图 1–59　骨骼肌光镜结构模式图

肌原纤维暗带也称A带，其中间部有一浅色的窄带称H带，H带的中央有一条深色的线称M线。肌原纤维明带也称I带，其中部有一条深色的细线，称Z线。相邻两条Z线之间的一段肌原纤维称肌节(sarcomere)。每个肌节包括1/2 I带、1个A带和1/2 I带，长约2～2.5μm。肌节是骨骼肌收缩和舒张的基本结构单位(图1–60)。

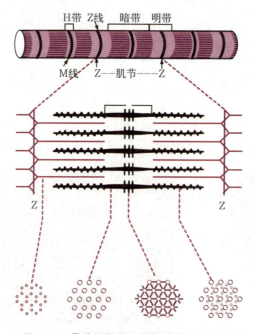

图 1–60　骨骼肌肌原纤维超微结构模式图

（二）骨骼肌纤维的电镜结构

1.肌原纤维

在电镜下，可见每条肌原纤维由许多更细的肌丝平行排列而成，肌丝分粗肌丝和细肌丝两种。粗肌丝长约1.5μm，直径约15nm，位于A带内，中央固定于M线，两端游离；细肌丝长约1μm，直径约5nm，它的一端插入粗肌丝之间，另一端固定于Z线(图 1-61)。I带内只有细肌丝，H带内只有粗肌丝，H带两侧的暗带部分则由粗、细两种肌丝组成。

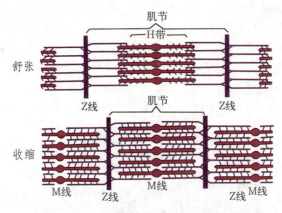

图 1-61　骨骼肌舒缩时肌节结构变化示意图

粗肌丝的分子结构：粗肌丝由肌球蛋白分子构成。肌球蛋白分子形如豆芽，分为头部和杆部，两者之间的部分类似关节，可以屈动。大量肌球蛋白分子平行排列，集合成束，组成一条粗肌丝。M线两侧的肌球蛋白分子对称排列，杆部朝向M线，头部朝向Z线，并突出于粗肌丝表面，称为横桥。肌球蛋白分子头部具有ATP酶活性，可以结合和分解ATP产生能量，使横桥屈动(图1-62)。

细肌丝的分子结构：细肌丝由肌动蛋白、原肌球蛋白和肌钙蛋白3种分子组成。肌动蛋白单体呈球形，单体连接成串珠状，并形成双股螺旋链。每个单体上都有一个与粗肌丝的肌球蛋白头部相结合的位点。原肌球蛋白是由两条多肽链相互缠绕而成的螺旋状分子，首尾相连成长链，嵌在肌动蛋白双股螺旋链的沟内。肌钙蛋白由3个球形亚单位组成，附着于原肌球蛋白分子上，可与Ca^{2+}结合(图1-62)。

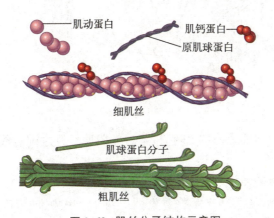

图 1-62　肌丝分子结构示意图

2.横小管

横小管(transverse tubule)是由肌膜向肌浆内凹陷形成的横行小管，围绕于每条肌原纤维的周围，并有分支互相吻合。人类和哺乳动物的横小管位于A带与I带交界处，故每个肌节中有两条横小管。横小管可将肌膜的兴奋迅速传到每个肌节，引发肌节同步收缩(图1-63)。

3.肌浆网

肌浆网(sarcoplasmic reticulum)是肌浆内特化的滑面内质网，位于相邻的横小管之间。肌浆网沿肌原纤维长轴纵行排列，故又称纵小管，它包绕在每条肌原纤维周围形成网管状系统。肌浆网靠近横小管两侧的部分横向贯通形成环形的扁囊，称为终池。每条横小管及其两侧的终池合称为三联体。肌浆网内有丰富的钙泵，具有贮存钙离子和调节肌浆内钙离子浓度的功能(图1-63)。

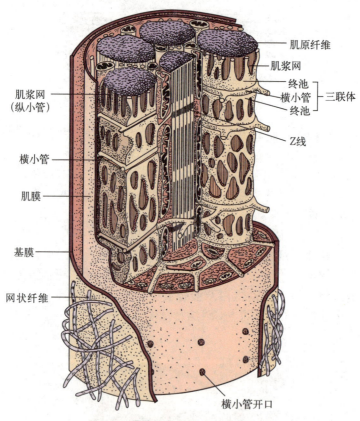

图1-63 骨骼肌超微结构立体模式图

4.线粒体

线粒体数量多，分布于肌膜下、细胞核附近及肌原纤维之间。线粒体产生ATP，为肌纤维的收缩提供能量。

(三) 骨骼肌纤维收缩原理

目前，还是用肌丝滑动原理来解释骨骼肌纤维的收缩机制，其主要过程为：①神经冲动传至肌膜；②肌膜的兴奋沿横小管传至终池；③肌浆网内的Ca^{2+}涌入肌浆④肌钙蛋白与Ca^{2+}结合，引起肌钙蛋白和原肌球蛋白的构型变化；⑤肌动蛋白上与肌球蛋白头部的结合位点暴露，二者迅速结合；⑥肌球蛋白头部的ATP酶被激活，分解ATP释放能量，化学能转变成机械能，肌球蛋白头部发生屈动，牵引细肌丝向M线方向滑动，细肌丝滑入粗肌丝之间。

　　收缩结果：肌节的I带和H带缩短，A带长度不变，肌节缩短，肌纤维收缩。收缩完毕，肌浆内的Ca^{2+}被泵回肌浆网，肌钙蛋白等恢复原来的构型，肌球蛋白头部与肌动蛋白脱离，肌节复原，肌纤维松弛(图1-64)。

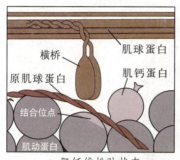

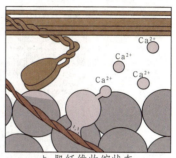

a.肌纤维松弛状态　　　　　　b.肌纤维收缩状态

图1-64　骨骼肌纤维收缩机制示意图

二、心　肌

　　心肌(cardiac muscle)分布于心壁，主要由心肌纤维构成。心肌收缩不受意识支配，是不随意肌。

（一）心肌纤维的光镜结构

　　心肌纤维呈短圆柱状，有分支，并相互吻合成网。每条心肌纤维长平均为100μm，直径平均为15μm。细胞核呈卵圆形，位于肌纤维的中央，少数心肌纤维含有双核。心肌纤维也有横纹，但不如骨骼肌纤维的明显(图1-65)。相邻心肌纤维连接处呈着色较深的横行粗线，称为闰盘(intercalated disk)。

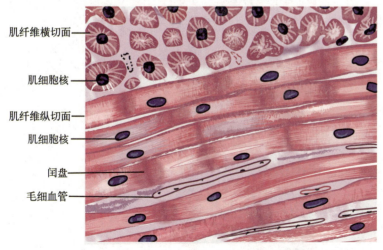

图1-65　心肌光镜结构图

（二）心肌纤维的电镜结构

心肌纤维的电镜结构与骨骼肌相似，但有如下特点：①肌原纤维的分界不清。②闰盘由相邻心肌细胞的连接面呈锯齿状镶嵌而形成的。闰盘的横向部分有中间连接、桥粒，起牢固的连接作用；纵向部分有缝隙连接，便于细胞间化学信息的交流和电冲动的传导，利于心肌纤维舒缩的同步化。③心肌纤维的横小管较粗短，位于Z线水平。④肌浆网不发达，常只在横小管的一侧形成终池。终池小而少，与横小管紧贴形成二联体。⑤心肌纤维胞质内含有分泌颗粒，分泌的心钠素具有排钠、利尿功能(图1–66、图1–67)。

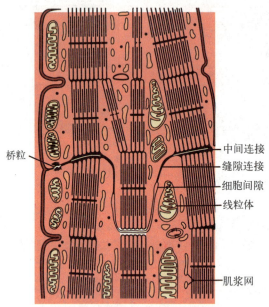

图 1–66　心肌纤维闰盘超微结构模式图

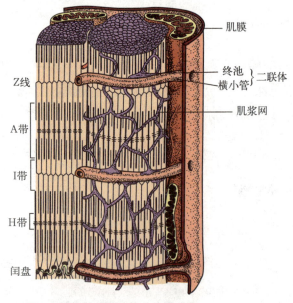

图 1–67　心肌超微结构立体模式图

知识链接

干细胞修复心肌研究

近年来，以干细胞技术与基因工程技术为代表的细胞生物学的迅猛发展，使心血管病的细胞生物学治疗成为当今医学研究的热点。干细胞是一种具有自我复制和多向分化潜能的细胞，是一类可以在机体的整个生命周期中保持自我更新能力的细胞。在合适的条件下或给予合适的信号，干细胞可以生成(分化成)许多不同的细胞，如心肌细胞、皮肤细胞和神经细胞等。干细胞基因工程新技术可修复心肌，限制心室重塑，治疗缺血性心脏病，使这一领域进入了一个崭新的阶段。

目前其研究主要采用以下两条基本途径：①通过干细胞体内移植的方法而进行的细胞心肌成形术；②通过将细胞接种到可降解支架材料上，在体外再造出功能性心肌组织，即心肌组织工程。

三、平滑肌

平滑肌(smooth muscle)主要分布于内脏器官和血管壁，无横纹，其收缩受副交感神经支配，缓慢而持久，属不随意肌。

(一) 平滑肌纤维的光镜结构

平滑肌纤维呈长梭形，无横纹。平滑肌纤维一般长200μm，直径8μm。但大小不均，如小血管平滑肌短至20μm，妊娠子宫平滑肌可长达500μm。细胞核呈卵圆形，单个，位于细胞中央(图1-68)。收缩时核可扭曲呈螺旋形，核两端的肌浆较丰富。平滑肌均平行成束或成层排列，相邻肌纤维互相嵌合。

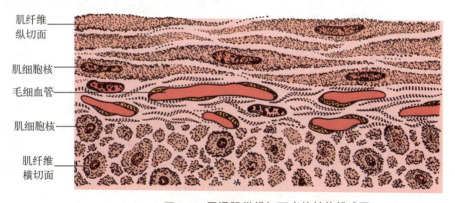

肌纤维纵切面
肌细胞核
毛细血管
肌细胞核
肌纤维横切面

图1-68 平滑肌纵横切面光镜结构模式图

(二) 平滑肌纤维的电镜结构

电镜下平滑肌纤维也有粗、细肌丝，但不形成肌原纤维；肌膜也向内凹陷形成小凹，但不形成横小管。核两端的肌浆内含有线粒体、高尔基复合体和游离核糖体等。平滑肌的细胞骨架系统比较发达，主要由密斑、密体和中间丝组成。密斑和密体均为电子致密小体。密斑位于肌膜内面，密体位于细胞质内，两者之间有中间丝相连(图1-69)。细肌丝一端固定于密斑或密体上，另一端游离。粗肌丝均匀地分布在细肌丝之间。若干条粗肌丝和细肌丝聚集形成收缩单位。

相邻的平滑肌纤维之间有缝隙连接，便于化学信息和神经冲动的传导，有利于众多平滑肌纤维同步收缩而形成功能整体。

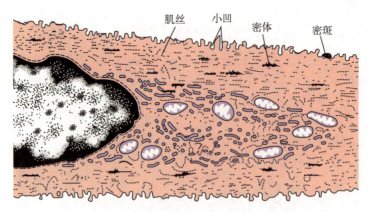

图1-69 平滑肌纵切面超微结构模式图

第五节　神经组织

神经组织(nervous tissue)主要由神经细胞(nerve cell)和神经胶质细胞(neuroglial cell)组成。神经细胞是神经系统结构和功能的基本单位，也称为神经元(neuron)。神经元是神经组织的主要成分，具有接受刺激、整合信息和传导神经冲动的功能。神经胶质细胞的数量为神经元的10～50倍，在神经组织内对神经元起支持、保护、营养和绝缘等作用。神经组织构成神经系统，神经系统在机体内构成复杂的网络，协调各系统的活动，使机体形成协调的统一体。

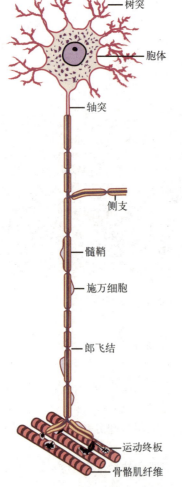

图1-70 神经元结构模式图

一、神经元

（一）神经元的形态和结构

神经元的形态多样、大小不一，但每个神经元都由胞体和突起两部分组成。神经元的突起由细胞膜和细胞质共同突出而形成，可分为树突和轴突(图1-70)。

1. 细胞体

神经元的细胞体由表面的细胞膜和其内的细胞核及细胞质构成。细胞体是神经元的代谢和营养中心，直径为5～150μm不等，其形态各异，有圆形、梭形、星形和锥体形等。

（1）细胞膜：为可兴奋膜，神经元细胞膜是接受刺激、整合信息及产生和传导神经冲动的部位。

（2）细胞核：大而圆，位于胞体中央，核膜清楚，异染色质少故着色浅，核仁大而明显。

(3) 细胞质：又称为核周质，是细胞核周围的细胞质，除含有线粒体、高尔基复合体和溶酶体等多种细胞器外，还富含尼氏体、神经原纤维和一些内含物，如棕黄色的脂褐素等。

1) 尼氏体(Nissl body)：又称为嗜染质，为分布于胞体及树突内呈强嗜碱性的物质。光镜下呈团块状或颗粒状(图1-71，图1-72)；电镜下为密集排列的粗面内质网和游离核糖体，其主要功能是合成蛋白质，包括复制细胞器所需的蛋白质和产生神经递质有关的酶等。神经递质(neurotransmitter)是神经元向其他神经元或效应细胞传递化学信息的载体。

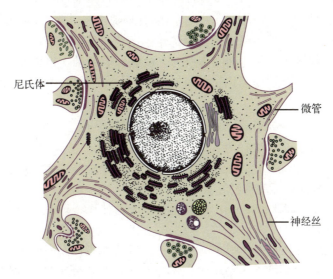

图1-71　神经元胞体超微结构模式图

2) 神经原纤维(neurofibril)：为胞质内的细丝状结构，在HE染色切片上不能辨认，用镀银法染色呈现棕黑色，在胞体内互相交织成网(图1-72)。轴突或树突内的神经原纤维，与突起的长轴平行排列，纵贯全长。电镜下，神经原纤维由神经丝(neurofilament)和微管(microtubule)构成。神经原纤维构成神经元的细胞骨架，并与蛋白质、神经递质和离子等物质的运输有关。

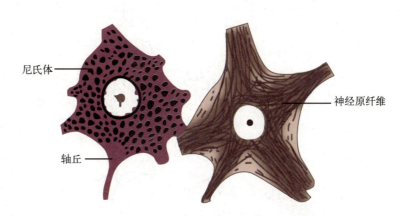

图1-72　神经元内尼氏体、神经原纤维、轴丘结构模式图

2. 突起

神经元的突起根据其功能和形态的不同，可分为树突和轴突两种。

(1) 树突(dendrite)：树突是由细胞体发出的形如树枝状的分支。每个神经元有一个或多个树突。树突多短而粗，分支的表面还有短小突起，称为树突棘(dendritic spine)，是神经元间形成突触的主要部位。树突具有接受刺激，产生神经冲动，并将神经冲动传入细胞体的功能。树突的分支和树突棘扩大了神经元接受刺激的面积。

(2) 轴突(axon)：每个神经元只发出一个轴突。短的轴突只有几微米，长者可达1米以上。轴突比树突细而长，分支少，仅有少数呈直角发出的细小分支。轴突内的细胞质称为轴浆(axoplasm)或轴质。细胞体发出轴突的部分呈圆锥形，称为轴丘(axon hillock)。轴质和轴丘内均无尼氏体，故光镜下轴丘呈圆锥形的浅染区(图1-72)。轴突的末端分支较多，呈爪样，可与其他神经元的细胞体或树突接触形成突触，也可伸入器官组织内，形成效应器。轴突的功能是将细胞体传来的冲动传给另一个神经元或效应器。

(二) 神经元的分类

根据神经元的形态、功能以及所释放的神经递质的不同，具有以下几种分类方法。

1. 根据突起的数量分类(图1-73)

(1) 多极神经元(multipolar neuron)：神经元只有一个轴突，多个树突。主要分布于中枢神经系统，如脊髓前角运动神经元。

(2) 双极神经元(bipolar neuron)：神经元有一个轴突和一个树突。如耳蜗螺旋神经节和视网膜的双极细胞。

(3) 假单极神经元(pseudounipolar neuron)：由神经元胞体发出一个突起，在离开胞体不远处即分为两支，一支进入中枢系统，传出神经冲动，称中枢突(轴突)；另一支分布到外周组织或器官，称周围突(具树突功能)。如脑神经节和脊神经节细胞。

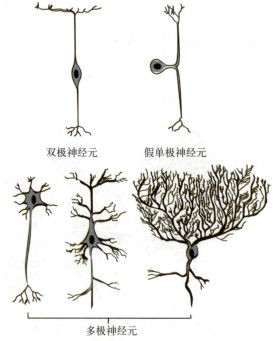

双极神经元　　　　假单极神经元

多极神经元

图1-73　神经元的主要形态类型模式图

2. 根据神经元的功能分类(图1-74)

(1) 感觉神经元(sensory neuron)：又称为传入神经元(afferent neuron)，多为假单极神经元。细胞体位于脑、脊神经节内；周围突可接受体内外刺激并将信息传给胞体，经中枢突传入中枢。

(2) 运动神经元(motor neuron)：又称为传出神经元(efferent neuron)，属多极神经元。细胞体位于脑、脊髓及自主神经节内；负责将神经冲动传至肌细胞或腺细胞，使其产生收缩或分泌效应。

(3) 联络神经元(association neuron)：又称为中间神经元(interneuron)，主要为多极神经元，位于感觉神经元和运动神经元之间，起联络作用。此类神经元数量最多，约占神经元总数的99%。

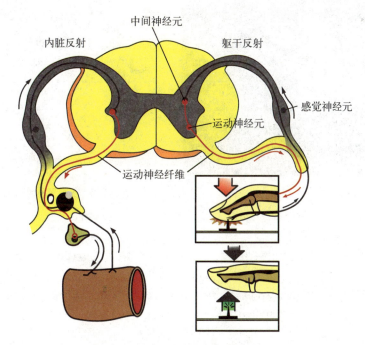

图1-74 神经元的功能类型模式图

3. 根据神经元合成、分泌的神经递质分类

(1) 胆碱能神经元：能释放乙酰胆碱。

(2) 胺能神经元：能释放多巴胺、5-羟色胺和组胺等。

(3) 氨基酸能神经元：能释放氨基酸类神经递质，如γ-氨基丁酸、谷氨酸和甘氨酸等。

(4) 肽能神经元：能释放肽类神经递质，如生长抑素、P物质、脑啡肽等。

二、突　触

(一) 突触的概念与分类

突触(synapse)是神经元与神经元之间，或神经元与非神经元之间特化的细胞连接，是具有传递信息功能的结构。在神经元之间的连接中，最常见的是上一级神经元轴突终末与下一级神经元的树突、树突棘或细胞体形成轴-树突触(axodendritic synapse)、轴-体突触(axosomatic synapse)、轴–棘突触(axopinous synapse)、轴–轴突触(axoaxonic synapse)和树–树突触(dendrodritic synapse)。根据传递信息的方式不同可分为电突触和化学突触。电突触是指神经元之间的缝隙连接，以电流作为信息载体。化学突触以神经递质作为传递信息的媒介(图1–75a，图1–75b)。

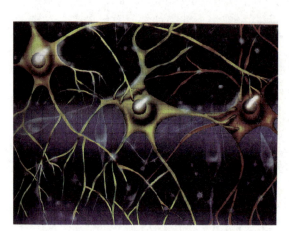

图1–75a　神经元之间的联系——突触

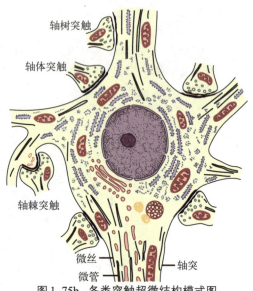

轴树突触
轴体突触
轴棘突触
微丝
微管
轴突

图1–75b　各类突触超微结构模式图

（二）化学突触的超微结构

化学突触由突触前成分(presynaptic element)、突触后成分(postsynaptic element)和突触间隙(synaptic cleft)三部分构成。突触前成分和突触后成分彼此相对的细胞膜较其余部分略增厚，分别称为突触前膜(presynaptic membrane)和突触后膜(presynaptic membrane)，两膜之间的狭窄间隙称为突触间隙(图1–76)。

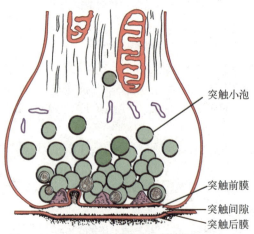

突触小泡
突触前膜
突触间隙
突触后膜

图1–76　化学突触的超微结构模式图

1. 突触前成分

突触前成分通常是指轴突终末的膨大部分，内含突触小泡、线粒体、微丝和微管。突触小泡内含有神经递质或神经调质，含乙酰胆碱的突触小泡多为圆形清亮小泡；含单胺类递质的为小颗粒型小泡；含氨基酸类神经递质的多为扁平清亮小泡。突触前膜的细胞质面有致密物质附着，因此比一般细胞膜略厚。

2. 突触后成分

突触后成分为后一个神经元或效应细胞与突触前成分相对应的局部区域。此处的细胞膜称为突触后膜。突触后膜上存在着神经递质的特异性受体及离子通道，突触后膜的细胞质面也有致密物质附着，因此也比一般细胞膜略厚。

3. 突触间隙

为突触前、后膜之间的狭小间隙，宽15～30nm。当神经冲动传导至突触前膜时，突触小泡向突触前膜移动并与之融合，通过出胞作用将神经递质释放到突触间隙，神经递质与突触后膜上的受体结合，导致突触后膜上的离子通道开放，使相应离子进出，从而使突触后神经元出现兴奋或抑制效应(图1-76)。

三、神经胶质细胞

神经胶质细胞简称为胶质细胞或神经胶质，数量较多，约为神经元的10～50倍。广泛分布于中枢和周围神经系统的神经元之间，构成网状支架。神经胶质细胞也有突起，但不分树突和轴突，也无传导神经冲动的功能。神经胶质细胞对神经元具有支持、营养、保护、绝缘、修复等作用。

(一) 中枢神经系统的胶质细胞

1. 星形胶质细胞

星形胶质细胞(astrocyte)是胶质细胞中体积最大、数量最多的一种。细胞体呈星形，自细胞体发出的突起呈放射状伸展并反复分支，突起末端膨大形成脚板，贴附在毛细血

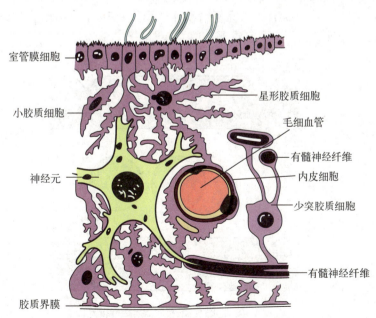

图1-77　中枢神经系统神经胶质细胞与神经元和毛细血管的关系模式图

管基膜上，或伸到脑和脊髓的表面形成胶质界膜，是构成血–脑屏障的的成分之一。星形胶质细胞对神经元起支持和绝缘的作用，并能分泌神经营养因子和多种生长因子，对神经元的分化以及创伤后神经组织的修复和瘢痕形成具有重要意义。根据星形胶质细胞突起的形状，又可把它分为两种类型。

(1) 纤维性星形胶质细胞(fibrous astrocyte)：主要分布于脑和脊髓的白质内，细胞突起细长，分支较少，表面平滑，突起内含许多胶质丝，是胶质原纤维酸性蛋白构成的一种中间丝。

(2) 原浆性星形胶质细胞(protoplasmic astrocyte)：主要分布于脑和脊髓的灰质内，细胞突起短而粗，分支多，表面粗糙。突起内含胶质丝少。

2. 少突胶质细胞

少突胶质细胞(oligodendrocyte)的细胞体积较星形胶质细胞小，细胞突起较少，突起末端为叶片样膨大，呈同心圆包绕神经元的轴突，形成中枢神经系统有髓神经纤维的髓鞘。

3. 小胶质细胞

小胶质细胞(microglia)是神经胶质细胞中体积最小的一种。胞体呈细长或椭圆形。突起细长，有分支，表面有小棘突。小胶质细胞属于单核吞噬细胞系统，可能来源于血液中的单核细胞，具有吞噬功能，可吞噬细胞的碎屑和溃变的髓鞘。

4. 室管膜细胞

室管膜细胞(ependymal cell)为覆盖在脑室和脊髓中央管腔面的一层立方或柱状细胞，其表面有微绒毛或纤毛，有的细胞基部发出细长突起伸向脑及脊髓深部。室管膜细胞具有支持和保护作用，并参与脑脊液形成。

（二）周围神经系统的神经胶质细胞

1. 施万细胞

施万细胞(Schwann cell)又称神经膜细胞(图1–78)，是周围神经系统的髓鞘形成细胞，包绕在神经纤维轴突的周围，形成髓鞘和神经膜。施万细胞还能合成和分泌一些神经营养因子，在神经纤维的再生中起重要作用。

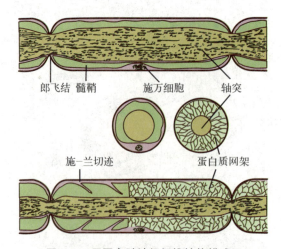

图1–78　周围有髓神经纤维结构模式图

2.卫星细胞

卫星细胞又称为被囊细胞，为包绕神经节细胞的一层扁平形或立方细胞，细胞核呈圆形或卵圆形，染色较深。卫星细胞具有营养和保护神经节细胞的功能。

四、神经纤维和神经

(一) 神经纤维

神经纤维(nerve fiber)由神经元的长轴突及包绕在它周围的神经胶质细胞共同构成。根据神经纤维有无髓鞘，可将神经纤维分为有髓神经纤维和无髓神经纤维两类。

1.有髓神经纤维

周围神经系统的有髓神经纤维(myelinated nerve fiber)：由施万细胞同心圆包绕轴突形成髓鞘。施万细胞的细胞膜与外周的基膜共同构成神经膜。一个施万细胞包卷一段轴索，构成一个结间体。相邻施万细胞之间没有髓鞘，轴膜裸露，称为郎飞结(Ranvier node，图1-78)。该处电阻低，利于神经冲动传导。

髓鞘由施万细胞形成，其化学成分主要是脂蛋白，也称髓磷脂，新鲜时呈闪亮的白色。光镜下观察HE染色标本，因类脂被溶解，只保留网状的蛋白质，故呈浅染的泡沫状。电镜下，每一个节间体的髓鞘是由一个施万细胞双层细胞膜呈同心圆反复环绕轴突所构成的明暗相间的板层样结构(图1-78，图1-79)。

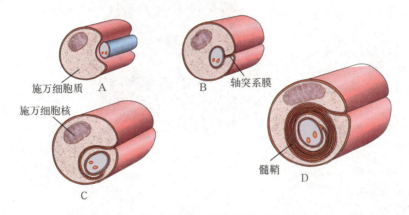

图1-79 周围有髓神经纤维形成示意

中枢神经系统的有髓神经纤维的髓鞘是由少突胶质细胞伸出的叶片状突起包绕轴突而成。一个少突胶质细胞伸出的多个叶片状突起可分别包绕多个轴突，其细胞体位于神经纤维之间(图1-80)。

有髓神经纤维较粗，并有郎飞结，加上髓鞘的绝缘作用，神经冲动传导是从一个郎飞结到下一个郎飞结呈跳跃式传导，因而传导速度较快。大部分脑神经和脊神经属于有髓神经纤维。

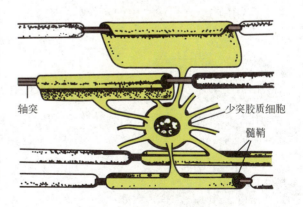

图1-80 中枢神经系统有髓神经纤维髓鞘形成示意图

2. 无髓神经纤维

周围神经系统的无髓神经纤维(unmyelinated nerve fiber)由较细的轴突及其外面的施万细胞构成(图1-81)。施万细胞表面有数量不等，深浅不一的纵沟，轴突位于沟内。施万细胞沿轴突连续排列，但不形成髓鞘，也无郎飞结。一个施万细胞可包裹多条轴突。施万细胞外亦有基膜。中枢神经系统的无髓神经纤维就是裸露的轴突。

无髓神经纤维因无髓鞘和郎飞结，其神经冲动的传导是沿着轴突连续进行的，故其传导速度明显慢于有髓神经纤维。

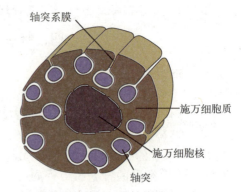

图 1-81　周围无髓神经纤维结构模式图

（二）神经

神经由周围神经系统许多神经纤维及其周围的结缔组织、血管和淋巴管等共同构成。大多数神经同时含有感觉和运动神经纤维。在结构上，多数神经同时含有有髓和无髓神经纤维。每条神经纤维周围的薄层结缔组织称为神经内膜；若干神经纤维聚集在一起构成神经纤维束，包绕在神经束周围的结缔组织称为神经束膜；许多神经纤维束聚集在一起构成神经，其周围的结缔组织称为神经外膜(图1-82)。

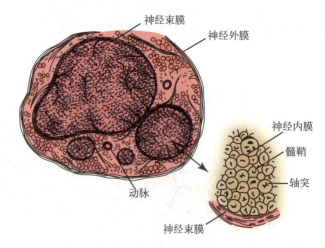

图 1-82　坐骨神经横切面

> ### 知识链接
>
> ### 脱髓鞘病
>
> 脱髓鞘病是一组脑和脊髓以髓鞘破坏或脱髓鞘病变为主要特征的疾病，脱髓鞘是其病理过程中具有特征性的突出表现。其中典型的脱髓鞘病是多发性硬化。它是一种渐进性中枢神经脱髓鞘病，多见于脊髓、视神经和大脑的有髓神经纤维发生脱髓鞘。没有髓鞘的神经纤维绝缘性能差，从而影响神经冲动的传导功能。因此，多发性硬化的患者常出现四肢感觉异常、用力时容易出现疲劳和视物不清等症状，严重时可出现四肢感觉及运动功能障碍。

五、神经末梢

神经末梢是周围神经纤维的终末部分，与其周围的组织共同形成感受器或效应器。按其功能，神经末梢可分为感觉神经末梢和运动神经末梢两类。

（一）感觉神经末梢

感觉神经末梢(sensory nerve ending)是感觉神经元周围突的终末部分，与其周围组织共同构成感受器(receptor)。其功能是感受人体内外的各种刺激，并将刺激转化为神经冲动传至中枢神经系统。感觉神经末梢按其结构分为下列两种(图1-83)。

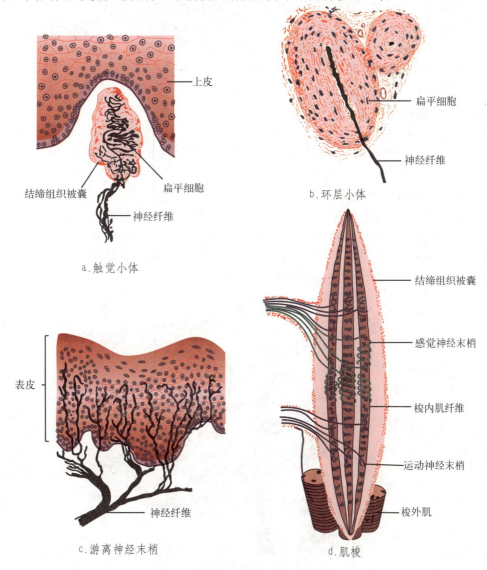

图 1-83　各种感觉神经末梢超微结构模式图

1. 游离神经末梢

感觉神经纤维的终末脱去髓鞘，以裸露的轴突分成细支，广泛分布于表皮、角膜、口腔黏膜上皮、牙髓、骨膜、肌肉及结缔组织等处，具有感受痛觉、温度觉和轻触觉的作用。

2. 有被囊神经末梢

这种神经末梢的结构特点是其外面都具有结缔组织被囊。神经纤维到达被囊时，失去髓鞘，裸露的轴索伸入结缔组织被囊内。常见以下三种：

(1) 触觉小体(tactile corpuscle)：多呈卵圆形，外包结缔组织被囊，内含许多横列的扁平细胞，裸露的轴索分支在细胞之间穿行盘绕。触觉小体主要分布于真皮乳头内，以手指掌侧皮肤内最多，具有感受触觉的功能。

(2) 环层小体(lamellated corpuscle)：多呈卵圆形或圆形，被囊内有数十层呈同心圆排列的扁平细胞，中央有一均质状的圆柱体，有髓神经纤维脱去髓鞘后穿行于圆柱体内。多见于真皮深层、皮下组织和肠系膜等处，主要是感受压觉和振动觉。

(3) 肌梭(muscle spindle)：外有结缔组织被囊，内有几条细小的骨骼肌纤维，称梭内肌纤维，细胞核集中在肌纤维的中段；裸露的轴索伸入被囊后缠绕在梭内肌纤维的中段。肌梭分布于全身骨骼肌纤维之间，感受肌纤维的伸缩、牵拉变化，属本体感受器，对骨骼肌的活动起调节作用。

（二）运动神经末梢

运动神经末梢(motor nerve ending)是运动神经元的轴突在肌组织和腺体的终末结构，支配肌纤维的收缩和腺体的分泌。它与临近的组织共同构成效应器(effector)。按运动神经末梢分布的部位不同，可分为躯体运动神经末梢和内脏运动神经末梢。

1. 躯体运动神经末梢

躯体运动神经末梢(somitic motor nerve ending)是支配骨骼肌的运动神经末梢。运动神经元的轴突接近骨骼肌纤维时失去髓鞘，裸露的轴突先形成爪样分支，各分支末端再形成葡萄状膨大，附着在肌纤维的肌膜上，构成神经-肌突触，此连接区呈椭圆形板状隆起，故又称为运动终板(motor end plate，图1-84)。

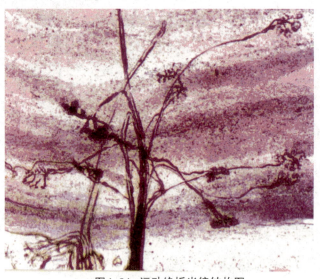

图1-84 运动终板光镜结构图

电镜下，运动终板处肌浆丰富，线粒体和细胞核较多。肌膜表面局部凹陷形成浅槽，槽底的肌膜即是突触后膜。槽底肌膜又凹陷形成许多深沟和皱褶，使突触后膜的表面积增大。槽内嵌入的轴突终末为突触前成分，轴膜即是突触前膜。轴膜与肌膜间有30～50nm的间隙。因此，运动终板即是化学突触(图1-76，图1-85)。

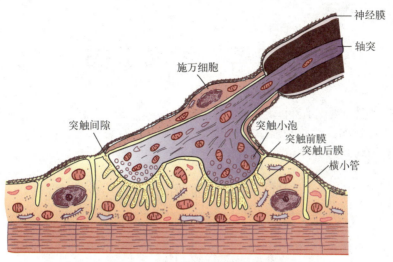

图1-85　运动终板超微结构模式图

每个运动神经元的轴突及其分支所支配的全部骨骼肌纤维合称为一个运动单位。

2. 内脏运动神经末梢

内脏运动神经末梢(visceral motor nerve ending)是指分布于心肌、平滑肌和腺上皮的神经末梢，较细，无髓鞘。其轴突终末分支常呈串珠样膨体，内含突触小泡，与肌细胞、腺细胞的表面接触，构成突触。内脏运动神经末梢支配心肌、平滑肌的收缩、舒张和腺细胞的分泌活动。

六、血-脑屏障

在中枢神经系统内，毛细血管内的血液与脑组织之间，存在着一种具有选择性通透的结构称为血-脑屏障，它由毛细血管内皮、基膜及神经胶质膜组成。脑的毛细血管属连续型，内皮细胞之间有紧密连接，内皮外的基膜完整，基膜外面是周细胞及星形胶质细胞的突起构成的胶质膜(图1-86)。血-脑屏障能阻止某些有害物质进入脑，选择性地允许营养物质和代谢产物通过，以维持中枢神经系统内环境的相对稳定。

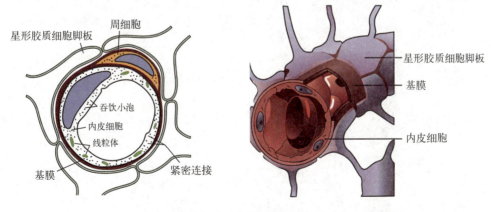

图1-86　血-脑屏障结构模式图

(张国境)

第二章　运动系统

运动系统由骨、骨连结和骨骼肌组成，对人体起着支持、保护和运动等作用。全身骨通过骨连结构成的支架称骨骼。在运动过程中，骨起杠杆作用，关节为运动的枢纽，骨骼肌为运动的动力器官。

第一节　骨和骨连结

一、概述

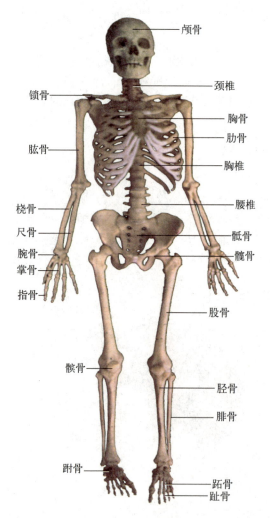

图 2-1 全身骨骼

图中标注（自上而下，左侧）：颅骨、锁骨、肱骨、桡骨、尺骨、腕骨、掌骨、指骨、髌骨、跗骨

图中标注（右侧）：颈椎、胸骨、肋骨、胸椎、腰椎、骶骨、髋骨、股骨、胫骨、腓骨、跖骨、趾骨

（一）骨

骨(bone)是一种器官，成人骨有206块。按所在位置，可分为颅骨、躯干骨和四肢骨三部分(图2-1)。

1. 骨的形态

骨，根据其形态可分为四类：①**长骨**：呈长管状，分为一体两端。体位于中部，亦称**骨干**，内有髓腔，容纳骨髓。两端膨大称**骺**，有光滑的关节面，表面附有一层关节软骨。长骨分布于四肢，如肱骨、股骨等。②**短骨**：似立方形，位于连接牢固并具有一定灵活性的部位，如腕骨和跗骨。③**扁骨**：呈板状，主要构成腔壁，起保护作用。如顶骨和胸骨。④**不规则骨**：形态不规则，如椎骨和颞骨。此外，在某些肌腱内还有一些小的骨块，称籽骨，髌骨是人体最大的籽骨。

2. 骨的构造

骨由骨质、骨膜和骨髓构成(图2-2)。

(1) **骨质**(sclerotin)：为骨的主要成分，由骨组织构成，分**骨密质**(compact bone)和**骨松质**(spongy

bone)两部分。**骨密质**结构致密而坚硬，抗压力强，分布于骨的表层和长骨的骨干。**骨松质**由许多呈针状的骨小梁相互交织构成，结构疏松，呈海绵状，分布于骺及其他类型骨的内部。

(2) **骨膜**(periosteum)：被覆于骨的表面(关节面除外)，由致密结缔组织构成，富有血管和神经，对骨起营养、保护、感觉、生长和修复等作用。

(3) **骨髓**(bone marrow)：存在于骨髓腔和骨松质的间隙内，分为**红骨髓**和**黄骨髓**两种。红骨髓有造血作用，内含大量不同发育阶段的血细胞，黄骨髓含有大量脂肪组织。胎儿及婴幼儿的骨内全部是红骨髓，约5岁以后，骨髓腔内的红骨髓逐渐被脂肪组织代替而转化为黄骨髓，失去造血功能。红骨髓在长骨的骺、短骨、扁骨和不规则骨的骨松质中终生保留，临床上常在髂骨等处进行穿刺取骨髓，进行检查。

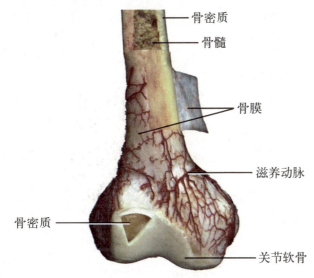

图2—2 骨的构造

3. 骨的化学成分和物理学特性

骨由有机质和无机质构成，有机质主要是骨胶原纤维和黏多糖蛋白，可使骨具有一定的韧性和弹性。无机质主要是碳酸钙和磷酸钙，可使骨具有一定的硬度。

成人的骨中有机质约占1/3，无机质约占2/3。人的一生中，随着年龄的增长，骨的有机质和无机质的比例可发生不断的变化。小儿的骨有机质含量相对较多，骨的弹性和韧性都较大，易发生弯曲和变形。老年人的骨有机质相对较少，故骨的脆性大，易发生骨折。

知识链接

骨髓穿刺术

骨髓穿刺术是用骨髓穿刺针刺入骨松质内，抽吸红骨髓做细胞学检查的操作。常用的穿刺部位有以下几处：①髂结节穿刺点，可选在髂前上棘后上方3～6cm，髂结节的中部，由上向下刺入，该处骨板肥厚，便于穿刺，而且此处无重要的神经血管，是最常用的穿刺部位。②胸骨穿刺点，可在胸骨前面或胸骨柄的上缘进行穿刺，约平第1、2肋间隙高度，其深度不能超过 2cm。

（二）骨连结

骨与骨之间的连结装置称**骨连结**(articulation)。根据连结的形式，可分为直接连结和间接连结两类。

1.直接连结

骨与骨之间借致密结缔组织、软骨或骨直接相连，其间没有间隙，故连结较牢固，不能活动或仅有轻微的活动。直接连结的形式有**纤维连结**：包括缝和韧带连结，如冠状缝、矢状缝、椎骨棘突间的韧带等；**软骨连结**：如椎间盘、蝶枕软骨等；**骨性连结**：如髂骨、坐骨和耻骨融合成髋骨等。

2.间接连结

间接连结又称**滑膜关节**(synovial joint)，简称**关节**(joint)。构成关节的各骨之间借膜性的结缔组织囊相连，在相对的关节面之间有潜在间隙。因而具有较大的灵活性。此类连结是人体骨连结的主要形式。

(1)关节的基本结构：人体各部关节的构造虽不尽相同，但每个关节都具有关节面、关节囊和关节腔三个基本结构(图2-3)。

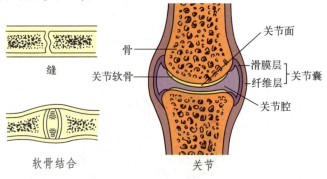

图2-3 骨连结的分类与构造

1) **关节面**(articular surface)：为组成关节各骨相互接触的面，隆凸的关节面构成关节头，凹陷的关节面构成关节窝，关节面覆盖有一层光滑而富有弹性的关节软骨，可减少运动时产生的摩擦和减缓外力的冲击。

2) **关节囊**(articular capsule)：是由结缔组织构成的膜性囊，附着于关节面的周缘或其附近的骨面，可分内、外两层：外层为纤维层，由致密结缔组织构成，厚而坚韧，主要起连结作用；内层为滑膜层，由疏松结缔组织构成，薄而光滑，可分泌滑液，滑液具有润滑关节和营养关节软骨的作用。

3) **关节腔**(articular cavity)：是由关节囊的滑膜层与关节软骨共同围成的密闭性腔隙。内含少量滑液，并呈负压状态，可增强关节的稳固性。

(2) 关节的辅助结构　关节除基本结构外，还可有韧带、关节盘、关节唇等辅助结构，可进一步增加关节的稳固性和灵活性。

1) **韧带**(ligament)：为连结于关节各骨之间的致密结缔组织束。包括囊外韧带和囊内韧带两种。前者位于关节囊纤维层外面，多由关节囊的纤维层局部增厚形成，后者位于关节囊内。韧带具有加固关节和限制关节过度活动的作用。

2) **关节盘**(articular disc)：是位于两关节面之间的纤维软骨板，中间薄周缘厚，既可减少运动时对关节面的冲击和震荡，又可增加关节运动的形式和范围。

3) **关节唇**(articular labrum)：是附着于关节窝周缘的纤维软骨环，可加深关节窝，增强关节稳固性。

(3) 关节的运动：主要有以下几种运动形式。

1) **屈和伸**：是沿冠状轴进行的运动。一般两骨之间夹角变小为屈，反之为伸。

2) **内收和外展**：是沿矢状轴进行的运动。骨向正中矢状面靠拢为内收，反之为外展。

3) **旋转**：是沿垂直轴进行的运动，又分旋内和旋外。骨的前面转向内侧为旋内，反之为旋外。在前臂，手背转向前面称旋前，反之称旋后。

4) **环转**：是屈、外展、伸和内收的连续运动。即骨的近侧端在原位转动，远侧端作圆周运动。

二、躯干骨及其连结

躯干骨包括椎骨、胸骨和肋三部分，它们借骨连结构成脊柱和胸廓。

（一）脊柱

脊柱由24块椎骨、1块骶骨和1块尾骨借软骨、韧带和关节连结而成，是人体的中轴，具有支持体重、保护脊髓及胸腹腔脏器和完成运动等功能。

1. 椎骨

椎骨(vertebrae)包括颈椎7块，胸椎12块，腰椎5块。

(1) 椎骨的一般形态：椎骨由位于前方的椎体和后方的椎弓两部分组成(图2-4)。

椎体(vertebral body)呈矮圆柱状，是承受重力的主要部位。椎体主要由骨松质构成，表面的骨密质较薄，故易因暴力引起压缩性骨折。**椎弓**(vertebral arch)呈弓形，其前部较细称**椎弓根**，后部较宽称**椎弓板**。邻位椎骨的椎弓根的**椎上切迹**和**椎下切迹**可围成**椎间孔**(intervertebral foramina)，有脊神经及血管通过。椎体和椎弓围成**椎孔**，各椎骨的椎孔

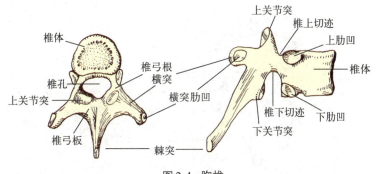

图2-4 胸椎

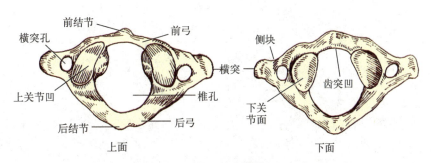

图2-5 寰椎

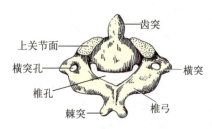

第2颈椎(枢椎)(后上观)

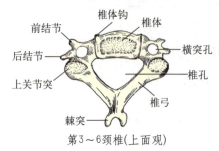

第3～6颈椎(上面观)

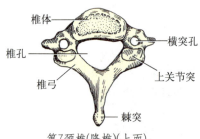

第7颈椎(隆椎)(上面)

图2-6　颈椎

串连形成**椎管**(vertebral canal)，容纳脊髓。椎弓可发出7个突起：**棘突**1个，伸向后下方；**横突**1对，伸向外侧；**上、下关节突**各1对，分别伸向上方和下方。

(2) 各部椎骨的主要特征：各部椎骨除上述形态外，因所处的部位和受力大小不同，各有特点。

1) **颈椎**(cervical vertebrae)：椎体较小，椎孔较大，呈三角形。横突根部有**横突孔**。第2～6颈椎棘突较短，末端分叉(图2-6)。第1颈椎又称**寰椎**(atlas)，呈环状，无椎体和棘突，由前弓、后弓和两个侧块构成 (图2-5)。第2颈椎又称**枢椎**(axis)，椎体向上伸出一指状突起，称**齿突**(dens)。第7颈椎又称**隆椎**(vertebra prominens)，棘突长，末端呈结节状，体表易扪及，是计数椎骨数目的标志(图2-6)。

2) **胸椎**(thoracic vertebrae)：椎体侧面上缘和下缘处各有一半圆形的小凹，分别称**上肋凹**和**下肋凹**。横突末端的前面有**横突肋凹**。胸椎棘突较长，伸向后下方(图2-4)。

3) **腰椎**(lumbar vertebrae)：椎体最大，棘突宽短，呈板状，水平伸向后方(图2-7)。

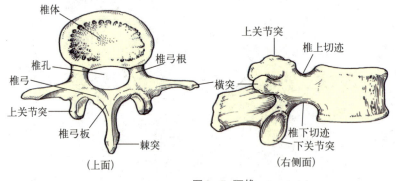

图2-7　腰椎

知识链接

骶管麻醉术

骶管麻醉术属于硬膜外麻醉，是将麻药注入硬膜外隙进行麻醉的一种方法，常用于肛门、会阴部的手术。

骶管麻醉穿刺的部位选在两侧骶角连线的中点上方，皮肤呈三角形的凹陷处。穿刺的角度男性约为15°～30°，女性约为30°～45°，穿刺角度过大或过小均不容易进入骶管。穿刺时注意进针不能过深，以免刺入蛛网膜下隙。

4) **骶骨**(sacral bone)：由5块骶椎融合而成，呈三角形，底向上，其前缘中部向前突出称**岬**，尖朝下，接尾骨(图2-8)。骶骨的前面光滑略凹，有4对**骶前孔**。背面粗糙隆凸，沿中线的纵行骨嵴称**骶正中嵴**，其外侧有4对**骶后孔**。**骶管**(sacral canal)由骶椎椎孔连接而成，下端的开口为**骶管裂孔**。裂孔两侧各有一向下的突起为**骶角**，为骶管裂孔的定位标志，可经此孔作骶管麻醉。骶骨侧面上部有**耳状面**，与髂骨的耳状面构成骶髂关节。

5) **尾骨**(coccyx)：由3～4块退化的尾椎融合而成(图2-8)。

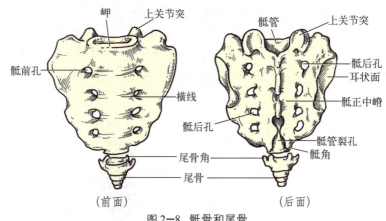

图2-8　骶骨和尾骨

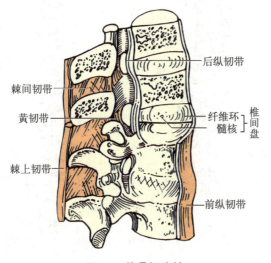

图2-9　椎骨间连结

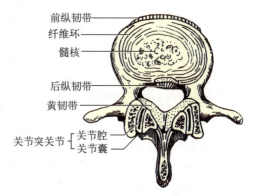

图2-10　椎间盘和关节突关节

2. 椎骨的连结

椎骨之间借助椎间盘、韧带和关节相连结。

(1) **椎间盘**(intervertebral discs)：为连于相邻两椎体间的纤维软骨盘，它的周围部称**纤维环**，由多层同心圆排列的纤维软骨构成；中央部称**髓核**，是一种富有弹性的胶状物质。椎间盘坚韧而有弹性，既能牢固地连结椎体，又允许椎体间有小幅度的运动，还可缓冲震荡，起"缓冲垫"的作用(图2-9、图2-10)。但运动不当或负重过大，会造成纤维环断裂，使髓核膨出，称为椎间盘突出，多发生在颈、腰部活动较大的部位，突出物挤压脊髓和脊神经根，可引起相应的症状。

(2) **韧带**：连结椎骨的韧带有长、短两类。

1) 长韧带：可纵贯脊柱的全长，有三条：①**前纵韧带**，位于椎体和椎间盘的前面，可防止脊柱过度后伸；②**后纵韧带**，位于椎体和椎间盘的后面，可限制脊柱过度前屈；③**棘上韧带**，位于棘突尖后方的纵行韧带，可限制脊柱过度前屈。

2) 短韧带：连结相邻的两个椎骨，主要有：①**黄韧带**，位于相邻椎弓板之间，由弹性纤维构成，坚韧而有弹性，活体呈黄色。黄韧带参与围成椎管，可限制脊柱过度前屈。②**棘间韧带**，位于相邻棘突之间，前接黄韧带，后接棘上韧带。

(3) **关节**：连结椎骨的关节主要有三种：①**关节突关节**，为相邻椎骨上、下关节突之间的关节(图2-10)，可作轻微滑动，在脊柱整体运动时，这些小关节的运动可叠加起来而使运动幅度增大。②**寰枕关节**，由枕髁与寰椎的上关节凹构成。两侧寰枕关节联合运动，可使头作前俯、后仰和侧屈运动。③**寰枢关节**，由枢椎的齿突和寰椎前弓的齿突凹构成，可使头部做旋转运动。

3. 脊柱的整体观

成人脊柱长约70cm，女性略短，椎间盘的厚度约占脊柱全长的1/4(图2-11)。

(1) 前面观：可见椎体自上而下逐渐增大，到第2骶椎最宽。这与椎体的负重逐渐增加有关。

(2) 后面观：可见脊柱纵列成一条直线，各棘突的形态不一：颈椎的棘突较短而分叉；胸椎的棘突长，斜向后下方，呈叠瓦状，棘突的间隙较窄；腰椎的棘突水平向后，棘突间的间隙最宽。

(3) 侧面观：可见颈、胸、腰、骶四个生理性弯曲，其中颈、腰曲凸向前，胸、骶曲凸向后。脊柱弯曲可缓冲震荡，增加了脊柱的弹性。

4. 脊柱的运动

脊柱的整体运动是多轴的，可作多种运动，包括：前屈、后伸、侧屈、旋转和环转，运动幅度最大的部位是颈部和腰

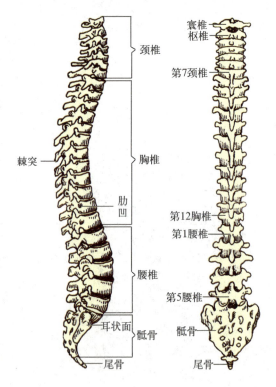

图2-11 脊柱

部，这两个部位也是最容易发生损伤的部位，如颈椎病、骨质增生和椎间盘突出等。

知识链接

椎间盘突出症

椎间盘突出症是由于髓核发生退行性改变，在各种外力的作用下，椎间盘的纤维环破裂，髓核从破裂处突出，压迫脊神经根，造成周围组织水肿，产生腰腿疼痛，肢体麻木等症状。椎间盘突出多发生在第4、第5腰椎之间或第5腰椎和骶骨之间的椎间盘。

（二）胸廓

胸廓(thorax)由12块胸椎、12对肋和1块胸骨连结而成。

1. 肋

肋(ribs)由前部的**肋软骨**(costal cartilage)和后部的**肋骨**(costal bone)构成，共12对（图2-12）。肋骨细长呈弓形，可分为前端、后端和体三部。肋骨后端膨大，称**肋头**；外侧稍细，称**肋颈**；颈外侧的粗糙突起称**肋结节**，肋体的后部急转处称**肋角**。肋体的内面下缘有**肋沟**，内有肋间血管和神经走行。第1～7对肋的前端与胸骨直接相连，称**真肋**(true ribs)；第8～10对肋称**假肋**(false ribs)，其前端以肋软骨依次连于上位肋软骨，形成一个连续的软骨缘，称**肋弓**(costal arch)。第11、第12对肋的前端游离于腹肌中，称**浮肋**(floating ribs)。

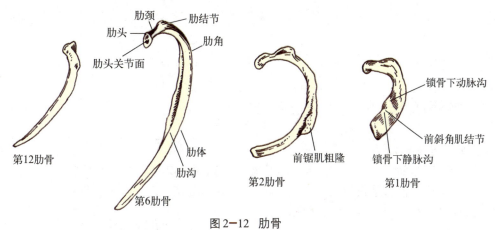

图2-12 肋骨

2. 胸骨

胸骨(sternum)位于胸前壁正中，自上而下由**胸骨柄**、**胸骨体**及**剑突**组成。胸骨柄上宽下窄，上缘中部有**颈静脉切迹**，两侧有**锁切迹**；胸骨体为长方形的骨板，外侧缘接第2～7肋软骨；剑突薄而狭长，下端游离。胸骨柄与胸骨体连结处,微向前突，称**胸骨角**(sternal angle)，两侧平对第2肋，体表可触及，是计数肋的重要标志(图2-13)。

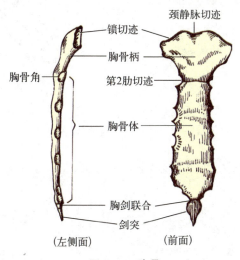

图2-13 胸骨

3. 肋与椎骨的连结

肋的后端通过两个关节与椎骨相连(图2-14)：

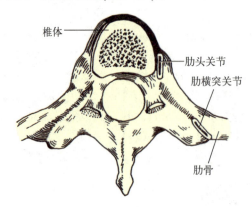

图2-14　肋椎关节

(1) **肋头关节**：由肋头与相邻椎骨的上、下肋凹构成。

(2) **肋横突关节**：由肋结节与相应的横突肋凹构成。

两个关节联合运动，可使肋的前端上提和下降。

4. 胸廓的整体观

成人胸廓呈前后略扁，上窄下宽的圆锥形。**胸廓上口较小**，由第1胸椎、第1肋和颈静脉切迹围成。**胸廓下口较大**，由第12胸椎、第12肋和第11肋的前端、肋弓和剑突围成。左右肋弓在中线相交构成**胸骨下角**。相邻两肋之间的间隙称**肋间隙**(图2-15)。

胸廓的形态和大小与年龄、性别、体型及健康状况密切相关。新生儿的胸廓呈圆筒状，成年人的胸廓呈扁圆锥形，老年人的胸廓因肋的弹性减退，故变得更扁而长。

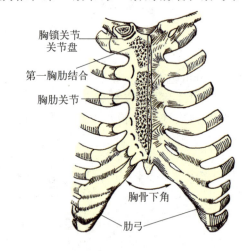

图2-15　胸肋连结

5. 胸廓的运动

胸廓除具有保护、支持功能外，主要参与呼吸运动。吸气时，在呼吸肌的作用下，肋前端上提，胸骨抬高并前移，肋体向外扩展，胸廓前后径和横径均增大，胸腔容积扩大，肺被动扩张，气体吸入；呼气时则相反。

知识链接

胸骨角

胸骨角是非常重要的体表标志，它具有下述定位作用：①两侧平对第2肋，可以作为计数肋的标志；②向后平对第4胸椎椎体下缘，可以作为计数胸椎序数的标志；③平气管权；④主动脉弓的起止端；⑤左主支气管与食管的交叉处；⑥上、下纵隔的分界处。

三、颅骨及其连结

颅位于脊柱的上方，由23块颅骨借骨连结构成。除下颌骨和舌骨外，彼此借缝或软骨牢固连接(图2-16、图2-17)。

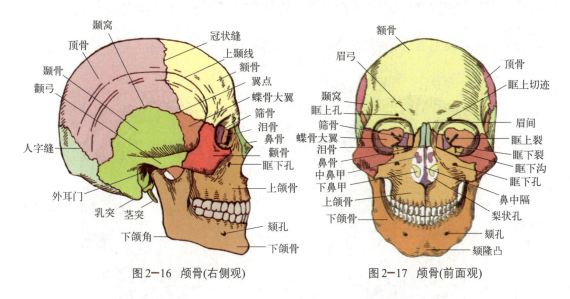

图2-16　颅骨(右侧观)　　　　　　图2-17　颅骨(前面观)

（一）颅的组成

颅分脑颅和面颅两部分，脑颅位于颅的后上部，由8块颅骨组成，包括成对的**颞骨**、**顶骨**和不成对的**额骨**、**筛骨**、**蝶骨**和**枕骨**，它们共同围成颅腔，容纳并保护脑。颅腔的顶为颅盖，由前方的额骨、后方的枕骨和二者之间的顶骨构成。颅腔的底由前向后为额骨、筛骨、蝶骨、颞骨和枕骨组成。

面颅位于颅的前下方，由15块颅骨组成，包括成对的**上颌骨**、**颧骨**、**鼻骨**、**泪骨**、**腭骨**及**下鼻甲**；不成对的**犁骨**、**下颌骨**及**舌骨**。它们主要形成面部的骨性支架，参与围成眶、鼻腔和口腔。

下颌骨由凸向前方的**下颌体**和伸向后上方的**下颌支**构成，二者相交处为**下颌角**。下颌体呈蹄铁形，它的上缘为**牙槽弓**，其上的小窝称**牙槽**。下颌体的前外侧有一对**颏孔**。下颌支向上有两个突起，前方尖锐者称**冠突**，后方宽大者称**髁突**。髁突上端的膨大为**下颌头**，其下方的狭细部分为**下颌颈**。下颌支内侧面中央有**下颌孔**，向前下经**下颌管**与颏孔相通(图2-18)。

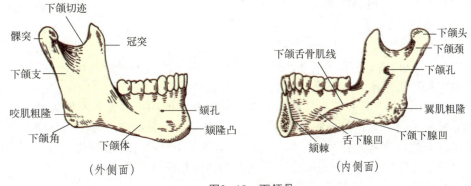

（外侧面）　　　　　　　　　　　　（内侧面）

图2-18　下颌骨

（二）颅的整体观

1. 颅的顶面观

颅顶称颅盖，有呈"工"字形的三条缝：额骨与两顶骨连接处为**冠状缝**；位于正中两顶骨之间的称**矢状缝**；后方顶骨与枕骨之间的称**人字缝**。

2. 颅底内面观

颅底内面凹凸不平，由前向后分为三个窝(图2-19)：

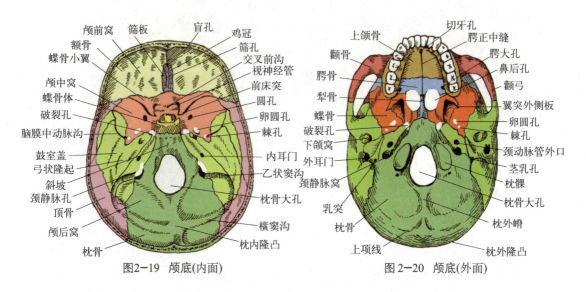

图2-19　颅底(内面)　　　　　　　　　　图2-20　颅底(外面)

(1) **颅前窝**：位置最浅，其正中向上的突起称**鸡冠**，其两侧的水平板即为**筛板**，筛板上有许多小孔称**筛孔**(cribriform foramina)。

(2) **颅中窝**：颅中窝中央部可见马鞍形的结构，称**蝶鞍**(sella turcica)。蝶鞍正中有**垂体窝**，容纳垂体。垂体窝前外侧有一与眶相通的短管，**称视神经管**。蝶鞍两侧，由前内向后外，依次排列有**圆孔**、**卵圆孔**和**棘孔**。卵圆孔和棘孔的后方是呈三棱锥状的骨突，为颞骨岩部，其前面朝向颅中窝，中央有弓状隆起，隆起外侧位于鼓室上方的薄骨片称**鼓室盖**。

(3) **颅后窝**：位置最深。中央有**枕骨大孔**，与椎管相通。在枕骨大孔的后上方有一个十字隆起称**枕内隆凸**，由此向两侧续于**横窦沟**，该沟弯向前下延续为**乙状窦沟**，其末端终于**颈静脉孔**。枕骨大孔前外侧缘上方有**舌下神经管内口**。颅后窝的前外侧、颞骨岩部后部的中央有口朝前内的**内耳门**，通**内耳道**。

3. 颅底外面观

颅底的外面可分为前、后两部(图2-20)。

(1) 前部：中央构成口腔顶的骨板为**骨腭**，由上颌骨的腭突和腭骨的水平板构成。骨腭前部正中的孔称**切牙孔**。骨腭后上方有一对**鼻后孔**。

(2) 后部：中央有枕骨大孔，其两侧的隆起称**枕髁**。髁的前外侧有**颈静脉孔**，此孔前方有**颈动脉管外口**，该口前内侧有**破裂孔**。颈静脉孔后外侧有伸向前下的**茎突**，其根部与后方的乳突之间有**茎乳孔**。茎突前外侧的关节窝称**下颌窝**，窝前方的突起称**关节结节**。枕骨大孔后上方的隆起为**枕外隆凸**，其两侧的横向隆起称**上项线**。

4. 颅的侧面观

颅的侧面中部有外耳门，向内通**外耳道**。由外耳门向前的桥状骨梁称**颧弓**(zygomatic arch)。外耳门后方向下的突起称**乳突**。颧弓上方大而浅的凹陷为**颞窝**，窝的内侧壁由额骨、顶骨、颞骨和蝶骨构成，四骨的交汇处称**翼点**，此处骨质最薄，内侧面紧邻脑膜中动脉前支，当骨折时容易损伤该动脉，引起颅内血肿而危及生命(图2-16)。

5. 颅的前面观

颅前面(图2-17)上部为额骨鳞部，其下方两侧的一对弓形隆起为**眉弓**。眉弓下外方为**眶**，眶的内下方、两侧上颌骨之间为**骨性鼻腔**。骨性鼻腔下方为上、下颌骨围成的**骨性口腔**。

(1) **眶**：呈四面锥体形(图2-21)，尖向后内经视神经管与颅中窝相通，底朝向前外，称**眶口**。眶上缘的内、中1/3交界处有一**眶上切迹**或**眶上孔**，眶下缘中点下方有**眶下孔**。眶的下壁中部有**眶下沟**，此沟向前经**眶下管**通**眶下孔**，眶上壁与外侧壁之间的后方为**眶上裂**，与颅中窝相通。

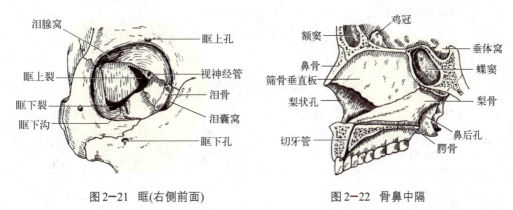

图2-21　眶(右侧前面)　　　　　　　　图2-22　骨鼻中隔

(2) **骨性鼻腔**：位于面颅中央，腔内正中矢状位有**骨性鼻中隔**，由筛骨垂直板与犁骨构成，将鼻腔分为左右两部分。骨性鼻腔前方的开口称**梨状孔**，后方的开口称**鼻后孔**(图2-22)。鼻腔外侧壁自上而下有3个突起的骨片，分别称**上鼻甲**、**中鼻甲**和**下鼻甲**。各鼻甲下方的通道分别称**上鼻道**、**中鼻道**和**下鼻道**。

(3) **鼻旁窦**：为鼻腔周围颅骨内的含气空腔，是发音的共鸣装置。鼻旁窦包括位于同名骨内的**上颌窦**、**额窦**、**筛窦**和**蝶窦**，其中筛窦又分为前、中、后三群。

（三）新生儿颅骨的特征及生后变化

新生儿的脑颅远大于面颅。由于新生儿颅骨尚未发育完全，颅顶各骨之间的间隙较大，其间被结缔组织膜封闭，称为**颅囟**，主要有两个：**前囟**位于冠状缝与矢状缝交汇处，较大，呈菱形，一般在一岁半左右闭合；**后囟**位于矢状缝与人字缝交汇处，呈三角形，于生后不久闭合。

（四）颅骨的连结

1. 颅骨的直接连结

构成颅骨的诸骨间多借缝、软骨或骨性连结而成，故彼此结合牢固，易于保护颅内的脑组织。

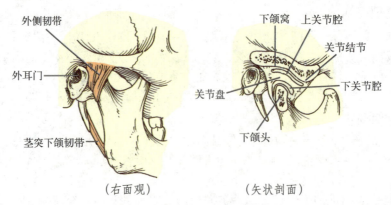

（右面观）　　　　　　　　　　（矢状剖面）

图2—23　颞下颌关节

2.颞下颌关节

颞下颌关节(temporomandibular joint)由下颌骨的下颌头与颞骨的下颌窝、关节结节构成。关节囊松弛，囊外有韧带加强。关节囊内有关节盘，将关节腔分成上、下两部。

颞下颌关节属联合关节，两侧同时运动可使下颌骨向上下、前后及两侧运动以完成咀嚼功能。关节结节有限制下颌头过度前移的作用。若张口过大，下颌头滑至关节结节的前方，可造成颞下颌关节脱位(图2—23)。

四、四肢骨及其连结

四肢骨包括上肢骨和下肢骨。由于上肢是灵活运动的劳动器官，因而骨骼轻巧灵活；下肢起着支持和移动身体的作用，故骨骼粗大而坚实。

（一）上肢骨及其连结

上肢骨包括上肢带骨(锁骨、肩胛骨)和自由上肢骨(肱骨、尺骨、桡骨、手骨)。

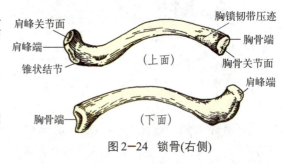

图2—24　锁骨(右侧)

1.上肢骨

(1) **锁骨**(clavicle)：位于颈胸交界处，呈"～"形 (图2—24)，内侧端粗大称**胸骨端**，外侧端扁平称**肩峰端**。其内侧2/3突向前方，外侧1/3突向后。锁骨骨折易发生在中、外1/3交界处。

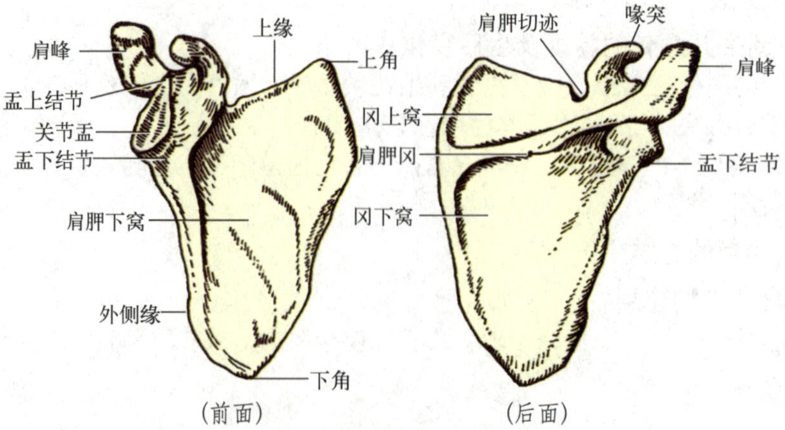

图2—25　肩胛骨(右侧)

(2) **肩胛骨**(scapula)：位于胸廓背面外上方，为三角形的扁骨，有三缘、三角和两面(图2-25)。上缘短而薄，近外侧有一小切迹称**肩胛切迹**，自切迹的外侧向前外伸出一指状突起称**喙突**。上角平第2肋，下角平第7肋，是确定肋骨序数的重要标志。外侧角膨大，有一梨形关节面，称**关节盂**。肩胛骨的前面有大而浅的**肩胛下窝**。后面上部有一斜向外上方的骨嵴，称**肩胛冈**，其上、下方的浅窝分别称**冈上窝**和**冈下窝**，冈的外侧端扁平称**肩峰**，是肩部的最高点。

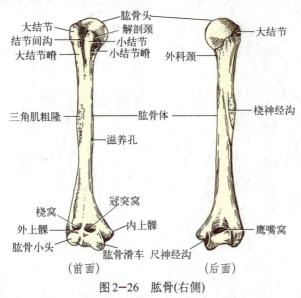

图2-26 肱骨(右侧)

(3) **肱骨**(humerus)：位于臂部，是典型的长骨(图2-26)。上端有朝向上内侧的半球形**肱骨头**，其根部缩细称**解剖颈**(anatomical neck)。颈的外侧和前方各有一隆起，分别称**大结节**和**小结节**，两结节向下延伸的骨嵴分别称**大结节嵴**和**小结节嵴**，两嵴之间的纵沟称**结节间沟**。上端与肱骨体的交界处，称**外科颈**(surgical neck)，此处易发生骨折。肱骨体外侧面中部有一较大的粗糙隆起，称**三角肌粗隆**。体的后面有由内上斜向外下的浅沟，称**桡神经沟**，桡神经和肱深动脉从此沟经过。下端扁薄，略向前弯曲，末端有两个关节

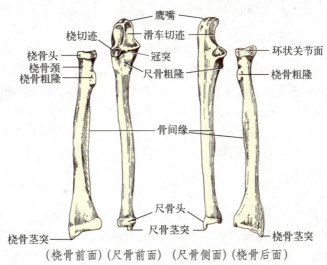

(桡骨前面) (尺骨前面) (尺骨侧面) (桡骨后面)

图2-27 桡骨和尺骨(右侧)

面：内侧的呈滑车形，称**肱骨滑车**，与尺骨相关节；外侧的呈半球形，称**肱骨小头**，与桡骨相关节。肱骨滑车与肱骨小头前上方各有一窝，分别称**冠突窝**和**桡窝**；肱骨滑车的后上方有一深窝，为**鹰嘴窝**。肱骨下端两侧各有一突起，分别称**内上髁**和**外上髁**，内上髁后下方有**尺神经沟**，有尺神经经过。

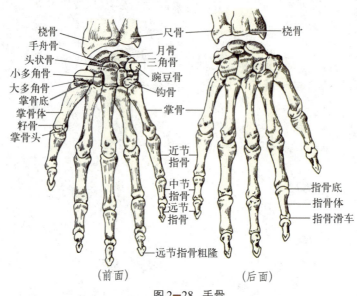

图2-28　手骨

(4) **尺骨**(ulna)：位于前臂内侧，上端粗大、下端细小(图2-27)。上端突向前上的粗大隆起称**鹰嘴**(olecranon)，鹰嘴前下方的突起称**冠突**(coronoid process)，两者之间的半月形关节面称**滑车切迹**，与肱骨滑车相关节。滑车切迹下外侧有一小关节面称**桡切迹**。在冠突下方有一粗糙隆起称**尺骨粗隆**。体外侧缘锐利称**骨间缘**。下端有球形的**尺骨头**，尺骨头的后内侧向下的突起称**尺骨茎突**。

(5) **桡骨**(radius)：位于前臂外侧，上端小、下端大(图2-27)。上端称**桡骨头**，其上面有**关节凹**，头周围为**环状关节面**。桡骨头下方的缩细为**桡骨颈**，颈下方前内侧的突起称**桡骨粗隆**。桡骨体的内侧缘锐利，称**骨间缘**。下端的下面有**腕关节面**，外侧向下的突起称**桡骨茎突**。

(6) **手骨**：由腕骨、掌骨和指骨组成(图2-28)。

1) **腕骨**(carpus)：属于短骨，共9块，排成两列，近侧列由桡侧向尺侧依次为**手舟骨、月骨、三角骨和豌豆骨**；远侧列依次为**大多角骨、小多角骨、头状骨和钩骨**。

2) **掌骨**(metacarpal bones)：共5块。从外侧向内侧依次排列为第1~5掌骨，各掌骨近侧端为底、中部为体、远侧端为头。

3) **指骨**(bones of finger)：共14块。拇指为两节，其余各指为3节，由近侧至远侧依次为近节、中节和远节指骨。

2. 上肢骨的连结

上肢骨连结较灵活，运动幅度较大，但稳固性相对较差。

(1) **胸锁关节**(sternoclavicular joint)：由锁骨的胸骨端与胸骨柄的锁切迹构成(图2-15)。关节囊坚韧，囊内有关节盘。此关节可使锁骨外侧端做小幅度上、下、前、后及旋转、环转运动。

(2) **肩锁关节**(acromioclavicular joint)：由锁骨的肩峰端与肩胛骨的肩峰构成。此关节主要伴随肩关节作轻微运动。

知识链接

肩关节

肩关节是人体最常发生脱位的关节，肩关节的下方完全没有肌肉保护，当肩关节极度外展时肱骨头就有可能滑出关节盂至关节盂的下方，然后受肌肉的牵引，通常向前移位到喙突的下方。此时，肩峰向外侧突出，由盖在大结节上的三角肌所形成的正常隆起消失。

(3) **肩关节**(shoulder joint)：由肱骨头与肩胛骨的关节盂构成(图2-29)。其结构特点如下：①肱骨头大，关节盂小而浅，边缘附有关节唇，称**盂唇**；②关节囊薄而松弛，故关节运动灵活而稳固性差；③关节囊内有肱二头肌长头腱通过；④关节囊外的前、后和上方均有肌、腱或韧带跨过以加强关节囊，但关节囊前下壁薄弱，肱骨头易向前下方脱位。肩关节是全身运动幅度最大、最灵活的关节，可作屈、伸、内收、外展、旋转和环转等运动。

(4) **肘关节**(elbow joint) 由肱骨下端和尺、桡骨上端构成，包括3个关节：①**肱尺关节**(humeroulnar joint)：由肱骨滑车和尺骨滑车切迹构成；②**肱桡关节**(humeroradial joint)：由肱骨小头和桡骨头关节凹构成；③**桡尺近侧关节**(proximal radioulnar joint)：由桡骨头环状关

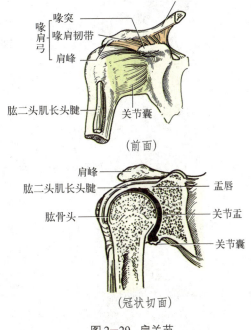

图2-29 肩关节

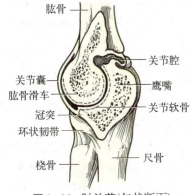

图2-30 肘关节(矢状断面)

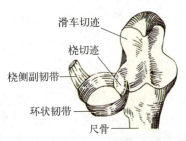

图2-31 桡骨环状韧带

节面和尺骨的桡切迹构成。其结构特点是：①三个关节被包在一个关节囊内；②关节囊前、后壁薄而松弛，肘关节易向后脱位；③关节囊内外侧分别有**尺侧副韧带**和**桡侧副韧带**加固关节。④在桡骨环状关节面周围有**桡骨环状韧带**固定桡骨头(图2-30、图2-31)。幼儿的桡骨头尚未发育完全，桡骨环状韧带较宽松，在肘关节伸直位猛力牵拉前臂时，有可能发生桡骨头半脱位。肘关节可作屈、伸运动。

当肘关节伸直时，肱骨内、外上髁和尺骨鹰嘴在同一直线上；屈肘90°时三者呈一等腰三角形。当肘关节脱位时，上述位置关系发生改变。

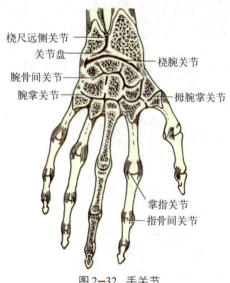

桡尺远侧关节
关节盘
腕骨间关节
腕掌关节

桡腕关节
拇腕掌关节

掌指关节
指骨间关节

图2-32　手关节

(5) 前臂骨间的连结：由**桡尺近、远侧关节**和**前臂骨间膜**构成。前臂骨间膜连于桡、尺骨的骨间缘之间。**桡尺远侧关节**(distal radioulnar joint)由尺骨头环状关节面作为关节头，与由桡骨的尺切迹和自尺切迹下缘到尺骨茎突根部的关节盘作为关节窝共同构成(图2-32)。桡尺近、远侧关节联合运动，可使前臂作旋前和旋后运动。

(6) **手关节**：包括桡腕关节、腕骨间关节、腕掌关节、掌指关节和指骨间关节(图2-32)。

桡腕关节简称**腕关节**，由桡骨下端的腕关节面和尺骨下方的关节盘共同构成的关节窝与手舟骨、月骨和三角骨构成的关节头组成。关节囊松弛，可作屈、伸、内收、外展和环转等运动。

（二）下肢骨及其连结

1. 下肢骨

下肢骨包括下肢带骨(髋骨)和自由下肢骨(股骨、胫骨、腓骨、足骨)。

(1) **髋骨**(hip bone)：位于盆部，由髂骨、坐骨和耻骨融合而成(图2-33、图2-34)。三骨会合处有一大而深的窝，称**髋臼**(acetabulum)，幼年时由软骨连结，15岁后软骨骨化使三骨合一。左、右髋骨与骶骨、尾骨组成**骨盆**。

髋骨的上部由**髂骨**(ilium)构成，分为肥厚的**髂骨体**和扁宽的**髂骨翼**。髂骨体构成髋臼的上部，髂骨翼位于体的上方，上缘肥

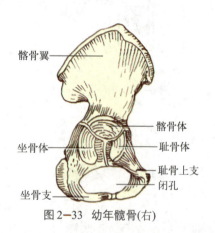

髂骨翼

髂骨体
耻骨体
耻骨上支
闭孔

坐骨体
坐骨支

图2-33　幼年髋骨(右)

厚，形成弓形的**髂嵴**(iliac crest)，两侧髂嵴最高点的连线平对第4腰椎棘突，是腰椎穿刺时的定位标志。髂嵴前后端的突起分别为**髂前上棘**和**髂后上棘**，其下方的突起分别为**髂前下棘**和**髂后下棘**。髂嵴前、中1/3交界处向外侧突出称**髂结节**(tubercle of iliac crest)。髂骨翼内侧面的前部光滑微凹，称**髂窝**(iliac fossa)，其下方的骨嵴称**弓状线**(arcuate line)。窝后部与骶骨同名的**耳状面**，其后方的粗糙隆起称**髂粗隆**。

髋骨后下部由**坐骨**(ischium)构成，分
为**坐骨体**和**坐骨支**。坐骨体较厚，构成髋
臼的后下部，自体向后下延续为坐骨支，
坐骨支后下部为粗大的**坐骨结节**(ischial
tuberosity)。髂后下棘与坐骨结节之间有
三角形突起称**坐骨棘**(ischial spine)，其上
方较大的缺口称**坐骨大切迹**(greater sciatic
notch)，其下方较小的缺口称**坐骨小切迹**
(lesser sciatic notch)。

髋骨的前下部由**耻骨**(pubis)构成，分
为**耻骨体**、**耻骨上支**和**耻骨下支**。耻骨体
构成髋臼的前下部，较肥厚，其与髂骨融
合处的前端的突起称**髂耻隆起**。自耻骨体
向前内侧延伸为耻骨上支，继而转向后
下形成耻骨下支。耻骨上支的前端有一突
起，称**耻骨结节**(public tubercle)，自耻骨
结节向后上延伸至弓状线的锐利骨嵴为**耻
骨梳**(pecten pubis)，耻骨结节至中线粗钝
的上缘**称耻骨嵴**(pubic crest)。耻骨上、下
支相互移行处内侧的椭圆形粗糙面为**耻骨
联合面**(symphysial surface)。耻骨下支与
坐骨支合成**耻骨弓**。耻骨与坐骨围成一大
孔，称**闭孔**(obturator foramen)。

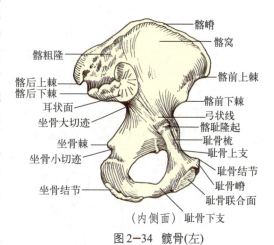

（外侧面）

（内侧面）　耻骨下支

图2-34　髋骨(左)

（2）**股骨**(femur)：位于大腿部，是人
体最粗最长的长骨，其长度约占身长的
1/4(图2-35)。上端向上内的球形膨大称**股骨头**(femoral head)，其中心的小凹陷称**股骨头
凹**。股骨头的外下方缩细，称**股骨颈**(neck of femur)，此处易发生骨折。股骨颈与体之间

形成一钝角，称为**颈干角**，在男性平均为
132°，在女性平均为127°，在儿童平均为
150°～160°。股骨颈与体的交界处有两个
突起，位于外上方的突起称**大转子**(greater
trochanter)，内下方的突起称**小转子**(lesser
trochanter)。两转子间，前面有**转子间线**、
后面有**转子间嵴**相连。股骨体粗壮微向前
弓曲，体的后方有纵行的骨嵴称**粗线**(linea
aspera)，此线向上外延续为粗糙的**臀肌粗
隆**(gluteal tuberosity)，向上内侧延续为**耻
骨肌线**。下端有两个突向下后的膨大，
分别称为**内侧髁**(medial condyle)和**外侧髁**
(lateral condyle)，两髁之间的深窝称**髁间窝**
(intercondylar fossa)。两髁侧面最突起处分

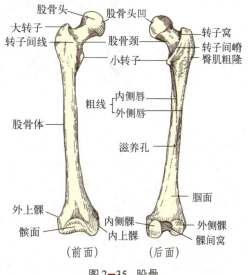

（前面）　　　（后面）

图2-35　股骨

别称**内上髁**(medial epicondyle)和**外上髁**(lateral epicondyle)。

(3) **髌骨**(patella)：是全身最大的籽骨(图2-36)，呈扁三角形，底朝上，尖朝下，后面有光滑的关节面，前面有股四头肌腱经过续于髌韧带。

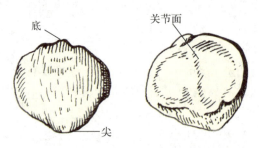

图2-36 髌骨(右侧)

(4) **胫骨**(tibia)：位于小腿内侧，为承重的粗大长骨(图2-37)。上端膨大形成与股骨内、外侧髁对应的**内侧髁**和**外侧髁**，两髁之间向上的隆起称**髁间隆起**(intercondylar eminence)。胫骨上端前面的粗糙隆起称**胫骨粗隆**(tibial tuberosity)。胫骨体呈三棱柱形,前缘锐利，居皮下。体后面上部有斜向下内的**比目鱼肌线**。胫骨下端膨大，其内侧部向内下的突起称**内踝**(medial malleolus)。下端的下面和内踝的外侧面有关节面。

(5) **腓骨**(fibula)：位于小腿的外侧(图2-37)，上端稍膨大称**腓骨头**，其下方缩细部为**腓骨颈**。下端膨大部为**外踝**(lateral malleolus)，其内侧面有外踝关节面。

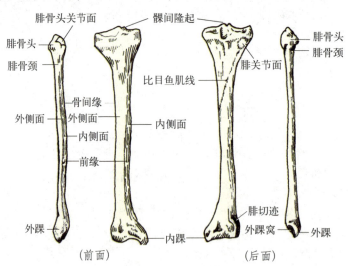

图2-37 胫骨和腓骨

(6) **足骨**：由跗骨、跖骨和趾骨组成(图2-38)。

1) **跗骨**(tarsal bones)：属于短骨，共7块，上方有**距骨**，后下方为**跟骨**，跟骨后部的粗糙隆起称**跟骨结节**。距骨的前方为**足舟骨**，足舟骨前方由内至外依次为**内侧楔骨**、**中间楔骨**和**外侧楔骨**。跟骨前方为**骰骨**。

2)**跖骨**(metatarsal bones)：共5块，由内侧向外侧依次为第1~5跖骨。各跖骨由近端至远端分为底、体和头三部分。

3) **趾骨**(bones of toes)：共14块，其分布和名称与指骨类同。

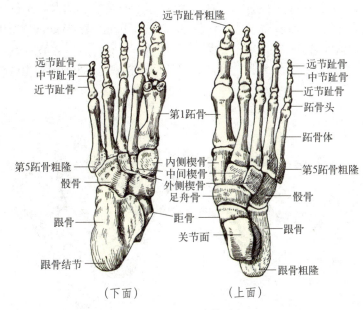

远节趾骨粗隆

远节趾骨
中节趾骨
近节趾骨

第1跖骨

内侧楔骨
中间楔骨
外侧楔骨
足舟骨
距骨
关节面

远节趾骨
中节趾骨
近节趾骨
跖骨头

跖骨体

第5跖骨粗隆
骰骨

跟骨

跟骨粗隆

第5跖骨粗隆
骰骨

跟骨

跟骨结节

（下面）   （上面）

图2—38　足骨(右)

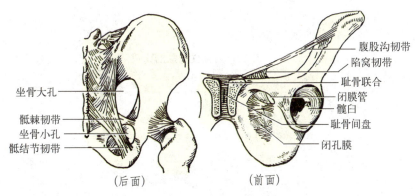

坐骨大孔

骶棘韧带
坐骨小孔
骶结节韧带

腹股沟韧带
陷窝韧带
耻骨联合
闭膜管
髋臼
耻骨间盘
闭孔膜

（后面）   （前面）

图2—39　盆骨的连结

2. 下肢骨的连结

下肢起着支持和承重的作用，故骨连结结构复杂、严密而坚实，稳定性大于灵活性。

(1) **骨盆的连结**：两侧髋骨的前下部借耻骨联合相连结，后部借骶髂关节和韧带与骶骨相连，形成骨盆。

1) **耻骨联合**(pubic symphysis)：由两侧耻骨联合面借纤维软骨构成的耻骨间盘连结而成，**耻骨间盘**中有一矢状位裂隙，女性耻骨间盘较厚，裂隙较大，在分娩过程中可稍分离，有利于胎儿娩出。耻骨联合下方，两侧耻骨之间形成的夹角，称**耻骨下角**。

2) **骶髂关节**(sacroiliac joint)：由骶、髂两骨的耳状面构成(图2-40)。关节面连结紧密，仅有微小缝隙，关节囊厚而紧张，并有许多韧带加固，故骶髂关节连结牢固，活动性甚微。

3) **骨盆固有韧带**：有两对，即**骶棘韧带**(sacrospinous ligament)和**骶结节韧带**(sacrotuberous ligament)。均起自骶、尾骨的后面及两侧，前者止于坐骨棘，后者止于坐骨结节。此二韧带与坐骨大、小切迹分别围成**坐骨大、小孔**。

4) **骨盆**(pelvis)：由骶、尾骨与两侧髋骨通过骨连结形成的盆状结构(图2-40)，可容纳、保护盆腔脏器和传递重力。骨盆借界线分为上部的**大骨盆**(greater pelvis)(假骨盆)和**小骨盆**(lesser pelvis)(真骨盆)两部分。**界线**由岬、经两侧弓状线、耻骨梳、耻骨嵴和耻骨联合上缘围成。小骨盆有上、下两口，上口由界线围成，下口由耻骨联合下缘、耻骨下支、坐骨支、坐骨结节、骶结节韧带和尾骨尖依次围成。骨盆上、下口之间的腔称**骨盆腔**。

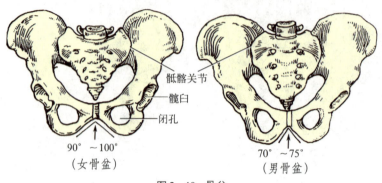

骶髂关节
髋臼
闭孔

90°～100°
（女骨盆）

70°～75°
（男骨盆）

图2-40 骨盆

从青春期开始，骨盆的形态存在明显的性别差异，主要区别见表2-1。

表2-1 **男女性骨盆的比较**

比较项目	男	女
骶岬突度	明显	不明显
骶骨曲度	大	小
骨盆外形	窄、长	宽、短
髂骨翼	较垂直	较水平
骨盆上口	近似心形	近似圆形
骨盆内腔	漏斗形	圆桶形
耻骨下角	70°～75°	90°～100°
骨盆下口	较窄小	较宽大

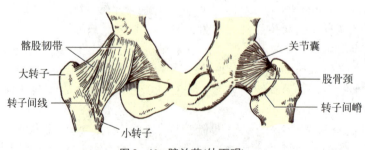

髂股韧带
大转子
转子间线
小转子

关节囊
股骨颈
转子间嵴

图2-41 髋关节(外面观)

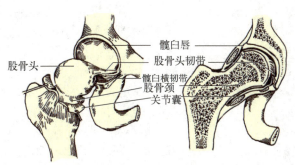

图2-42 髋关节(内面观)

(2) **髋关节**(hip joint)：由髋臼和股骨头构成(图2-41、图2-42)。结构特点：①关节头大，关节窝深，周缘附有关节唇，称**髋臼唇**(acetabular labrum)关节头的2/3纳入髋臼内；②关节囊厚而坚韧，股骨颈的前面全部包裹在关节囊内，后面仅内侧2/3包在囊内，外侧1/3露于囊外，故股骨颈骨折有囊内骨折和囊外骨折之分；③关节囊外有多条韧带加强，其中以前方的**髂股韧带**(iliofemoral ligament)最为强健。关节囊内有连于股骨头凹与**髋臼横韧带**之间的**股骨头韧带**，内有滋养股骨头的血管通过。髋关节可作屈、伸，内收、外展，旋转和环转运动。

(3) **膝关节**(knee joint)：由股骨下端、胫骨上端和髌骨构成(图2-43)。结构特点为：①关节囊宽阔，其前后较松弛；②关节囊的前面有髌韧带加强，内、外侧分别有**胫侧副韧带**和**腓侧副韧带**加强；③关节囊内有连于股骨和胫骨之间的**前、后交叉韧带**，可分别防止胫骨向前、后移位；④

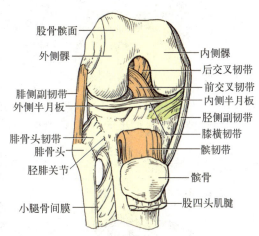

图2-43 膝关节内部结构(右侧)

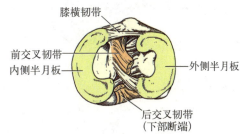

图2-44 膝关节半月板

在股骨、胫骨的内、外侧髁之间分别有**内、外侧半月板**，可缓冲压力，进一步加强关节的稳固性(图2-44)。膝关节可作屈、伸运动，半屈位时可作轻度的旋转运动。

知识链接

人工关节

人工关节是20世纪矫形外科领域的重大进展之一。大量截肢患者、晚期关节严重破坏的类风湿关节炎及骨性关节炎患者通过手术重新站立和行走，较好地恢复了生活自理能力。人工关节置换术目前已成为治疗关节严重病变的主要手段之一，其中膝关节、髋关节置换效果较好，15～20年的优良率达90%以上。

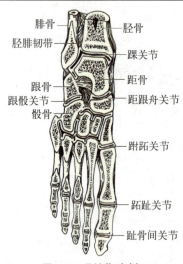

图2-45 足关节(右侧)

图中标注：腓骨、胫腓韧带、跟骨、跟骰关节、骰骨、胫骨、踝关节、距骨、距跟舟关节、跗跖关节、跖趾关节、趾骨间关节

(4) **小腿骨间的连结**：胫、腓骨间连结紧密，几乎不能活动。上端有**胫腓关节**(图2-43)，下端借胫腓韧带相连(图2-45)；两骨干间是**小腿骨间膜**。

(5) **足关节**：包括距小腿关节、跗骨间关节、跗跖关节、跖趾关节和趾骨间关节(图2-45)。

距小腿关节(talocrural joint)又称**踝关节**(ankle joint)(图2-45、图2-46)，由胫、腓二骨下端与距骨构成。关节囊前后壁薄而松弛，两侧有韧带加强。内侧韧带较强大，外侧韧带薄弱，故足多呈内翻状态扭伤。踝关节的主要运动方式是足背屈(伸)和足跖屈(屈)。与跗骨间关节协同作用，可使足内翻和外翻。

(6) **足弓**：是跗骨与距骨借骨连结形成的向上隆起的弓，包括前后方向上的**内侧纵弓**和**外侧纵弓**以及内外方向上的**横弓**。足弓具有缓冲震荡，增强弹性和保护足底的血管与神经免受压迫的作用(图2-47)。

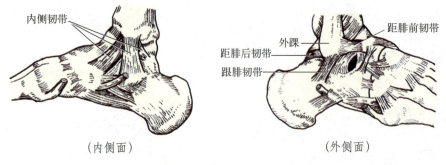

（内侧面）　　　　　　　　　（外侧面）

图2-46　踝关节的韧带

图中标注：内侧韧带、距腓后韧带、跟腓韧带、外踝、距腓前韧带

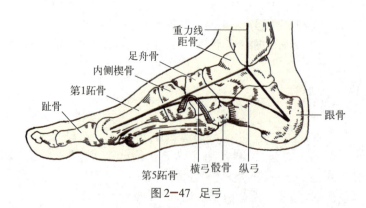

图2-47　足弓

图中标注：重力线、距骨、足舟骨、内侧楔骨、第1跖骨、趾骨、第5跖骨、横弓骰骨、纵弓、跟骨

第二节 肌 学

运动系统的肌均为**骨骼肌**(skeletal muscle)，主要分布于躯干和四肢，是运动系统的动力部分，多数附着于骨骼；少数附于皮肤者称**皮肌**。每块肌都是一个独立的器官，有一定的形态、构造和辅助结构，有丰富的血管、淋巴管和神经分布，并执行一定的功能。骨骼肌在身体的分布广泛，共有600余块，约占体重的40%。

一、概 述

（一）肌的形态和构造

1.肌的形态

肌按照其外形，可分为**长肌**、**短肌**、**扁肌**和**轮匝肌**四类。长肌呈梭形或长带状，收缩幅度较大，多分布在四肢；短肌较短小，位于躯干深层；扁肌宽扁呈薄片状，多见于胸腹壁，具有运动和保护作用；轮匝肌呈环形，位于孔裂的周围，收缩时可关闭孔裂(图2–48)。

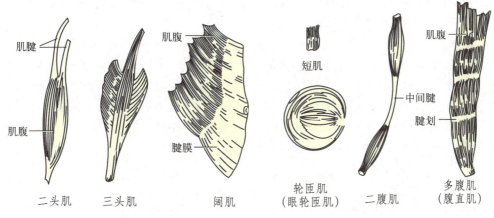

图2–48 肌的形态

2.肌的构造

肌由肌腹与肌腱构成。**肌腹**(muscle belly)呈红色，由骨骼肌肌纤维构成，可以收缩。**肌腱**(tendon)呈白色，由致密结缔组织构成，多位于肌腹的两端，坚韧而无收缩能力，起固定作用。扁肌的肌腱呈膜状，称**腱膜**(aponeurosis)。

（二）肌的起止、配布与作用

肌通常要跨过一个或多个关节，附着于两块或两块以上的骨面。肌收缩时，两骨彼此靠近，从而使关节产生运动。运动时，两骨中有一块骨位置相对固定，另一块骨相对移动。肌在固定骨上的附着点称**起点**或**定点**；肌在移动骨上的附着点称**止点**或**动点**。通常把靠近躯体正中矢状面或四肢近端的附着点作为肌的起点，把远离躯干正中矢状面或四肢远端的附着点作为止点。一般情况下，肌收缩时止点向起点靠拢。

肌在关节周围配布的方式和多少与关节的运动轴一致。通常每个关节至少配布有两组运动方向完全相反的肌，互称**拮抗肌**；而配布在运动轴同侧、功能相同的肌，称**协同肌**。骨骼肌在神经系统的支配调节下，彼此协调，相辅相成，完成各种动作。

（三）肌的辅助结构

在肌的周围由结缔组织形成的结构，可保持肌的位置、减少运动时的摩擦和起保护作用。

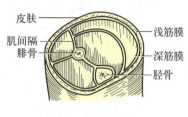

图2-49 筋膜鞘

1. 筋膜

筋膜(fascia)包在肌的外面，遍布全身，可分为浅、深两层。

（1）**浅筋膜**(superficial fascia)：位于皮肤的深面，又称皮下筋膜或皮下组织，由疏松结缔组织构成，内含脂肪、血管、淋巴管和皮神经等，可保护深部结构。

（2）**深筋膜**(deep fascia)：又称固有筋膜，位于浅筋膜的深面，由致密结缔组织构成，包裹肌、血管和神经。在四肢，深筋膜插入肌群间，并附着于骨，构成肌间隔。**肌间隔**与深筋膜、骨膜共同构成鞘状结构，称**骨筋膜鞘**(图2-49)。深筋膜除可以保护和约束肌外，还可减少相邻肌或肌群间的摩擦，有利于肌或肌群的独立运动。

2. 滑膜囊

滑膜囊(synovial bursa)为薄而密闭的结缔组织囊，内含滑液，多垫于肌腱与骨面之间，可减少相邻结构之间的摩擦。

3. 腱鞘

腱鞘(tendinous sheath)是包裹于活动幅度大而频繁的长肌腱表面的鞘管。腱鞘为双层套管状，外层为纤维层，与周围结缔组织相连；内层为滑膜层，紧包于腱的周围，又称**腱滑膜鞘**(synovial sheath of tendon)。腱滑膜鞘分为脏、壁两层，两层相互移行，形成滑膜腔，内含少量滑液，以减少肌腱滑动时的摩擦。腱滑膜鞘从骨面移行到肌腱的部分称为**腱系膜**(mesotendon)，其中有供应肌腱的血管通过(图2-50)。

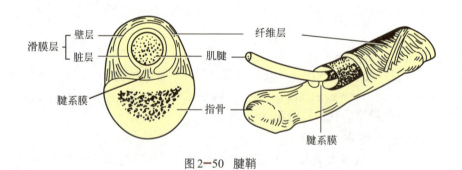

图2-50 腱鞘

二、躯干肌

包括背肌、胸肌、膈、腹肌和会阴肌等。

（一）背肌

背肌位于躯干背部，分浅、深两群(图2-51)。

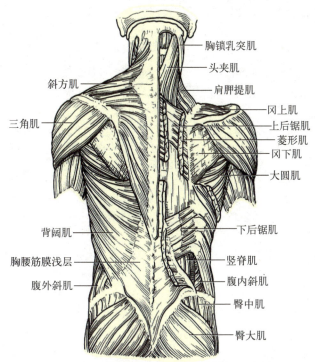

图2-51 背肌(右侧斜方肌、背阔肌已切除)

1. 浅群肌

(1) **斜方肌**(trapezius)：位于项背部，为三角形的扁肌。起自枕内隆凸、上项线、项韧带、第7颈椎和全部胸椎棘突，肌束向外侧集中，止于锁骨外侧1/3部、肩峰及肩胛冈。作用：拉肩胛骨向脊柱靠拢；上部肌束可提肩，下部肌束可降肩；如肩胛骨固定，两侧同时收缩时可仰头。

(2) **背阔肌**(latissimus dorsi)：为全身最大的扁肌，位于背下部，起自下6位胸椎棘突及全部腰椎棘突、骶正中嵴和髂嵴后部，肌束向外上方集中，以扁腱止于肱骨小结节下方。作用：使臂后伸、内收和旋内；当上肢上举固定时，可引体向上。

(3) **肩胛提肌**(levator scapulae)：呈带状，位于颈部两侧、斜方肌深面。作用：上提肩胛骨。

(4) **菱形肌**(rhomboideus)：呈菱形，位于斜方肌中部深面。作用：牵拉肩胛骨移向内上方。

2. 深群肌

主要是**竖脊肌**(erector spinae)，又称**骶棘肌**，纵列于躯干背面，脊柱两侧的沟内，起自骶骨背面和髂嵴后部，向上分出三群肌束，沿途止于椎骨和肋骨，向上可达颞骨乳突。作用：两侧同时收缩，可后伸脊柱和仰头；单侧收缩使脊柱侧屈。

(二) 胸肌

胸肌位于胸前外侧壁，分为胸上肢肌和胸固有肌两部分(图2-52，图2-53)。

1. 胸上肢肌

起自胸廓外面，止于上肢带骨或肱骨，既能运动上肢又能运动胸廓。

(1) **胸大肌**(pectoralis major)：位于胸壁的前上部，呈扇形。起自锁骨内侧半、胸骨和第1～6肋软骨，肌束向外侧集中，止于肱骨大结节下方。作用：使肩关节内收、旋内和前屈，上肢固定时可上提躯干，也可提肋助吸气。

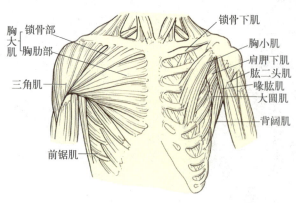

图 2-52　胸肌

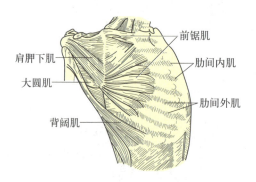

图 2-53　前锯肌、肋间肌和肩胛下肌

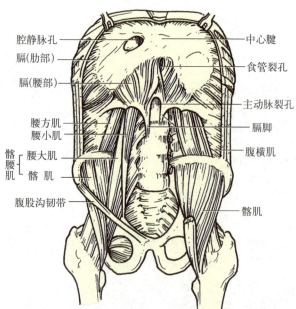

图 2-54　膈和腹后壁肌

（2）**胸小肌**(pectoralis minor)：位于胸大肌深面，呈三角形，起自 3～5 肋骨的前面，止于肩胛骨的喙突。作用：拉肩胛骨向前下方；肩胛骨固定时，可提肋助吸气。

（3）**前锯肌**(serratus anterior)：为一宽大的扁肌，位于胸廓侧壁，以 8～9 个肌齿起自上位 8～9 个肋骨的外侧面，肌束行向后上，止于肩胛骨的内侧缘和下角。作用：拉肩胛骨向前并使其紧贴胸廓；肩胛骨固定时可提肋助深吸气。

2. 胸固有肌

主要位于各肋间隙内，参与构成胸壁。

（1）**肋间外肌**(intercostales-externi)：位于肋间隙的浅层，起自上位肋下缘，肌束斜向前下，止于下位肋的上缘。作用：提肋助吸气。

（2）**肋间内肌**(intercostales-interni)：位于肋间外肌的深面，起自下位肋的上缘，肌束斜向前上，止于上位肋的下缘。作用：降肋助呼气。

（三）膈

膈(diaphragm)位于胸、腹腔之间，为一向上膨隆的薄层扁肌，既构成胸腔的底，又成为腹腔的顶。膈的周围为肌腹，其肌束起自胸廓下口的周缘和腰椎前面，各部肌束向中心集合形成**中心腱**(图 2-54)。

膈有三个裂孔：①**主动脉裂孔**位于第 12 胸椎前方，有主动脉和胸导管通过；②**食管裂孔**位于主动脉裂孔的左前上方，约平第 10 胸椎，有食管和迷走神经通过；③**腔静脉孔**位于食管裂孔的右前上方的中心腱内，约平第 8 胸椎，有下腔静脉通过。

膈是主要的呼吸肌，收缩时，膈穹窿下降使胸腔容积扩大，助吸气；舒张时，膈穹窿上升使胸腔容积减小，助呼气。膈与腹肌同时收缩能增加腹内压，以协助排便、呕吐和分娩等。

（四）腹肌

腹肌位于胸廓与骨盆之间，参与腹壁的构成。可分为前外侧群和后群。

1. 前外侧群

前外侧群构成腹腔的前外侧壁，由扁肌逐层排列，其腱膜发达(图2–55)。

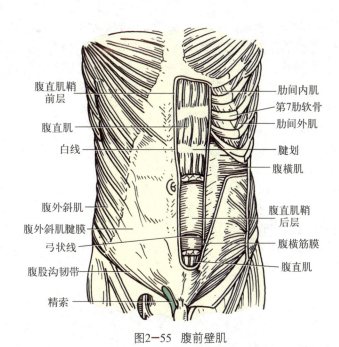

图2–55 腹前壁肌

（1）**腹外斜肌**(obliquus externus abdominis)：位于腹前外侧壁的浅层，以8个肌齿起自下8位肋骨的外面，肌束由外上斜向前内下方并移行为腹外斜肌腱膜，经腹直肌的前面至腹正中线终于腹白线，参与构成腹直肌鞘的前层。腹外斜肌腱膜的下缘卷曲增厚，紧张于髂前上棘与耻骨结节之间，形成**腹股沟韧带**(inguinal ligament)。在耻骨结节外上方，腹外斜肌腱膜形成一个三角形的裂孔，称**腹股沟管浅(皮下)环**。

（2）**腹内斜肌**(obliquus internus abdominis)：位于腹外斜肌的深面，起自胸腰筋膜、髂嵴和腹股沟韧带的外侧1/2，肌束呈扇形，大部分斜向前上方延为腹内斜肌腱膜，至腹直肌外侧缘分为前后两层包裹腹直肌，参与构成腹直肌鞘的前、后层，在腹正中线终于腹白线。腹内斜肌下部的腱膜与腹横肌腱膜的下部会合，形成**腹股沟镰**(inguinal falx)或称**联合腱**(conjoint tendon)止于耻骨梳的内侧端及耻骨结节附近。腹内斜肌的最下部分出一些肌束包绕精索和睾丸，称**提睾肌**(cremaster)，收缩时可上提睾丸。

（3）**腹横肌**(transversus abdominis)：位于腹内斜肌深面，起自下6位肋软骨的内面、胸腰筋膜、髂嵴和腹股沟韧带的外侧1/3，肌束横行向前内并移行为腹横肌腱膜，经腹直肌后面，参与构成腹直肌鞘的后层，终于**腹白线**。

（4）**腹直肌**(rectus abdominis)：位于腹正中线两侧，呈上宽下窄的带状，被腹直肌鞘包裹，起自耻骨联合和耻骨嵴，肌束向上止于剑突和第5～7肋软骨的前面，肌的全长被3～4条横行的**腱划**(tendinous intersection)分成多个肌腹，腱划与腹直肌鞘前层紧密结合。

腹肌前外侧群除具有保护腹腔器官的作用外，可使脊柱前屈、侧屈和旋转；与膈协同收缩，可增加腹内压，并能降肋助呼气。

2. 后群

后群主要有腰方肌和腰大肌，腰大肌将在下肢肌中叙述。

腰方肌(quadratus lumborum)，位于腹后壁脊柱的两侧，起自髂嵴后部，向上止于第12肋和第1～4腰椎棘突。收缩时能下降和固定第12肋，并能使脊柱侧屈。

3. 腹肌的肌间结构

(1) **腹直肌鞘**(sheath of rectus abdominis)：为包裹腹直肌的腱纤维鞘，分前、后两层，前层完整，由腹外斜肌腱膜和腹内斜肌腱膜的前层构成；后层由腹内斜肌腱膜的后层和腹横肌腱膜构成，后层在脐下4～5cm以下完全转至腹直肌前面参与构成腹直肌鞘的前层，该处的游离下缘为凸向上的弧形线称**弓状线**(arcuate line)(半环线)，此线以下腹直肌后面与腹横筋膜相贴。

(2) **腹白线**(linea alba)：位于腹前壁正中线上，由腹前外侧壁三块肌的腱膜在正中线交融而成，上自剑突，下至耻骨联合。腹白线坚韧而缺乏血管，腹部手术时常可用作正中切口的部位。

(3) **腹股沟管**(inguinal canal)：位于腹股沟韧带内侧半上方，是腹肌、筋膜和腱膜之间的一条斜行裂隙，长约4～5cm。男性有精索、女性有子宫圆韧带通过(图2-56)。腹股沟管有两口四壁：内口称**腹股沟管深(腹)环**，位于腹股沟韧带中点上方约1.5cm处；外口即**腹股沟管浅(皮下)环**；前壁为腹外斜肌腱膜和腹内斜肌；后壁为腹横筋膜和腹股沟镰；上壁为腹内斜肌和腹横肌的弓状下缘；下壁为腹股沟韧带。

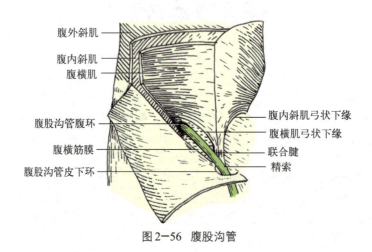

图2-56　腹股沟管

知识链接

腹股沟斜疝

由于腹股沟管的存在，使该处腹壁变得薄弱，若有先天性发育缺陷或者后天性因素影响使得腹壁松弛，再加上腹压增高等，将会造成一些腹腔脏器，如小肠、大网膜等经腹股沟管突出，形成腹股沟斜疝。

（五）会阴肌

会阴肌是指封闭小骨盆下口的肌肉(图2-57，图2-58)。

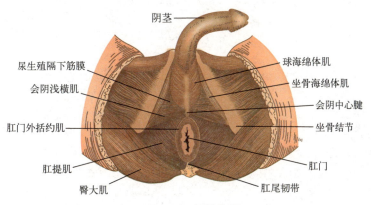

图2-57 男性会阴

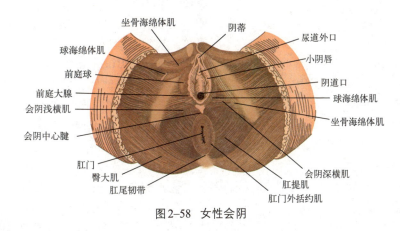

图2-58 女性会阴

1. 肛提肌

肛提肌(levator ani)呈漏斗形，封闭小骨盆下口的大部分，起自骨盆腔的前、外侧壁的内面，肌束向后内止于会阴中心腱、直肠壁、阴道壁和尾骨尖。肛提肌具有构成盆底、承托盆腔器官、括约肛管和阴道的作用。

2. 尾骨肌

尾骨肌(coccygeus)位于肛提肌的后方，起于坐骨棘，呈扇形止于骶、尾骨的侧缘。可协助封闭小骨盆下口，承托盆腔脏器及固定骶、尾骨。

盆膈(pelvic diaphragm)由盆膈上筋膜、盆膈下筋膜及其间的肛提肌和尾骨肌构成。盆膈为盆腔的底，有直肠通过。

3. 会阴浅横肌

会阴浅横肌左右各一，起自坐骨结节，止于会阴中心腱，有固定该肌腱的作用。

4. 会阴深横肌

会阴深横肌位于小骨盆下口前下部的扁肌，肌束横行附着于两侧的坐骨支。

5. 尿道括约肌

尿道括约肌位于会阴深横肌的前方，环绕在尿道周围，在女性环绕尿道和阴道，称

尿道阴道括约肌。

尿生殖膈(urogenital diaphragm)由尿生殖膈上筋膜、尿生殖膈下筋膜及其间的会阴深横肌和尿道括约肌构成。男性有尿道、女性有尿道和阴道通过。

三、头颈肌

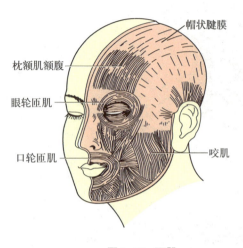

图2-59　面肌

（一）头肌

头肌可分为面肌和咀嚼肌两部分。

1. 面肌

面肌又称**表情肌**(图2-59)，大多数起自骨面，止于面部皮肤，在收缩时，牵拉面部皮肤产生各种表情。主要的面肌有：

（1）**颅顶肌**：主要为左、右枕额肌。**枕额肌**(occipitofrontal muscle)有前、后两个肌腹，前方为**额腹**，后方称**枕腹**，两腹之间由致密结缔组织形成的**帽状腱膜**相连。额腹收缩可提睑扬眉，形成额纹；枕腹收缩可向后牵拉帽状腱膜。

（2）**眼轮匝肌**(orbicularis oculi)：位于睑裂周围，呈环形，收缩时闭合睑裂。

（3）**口轮匝肌**(orbicularis oris)：位于口裂周围，呈环形，收缩时闭合口裂。

（4）**颊肌**(buccinator)：位于面颊深部，收缩时可外拉口，使唇、颊紧贴牙齿，帮助咀嚼和吸吮。

2. 咀嚼肌

咀嚼肌(图2-60)分布于颞下颌关节周围，起自颅底骨，止于下颌骨，运动颞下颌关节，完成咀嚼功能。

（1）**咬肌**(masseter)：位于下颌支外面，呈四边形。起自颧弓，止于咬肌粗隆。作用：上提下颌骨。

（2）**颞肌**(temporalis)：位于颞窝，呈扇形。起自颞窝，止于下颌骨冠突。作用：上提下颌骨。

（3）**翼外肌**(lateral pterygoid)：位于颞下窝内，起自翼突外侧板，止于下颌颈。作用：使下颌骨做向前及侧方运动。

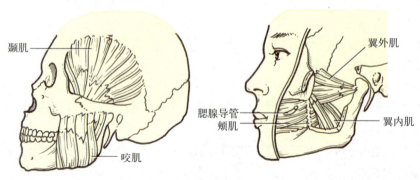

图2-60　咀嚼肌

(4) **翼内肌**(medial pterygoid)：位于翼外肌下方，起自翼突，止于下颌角内面。作用：上提并向前运动下颌骨。

（二）颈肌

颈肌位于颈部，可分为颈浅肌群(图2-61)，舌骨上、下肌群(图2-62)和颈深肌群(图2-63)三组。

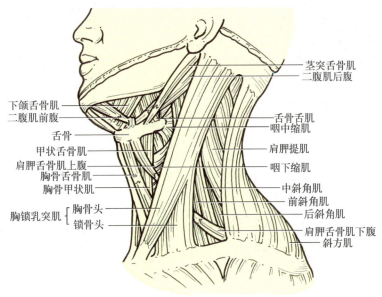

下颌舌骨肌
二腹肌前腹
舌骨
甲状舌骨肌
肩胛舌骨肌上腹
胸骨舌骨肌
胸骨甲状肌
胸锁乳突肌{ 胸骨头
　　　　　　锁骨头

茎突舌骨肌
二腹肌后腹
舌骨舌肌
咽中缩肌
肩胛提肌
咽下缩肌
中斜角肌
前斜角肌
后斜角肌
肩胛舌骨肌下腹
斜方肌

图2-61　颈肌(示浅、中层肌)

1. 颈浅肌群

(1) **颈阔肌**(platysma)：位于颈部浅筋膜中，扁薄而宽阔，属于表情肌。起自胸大肌和三角肌表面的深筋膜，止于口角。作用：紧张颈部皮肤，牵拉口角向下。

(2)**胸锁乳突肌**(sternocleidomastoid)：斜位于颈部两侧，起自胸骨柄和锁骨的胸骨端，二头汇合后斜向后上方，止于颞骨的乳突。作用：一侧收缩，头屈向同侧，面部转向对侧；两侧同时收缩，头向后仰。

2. 舌骨上、下肌群

(1) **舌骨上肌群**：位于舌骨与下颌骨及颅底之间，参与构成口腔底。作用：上提舌骨，协助吞咽。

(2)**舌骨下肌群**：位于舌骨下方的正中线两侧，覆盖于喉、气管和甲状腺前方。作用：下降舌骨，使喉上下移动。

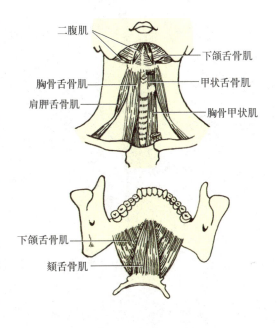

二腹肌
胸骨舌骨肌
肩胛舌骨肌
下颌舌骨肌
甲状舌骨肌
胸骨甲状肌

下颌舌骨肌
颏舌骨肌

图2-62　舌骨上、下肌群

3.颈深肌群

颈深肌群位于脊柱颈段的前方及两侧，可分为外侧群和内侧群。其中外侧群包括**前斜角肌**(scalenus anterior)、**中斜角肌**(scalenus medius)、**后斜角肌**(scalenus posterior)。各肌均起自颈椎横突，其中前、中斜角肌止于第1肋，后斜角肌止于第2肋。前、中斜角肌与第1肋之间围成的三角形裂隙为**斜角肌间隙**，其内有锁骨下动脉和臂丛通过。一侧斜角肌收缩可使颈向同侧屈，并微转向对侧；双侧收缩可上提第1～2肋助深吸气；肋固定时可使颈前屈。

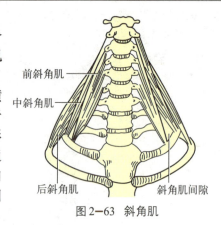

图 2—63　斜角肌

四、四肢肌

（一）上肢肌

上肢肌包括肩肌、臂肌、前臂肌和手肌。

1.肩肌

肩肌位于肩关节周围，均起自上肢带骨，止于肱骨，可运动肩关节并能增强关节的稳固性 (图2—64、图2—65、图2—66)。

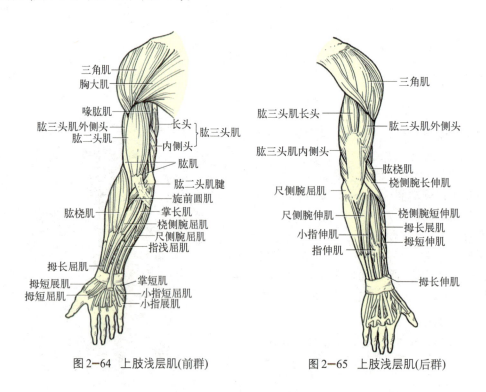

图 2—64　上肢浅层肌(前群)　　　　图 2—65　上肢浅层肌(后群)

(1) **三角肌**(deltoid)：位于肩部外上方，呈三角形，形成肩部的膨隆。起自锁骨外侧段、肩峰和肩胛冈，肌束从前、上和后面包绕肩关节，向外下集中，止于三角肌粗隆。作用：使肩关节外展，并使其前屈、后伸、旋内和旋外。

知识链接

三角肌

　　三角肌是常用的肌内注射的部位，虽然表面积宽阔，但厚度有限且临近肩关节，所以不适合大剂量的肌内注射，只适用于小剂量少次数的肌内注射，如预防接种等等。三角肌注射时，针刺部位应选在三角肌的上1/3处，由于此处相对肌腹较厚，无大血管和神经通过，是肌内注射的安全区；三角肌后缘中、下1/3深面有腋神经和桡神经通过，是注射的危险区；三角肌下部肌腹较薄，也不宜注射。

　　(2) 冈上肌(supraspinatus)：位于斜方肌深面，起自肩胛骨冈上窝，越过肩关节上方，止于肱骨大结节上部。作用：使肩关节外展。

　　(3) 冈下肌(infraspinatus)：起自肩胛骨冈下窝，经肩关节后方，止于肱骨大结节中部。作用：使肩关节旋外。

　　(4) 小圆肌(teres minor) 位于冈下肌下方，起自肩胛骨外侧缘背面，止于肱骨大结节下部。作用：使肩关节旋外。

　　(5) 大圆肌(teres major) 位于小圆肌下方，起自肩胛骨下角背面，经肩关节前方，止于肱骨小结节嵴。作用：使肩关节内收和旋内。

　　(6) 肩胛下肌(subscapularis) 起自肩胛下窝，经肩关节前方，止于肱骨小结节下方。作用：使肩关节内收和旋内。

　　2. 臂肌

　　臂肌在肱骨周围，包括前群(图2-64)、后群(图2-65、图2-66)。

　　(1) 前群：

　　1) 肱二头肌(biceps brachii)：位于臂前部，起端有两个头，长头起自肩胛骨关节盂的上方，肌腱穿经肩关节囊后下行，短头起自肩胛骨喙突，两头合成梭形肌腹，越过肘关节前面，止于桡骨粗隆。作用：屈肘关节，协助屈肩关节；当前臂在旋前位时，能使其旋后。

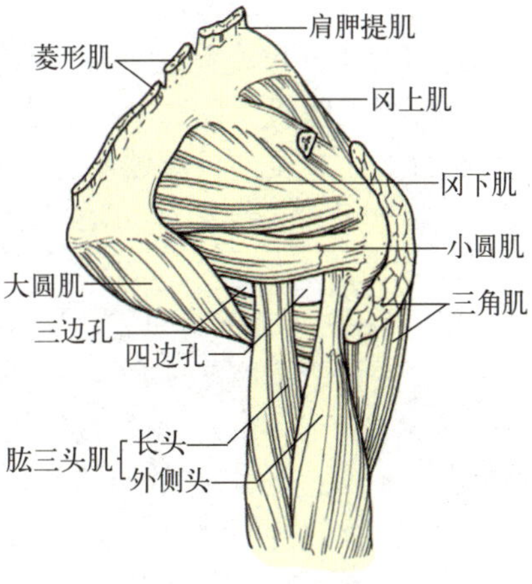

　　2) 肱肌(brachialis)：位于肱二头肌下部的深面，起自肱骨下半的前面，止于尺骨粗隆。作用：屈肘关节。

　　3) 喙肱肌(coracobrachialis)：位于肱二头肌短头的后内方，起自肩胛骨的喙突，止于肱骨体中部的内侧面。作用：协助肩关节屈和内收。

　　(2) 后群：

　　肱三头肌(triceps brachii)：位于臂后部，起端有三个头，长头起自肩胛骨关节盂的下方，外侧头和内侧头分别起自肱骨桡神经沟的外上方和内下方的骨面，三头汇合成梭形肌腹，以扁腱向下止于尺骨鹰嘴。作用：伸肘关节，长头还可使肩关节后伸和内收。

图2-66　肩肌

3. 前臂肌

前臂肌位于尺、桡骨周围，分前、后两群，多为长肌，肌腱细长。

(1) 前群：位于前臂的前面和内侧，共9块肌，分为浅层(图2-64)和深层(图2-67)。

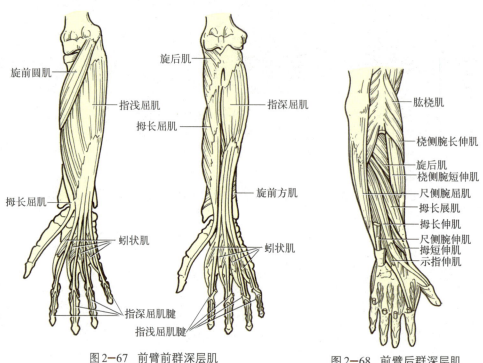

图2-67　前臂前群深层肌   图2-68　前臂后群深层肌

1)浅层：有6块，自桡侧向尺侧依次为：**肱桡肌、旋前圆肌、桡侧腕屈肌、掌长肌、尺侧腕屈肌和指浅屈肌**。除肱桡肌起自肱骨外上髁的上方外，其余各肌以屈肌总腱起自肱骨内上髁的前面以及前臂深筋膜、尺骨或桡骨等，肌腹位于前臂的近侧部，向远侧形成细长的肌腱，止于腕骨、掌骨或指骨的掌面。作用：屈肘、屈腕、屈指和使前臂旋前。

2) 深层：有3块，自桡侧向尺侧依次为：**拇长屈肌、指深屈肌、旋前方肌**。各肌紧贴于桡骨、尺骨及前臂骨间膜的掌侧面。作用：屈腕、屈指和使前臂旋前。

(2) 后群：位于前臂的后面，共10块肌，分为浅层(图2-65)和深层(图2-68)。

1) 浅层：有5块，以共同的**伸肌总腱**起自肱骨外上髁，向远侧形成细长的肌腱，止于腕骨、掌骨和指骨的背面。自桡侧向尺侧依次为：**桡侧腕长伸肌、桡侧腕短伸肌、指伸肌、小指伸肌、尺侧腕伸肌**。作用：伸肘、伸腕、伸指。

2) 深层：有5块肌，起自尺骨、桡骨和前臂骨间膜，止于掌骨和指骨的背面。自上外向内下依次为：**旋后肌、拇长展肌、拇短伸肌、拇长伸肌、示指伸肌**。作用：伸腕、伸指，使前臂旋后。

4. 手肌

手肌主要位于手掌面或掌骨间隙，短小而数目多，利于手的精细动作。包括外侧群、中间群和内侧群(图2-69、图2-70)。

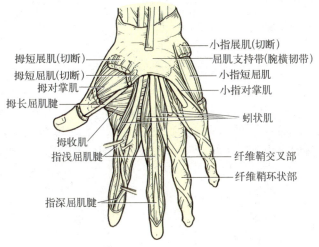

图2—69　手肌(掌侧)

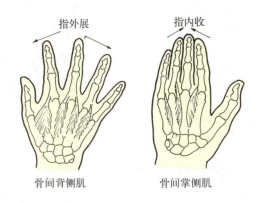

图2—70　骨间肌及其作用

(1) 外侧群：较为发达，在手掌外侧形成丰满隆起称**鱼际**(thenar)，有4块，分浅、深两层。浅层外侧是**拇短展肌**，内侧是**拇短屈肌**；深层外侧是**拇对掌肌**，内侧是**拇收肌**。作用：使拇指屈、内收、外展和对掌等。

(2) 中间群：位于掌心，包括4块**蚓状肌**和7块**骨间肌**。蚓状肌可屈2～5指的掌指关节和伸其指间关节，骨间肌可使2指、4指、5指内收和外展。

(3) 内侧群：在手掌内侧形成的隆起称**小鱼际**(hypothenar)，有3块，也分浅、深两层。浅层外侧是**小指短屈肌**，内侧是**小指展肌**；深层是**小指对掌肌**。作用：使小指屈、外展和对掌等。

5. 上肢的局部结构

(1) **腋窝**(axillary fossa)：位于臂上部与胸外侧壁之间的锥形腔隙，尖向上，与颈根部相通，底由腋筋膜构成。腋窝内有腋动脉、腋静脉、臂丛、脂肪和淋巴结等。

(2) **肘窝**(cubital fossa)：位于肘关节的前面，为三角形的凹窝。肘窝内有血管和神经等通过。

(3) **腕管**(carpal canal)：位于腕掌侧，由屈肌支持带(腕横韧带)和腕骨沟围成，管内有指浅屈肌腱、指深屈肌腱、拇长屈肌腱和正中神经通过。

（二）下肢肌

下肢肌包括髋肌、大腿肌、小腿肌和足肌。

1. 髋肌

髋肌位于骨盆的内、外侧面，跨越髋关节止于股骨上部，分前、后两群。

（1）前群：

1）**髂腰肌**(iliopsoas)：由腰大肌和髂肌组成(图2-71)。**腰大肌**(psoas major)起自腰椎体两侧及横突，肌束呈圆柱状行向前下方。**髂肌**(iliacus)以扇形起自髂窝，肌束与腰大肌会合，经腹股沟韧带深面，止于股骨小转子。作用：使髋关节前屈和旋外。

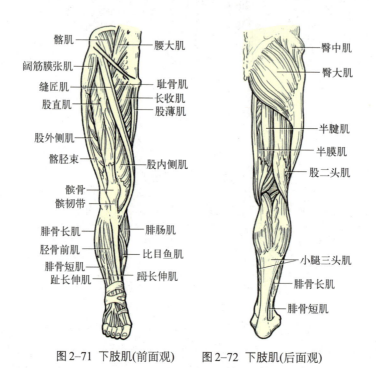

图2-71 下肢肌(前面观)   图2-72 下肢肌(后面观)

2）**阔筋膜张肌**(tensor fasciae latae)：位于大腿上部前外侧，起自髂前上棘，肌腹在阔筋膜两层之间，向下移行于髂胫束，止于胫骨外侧髁。作用：紧张阔筋膜并屈髋关节。

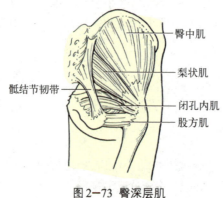

图2-73 臀深层肌

(2) 后群：

主要位于臀部，又称**臀肌**，肌腹宽厚，是常用的**肌肉注射**部位(图2-72、图2-73)。

1) **臀大肌**(gluteus maximus)：位于臀部浅层，呈四边形，为臀部最大的肌，形成特有的臀部隆起。起自髂骨翼外面和骶骨背面，肌束斜向下外，止于股骨的臀肌粗隆。作用：使髋关节后伸和旋外，并参与维持身体平衡。

2) **臀中肌**(gluteus medius)：前上部位于皮下，后下部位于臀大肌深面。

3) **臀小肌**(gluteus minimus)：位于臀中肌深面。臀中、小肌均起自髂骨翼外面，止于股骨大转子，作用均为外展髋关节。

4) **梨状肌**(piriformis)：位于臀中肌下方，起自骶骨前面，肌束向外出坐骨大孔达臀部，止于股骨大转子。该肌上、下缘与坐骨大孔之间，形成**梨状肌上孔**和**梨状肌下孔**，两孔均有血管、神经通过，尤其梨状肌下孔，有坐骨神经通过。

知识链接

臀部肌内注射

由于臀部肌肉数量较多，肌腹丰满肥厚，且毛细血管丰富，对药物的吸收较快，所以臀部肌肉是肌内注射最常用的部位。

臀部肌内注射部位选择应避开穿出梨状肌上、下孔的神经和血管，注射区域定位方法有两种：①十字法：从臀裂顶点向外划一水平线，再通过髂嵴最高点向下做一垂线，两线十字交叉，将臀部分为四区。其中外上1/4为注射的最佳位置。②连线法：将髂前上棘至骶尾连结处做一连线，将此线分为三等份，其外上1/3为注射区。

2. 大腿肌

大腿肌位于股骨周围。包括前群、内侧群(图2-71)和后群(图2-72)。

(1) 前群：位于大腿前面，有2块肌。

1) **缝匠肌**(sartorius)：为全身最长的肌，呈长带状。起自髂前上棘，肌束斜向内下方，止于胫骨上端内侧。作用：屈髋关节和膝关节，并可使屈曲的膝关节旋内。

2) **股四头肌**(sartorius)：为全身最大的肌，起点有4个头：**股直肌**起自髂前下棘，**股内侧肌**、**股外侧肌**和**股中间肌**均起自股骨，四肌向下会合，以粗大的股四头肌腱包绕髌骨，延续为髌韧带，止于胫骨粗隆。作用：伸膝关节，股直肌还可屈髋关节。

(2) 内侧群：

位于大腿内侧，有5块肌，分三层排列：浅层自外侧向内侧依次为**耻骨肌**、**长收肌**和**股薄肌**，中层为**短收肌**，深层为**大收肌**。各肌均起自闭孔周围的耻骨支、坐骨支和坐骨结节，肌束行向下，除股薄肌止于胫骨上端外，其余均止于股骨粗线。作用：使髋关节内收和旋外。

(3) 后群：

位于大腿后面，有3块肌。作用：伸髋关节和屈膝关节(图2-72)。

1) **股二头肌**(biceps femoris)：位于股后部外侧，起端有两个头，长头起自坐骨结节，短头起自股骨粗线，两头合并后，以长腱止于腓骨头。

2) **半腱肌**(semitemdinosus)：位于股后部内侧，肌腱细长，几乎占肌的一半，起自坐骨结节，止于胫骨上端内侧面。

3) **半膜肌**(semimenbranosus)：位于半腱肌深面，上部是扁薄的腱膜，几乎占肌的一半，起自坐骨结节，止于胫骨内侧髁后面。

3. 小腿肌

小腿肌位于胫、腓骨周围，可分前群、外侧群和后群(图2–71、图2–72、图2–74)。

(1) 前群：位于小腿前面，有3块肌，自胫侧向腓侧依次为**胫骨前肌**、**踇长伸肌**和**趾长伸肌**。各肌均起自胫骨和腓骨的前面，向下移行为肌腱，止于足骨。作用：足背屈、内翻和伸趾。

(2) 外侧群：位于小腿外侧，有2块，外侧为**腓骨长肌**，内侧为**腓骨短肌**。两肌皆起自腓骨外侧面，经外踝后方转向前，短肌腱止于第5跖骨粗隆，长肌腱止于内侧楔骨和第1跖骨底。作用：足跖屈、外翻。

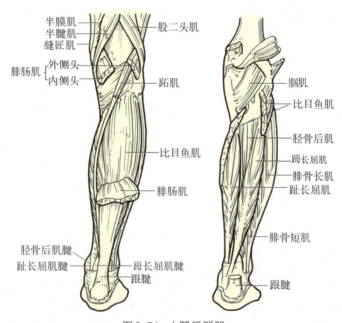

图 2–74　小腿后群肌

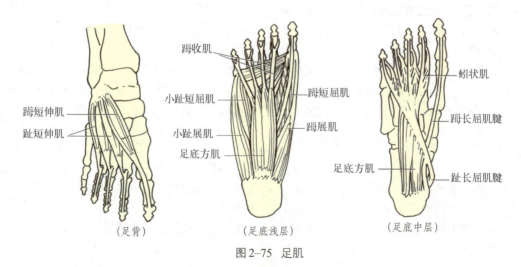

（足背）　　　　　（足底浅层）　　　　　（足底中层）

图 2–75　足肌

(3) 后群：

1) 浅层：为强大的**小腿三头肌**(triceps surae)，由**腓肠肌**(gastrocnemius)和**比目鱼肌**(soleus)合成。浅表的腓肠肌以内、外侧头分别起自股骨内、外侧髁的后面，于小腿中部融合成一个肌腹，向下移行为腱；深头比目鱼肌起自胫腓骨后面上部和胫骨比目鱼肌线，肌束向下移行为肌腱，和腓肠肌的肌腱合成粗大的**跟腱**，止于跟骨结节。作用：足跖屈和屈膝关节。

2) 深层：有4块肌，上方为腘肌，下方自胫侧向腓侧依次为**趾长屈肌**、**胫骨后肌**和**踇长屈肌**。各肌起自胫、腓骨的后面，向下形成肌腱止于足骨。作用：足跖屈、内翻和屈趾。

4. 足肌

可分为足背肌和足底肌。足背肌较弱小，足底肌较发达，可分为内侧群、中间群和外侧群。作用：运动足趾和维持足弓(图2–75)。

5.下肢的局部结构

(1) **股三角**(femoral triangle) 位于大腿前面上部，为底朝上尖向下的三角形区。股三角内由内侧向外侧依次排列着股静脉、股动脉和股神经。

(2) **腘窝**(popliteal fossa)：位于膝关节后方，呈菱形，窝内有腘动脉、腘静脉、胫神经、腓总神经通过，并有脂肪和淋巴结等。

(3) **收肌管**(adductor canal)：位于大腿中部，缝匠肌的深面、大收肌与股内侧肌之间。管的上口为股三角尖，下口为**收肌腱裂孔**，通向腘窝。管内有股动脉、股静脉和隐神经通过。

（王　征　孙凤侠）

内脏概述

　　内脏(viscera)是指位于人体体腔内的各器官或系统，在功能上参与新陈代谢和繁衍后代，在形态结构上，内脏各系统都由一套连续的管道和一个或几个实质性器官组成，各系统都有孔道直接或间接与外界相通，包括消化、呼吸、泌尿、生殖四个系统。主要位于胸、腹、盆腔内。研究内脏各器官形态结构和位置的学科，称内脏学(splanchnology)。某些与内脏密切相关的结构，如胸膜、腹膜和会阴等，也属于内脏学范畴。

一、内脏器官的一般结构

　　根据其结构特点，可将内脏器官分为中空性器官和实质性器官两类。

（一）中空性器官

　　此类器官多呈管状或囊状，内部均有空腔，如胃、空肠、气管、支气管、输尿管、输精管、输卵管等，中空性器官的管壁由数层组织构成，其中，消化道各器官的壁由4层组织构成，而呼吸道、泌尿道和生殖道各器官的壁则由三层组织构成。

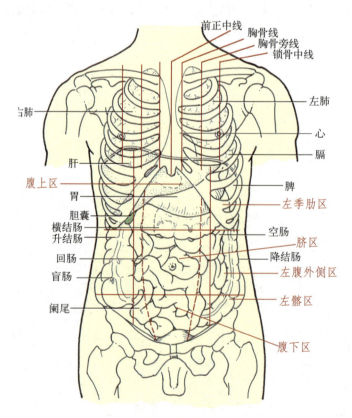

内脏概述图-1 胸腹部标志线及分区

（二）实质性器官

此类器官无特定空腔，多属腺组织，表面包以结缔组织被膜或浆膜，如肝、胰、肾及生殖腺等。被膜深入实质将其分隔为若干小叶，如肝小叶。实质性器官的导管、血管、神经和淋巴管等出入该器官的部位常形成凹陷，称该器官的门，如肝门和肺门等。

二、胸部标志线与腹部分区

内脏器官大部分在胸、腹腔内，且位置较为恒定。为了描述各器官的正常位置和体表投影，通常在胸、腹部体表作若干标志线和划分一些区域(内脏概述图-1)。

（一）胸部体表标志线

(1) **前正中线**：沿人体前面正中所作的垂线。

(2) **胸骨线**：沿胸骨外侧缘最宽处所作的垂线。

(3) **锁骨中线**：通过锁骨中点所作的垂线。

(4) **胸骨旁线**：经胸骨线与锁骨中线之间连线的中点所作的垂直线。

(5) **腋前线**：通过腋前襞所作的垂线。

(6) **腋后线**：通过腋后襞所作的垂线。

(7) **腋中线**：通过腋前、后线之间中点所作的垂线。

(8) **肩胛线**：通过肩胛骨下角的垂线。

(9) **后正中线**：通过人体后面正中所作的垂线。

（二）腹部分区

为了描述腹腔内各器官的位置及毗邻关系，可将腹部分为若干区，常用的分区法有九分法和四分法两种。

1.九分法

在腹部前面作上、下两条横线和左、右两条纵线，即通过左、右肋弓最低点的连线为上横线；通过左、右髂结节的连线为下横线；通过左、右腹股沟韧带中点的垂线为左、右纵线。上横线以上即腹上部，分为中间的**腹上区**和**左、右季肋区**；上、下横线之间即腹中部，分为中间的脐区和左、右腹外侧区(腰区)；下横线以下即腹下部，分为中间的**腹下区**(耻区)和**左、右腹股沟区**(髂区)(内脏概述表-1)。

内脏概述表-1 九分法腹部分区法

部　位	右　区	中　区	左　区
腹上部	右季肋区	腹上区	左季肋区
腹中部	右腹外侧区 (右腰区)	脐　区	左腹外侧区 (左腰区)
腹下部	右腹股沟区 (右髂区)	腹下区 (耻区)	左腹股沟区 (左髂区)

2.四分法

在临床工作中较常用。以通过脐的横线和垂线将腹部分为右上腹、左上腹、右下腹和左下腹四个区。

第三章　消化系统

消化系统由消化管和消化腺组成，消化系统主要功能是消化食物，吸收营养物质，排出食物残渣。咽和口腔还参与呼吸和语言运动(图3–1)。

消化管是从口腔至肛门一条粗细不等的弯曲管道，包括口腔、咽、食管、胃、小肠(十二指肠、空肠与回肠)和大肠(盲肠、阑尾、结肠、直肠与肛管)。临床通常把口腔至十二指肠的部分称上消化道，把空肠及其以下的部分称下消化道。

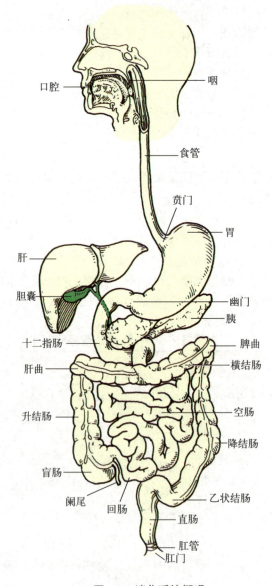

图3–1 消化系统概观

消化腺可分为大、小消化腺两种。大消化腺位于消化管管壁外，为独立器官，所分泌的消化液经导管流入消化管腔内，包括大唾液腺、肝和胰；小消化腺位于消化管管壁内，如唇腺、颊腺、舌腺、食管腺、胃腺和肠腺等。它们均开口于消化管。

第一节　消化管

一、消化管的一般结构

除口腔与咽外，消化管管壁一般分为四层结构，由内向外依次为黏膜、黏膜下层、肌层和外膜(图3-2)。

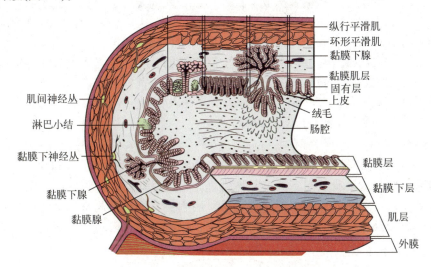

纵行平滑肌
环形平滑肌
黏膜下腺
黏膜肌层
固有层
上皮
绒毛
肠腔
肌间神经丛
淋巴小结
黏膜下神经丛
黏膜下腺
黏膜腺
黏膜层
黏膜下层
肌层
外膜

图3-2　消化管管壁的一般结构模式图

（一）黏膜

黏膜(mucosa)由上皮、固有层和黏膜肌层构成。是消化、吸收的重要结构。

1. 上皮

上皮衬于消化管腔内面。口腔、咽、食管和肛管下部为复层扁平上皮，以保护功能为主。其余为单层柱状上皮，具有保护、消化与吸收等功能。

2. 固有层

固有层由结缔组织组成，内含腺体、血管、淋巴管和神经等。

3. 黏膜肌层

黏膜肌层为1~2层很薄的平滑肌，其舒缩可以改变黏膜的形态，促进血液和淋巴的流动及腺体的分泌，有利于食物的消化和营养物质的吸收。

（二）黏膜下层

黏膜下(submucosa)层由疏松结缔组织组成，内含较大的血管、淋巴管、淋巴组织和神经丛。在某些部位，黏膜和黏膜下层共同向消化管腔内突出，形成环行、半环行和纵行的各种皱襞，扩大了黏膜的表面积。在食管和十二指肠的黏膜下层内分别含有食管腺和十二指肠腺。

（三）肌层

肌层(muscularis)除口腔、咽、食管上段和肛门外括约肌为骨骼肌外，其余为平滑肌。一般分内环、外纵两层，两层间有少量结缔组织和肌间神经丛。

（四）外膜

外膜(adventitia)分为纤维膜和浆膜。纤维膜由结缔组织构成；浆膜由表面的间皮和深面的薄层结缔组织构成。

二、口　腔

口腔(oral cavity)是消化管的起始部，向前经口裂与外界相通，向后借咽峡与咽相通。口腔前界为上、下唇，后界为咽峡，侧壁为颊，上壁为腭，下壁为口腔底。口唇和颊由皮肤、皮下组织、肌和黏膜构成。口唇构成口腔的前壁，分为上、下唇，两唇之间的裂隙称**口裂**。其两侧结合处称**口角**。上唇的外面正中线上有一纵行的浅沟，称为**人中**，昏迷病人急救时常在此处进行针刺或指压刺激，使病人苏醒。颊构成口腔的侧壁，颊与上唇之间的浅沟称为鼻唇沟，为颊与上唇之间的分界线。唇和颊与牙弓之间为**口腔前庭**，牙弓与咽峡之间为**固有口腔**。牙关紧闭时，口腔前庭与固有口腔可借第三磨牙后方的间隙相通，临床上经此间隙插入导管吸痰或注入食物。

口腔内有牙和舌，周围有三对口腔腺。

（一）腭

腭(palate)构成固有口腔的顶，包括前2/3的硬腭和后1/3的软腭。软腭的后部称腭帆，其后缘游离，中央的乳头状向下的突起称腭垂，自腭垂向两侧各形成两条微突向外侧的弓形黏膜皱襞，前外侧者伸至舌根称腭舌弓，后内侧者伸至咽侧壁称腭咽弓。腭垂、两侧的腭舌弓和舌根共同围成**咽峡**，是口腔和咽的通道和分界(图3-3)。

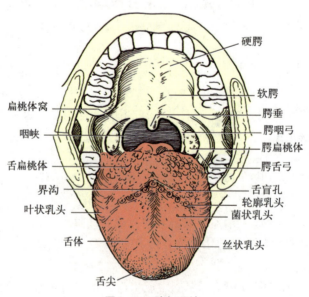

图3-3　口腔与咽峡

（二）舌

舌(tongue)位于口腔底。以骨骼肌为基础，表面被覆黏膜。具有协助咀嚼、搅拌、吞咽食物、感受味觉、辅助发音和参与语言活动的功能。

1.舌的形态

舌的上面为**舌背**，其后部有"∧"形的界沟，将舌分为前2/3的**舌体**和后1/3的**舌根**，舌体的前端狭窄称舌尖。界沟尖端的小凹称舌盲孔，是胚胎时期甲状舌管的遗迹(图3-3)。

2.舌黏膜

舌体背面和边缘部黏膜的许多小突起称舌乳头(图3-3)。按舌乳头的形态可分为4种：**丝状乳头**体积小，色白如丝绒状，数量最多，遍布于舌背前2/3，含有触觉感受器；**菌状乳头**体积稍大，红色呈钝圆形，数量较多，散在于丝状乳头之间，多见于舌尖和舌侧缘；**轮廓乳头**体积最大，呈圆形，中央隆起，周围有环状沟，约有7～11个，排列在界沟前方；**叶状乳头**位于舌体侧缘后部，人类不发达。菌状乳头、轮廓乳头和叶状乳头内均含有味觉感受器，称味蕾。舌根部黏膜内含有丰富的淋巴组织称**舌扁桃体**。舌的下面光滑，正中线上有连于口腔底前端的黏膜皱襞称**舌系带**(图3-4)。舌系带根部两侧的圆形隆起称**舌下阜**。舌下阜两侧的横嵴状黏膜皱襞称为**舌下襞**。

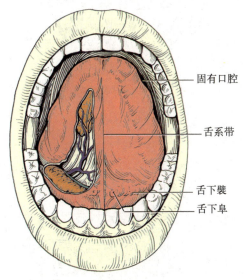

图3-4　舌与口腔底

3.舌肌

包括舌内肌和舌外肌。**舌内肌**的起、止均在舌内，肌纤维呈横、纵、垂直三种不同走向，分别称舌横肌、舌纵肌和舌垂直肌，收缩时分别可使舌变窄、变短、变薄(图3-5)。**舌外肌**起于舌外止于舌，共有三对：其中**颏舌肌**在临床上较为重要，起于下颌体的颏棘，肌纤维在矢状方向上呈扇形行向后上止于舌体后部和舌根中线的两侧，该肌两侧同时收缩，舌向前伸；一侧收缩，舌尖伸向对侧。一侧颏舌肌瘫痪，伸舌时舌尖偏向瘫痪侧。舌骨舌肌和茎突舌肌收缩时分别将舌拉向后下和后上(图3-6)。

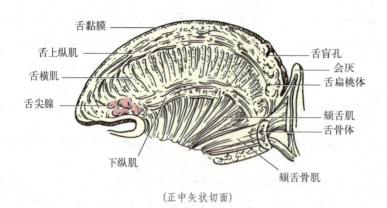

（正中矢状切面）

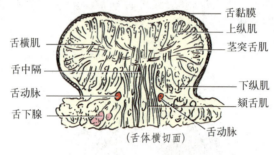

（舌体横切面）

图 3-5　舌内肌

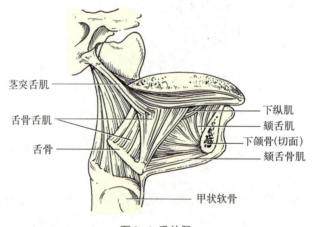

图 3-6　舌外肌

（三）牙

牙(teeth)是人体最坚硬的器官，嵌于上、下颌骨的牙槽内，具有咀嚼食物和辅助发音等功能。

1. 牙的名称和排列

人的一生先后有两套牙发生。一套称**乳牙**，一般在6个月开始萌出，到3岁左右出全，共20个，6岁左右开始脱落，逐渐更换为**恒牙**。恒牙约在6岁开始萌出，逐渐替换全部的乳牙，约在12～13岁出全，其中第三磨牙萌出最迟，到成年时才长出或终生不萌出，又称迟牙或智牙。

乳牙共20颗，由正中向两侧依次是乳中切牙、乳侧切牙、乳尖牙、第1乳磨牙和第2乳磨牙(图3-7)。恒牙共32颗，在上、下颌左、右各8个，由中线向两侧分别为中切牙、侧切牙、尖牙、第1前磨牙、第2前磨牙、第1磨牙、第2磨牙、第3磨牙。

临床上记录牙的位置，常以"＋"号划分四区来表示上、下颌左、右侧的牙位，并以罗马数字Ⅰ～Ⅴ代表乳牙，阿拉伯数字1～8代表恒牙。

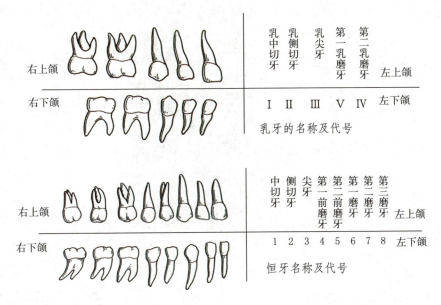

图3-7 牙的分类与排列

2.牙的形态

每个牙可分为牙冠、牙根和牙颈3部分(图3-8)。暴露于口腔，露出于牙龈之外的部分称**牙冠**；埋于牙槽骨内的部分称**牙根**；冠、根相交处为**牙颈**，常为一条弧线，故又称颈线。各牙的形态不同，切牙牙冠呈楔形，尖牙牙冠呈锥形，均只有一个牙根。前磨牙牙冠呈方圆形，通常也只有一个牙根。磨牙牙冠呈方形，上颌磨牙有3个牙根，下颌磨牙有2个牙根。

3.牙的构造

牙主要由**釉质**、**牙质**、**牙骨质**(又称黏合质)和**牙髓**构成(图3-8)。牙体中央的腔隙称**髓腔**(或牙腔)，贯穿牙根的小管称**牙根管**，牙根管在牙根尖端的开口称**牙根尖孔**。髓腔内容纳牙髓，由神经、血管、淋巴管和结缔组织组成。这些结构经牙根尖孔及牙根管进入髓腔。当牙髓发炎时，炎性渗出物压迫神经可产生剧烈疼痛。

4.牙周组织

包括**牙龈**、**牙周膜**和**牙槽骨**三部分(图3-8)。牙龈为包在牙槽弓和牙颈表面的口腔黏膜，富含血管，色淡红，坚韧而有弹性。牙周膜为牙根和牙槽骨之间的致密结缔组织，使牙根牢固地固定于牙槽骨内。牙槽骨为构成牙槽的骨质。牙周组织对牙具有保护、支持和固定作用。

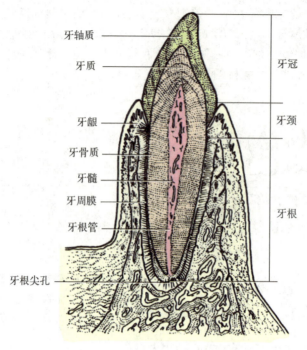

牙轴质

牙质

牙龈

牙骨质

牙髓

牙周膜

牙根管

牙根尖孔

牙冠

牙颈

牙根

图 3-8　牙的形态与构造模式图

（四）口腔腺

口腔腺(oral glands)又称**唾液腺**，是所有开口于口腔的腺体的总称，可分泌唾液，湿润口腔、帮助消化等。小腺有唇腺、颊腺、舌腺等，其数量多，位于口腔黏膜内；大腺有腮腺、下颌下腺和舌下腺(图3-9)，借导管开口于口腔黏膜。

1. 腮腺

腮腺(parotid gland)最大，分浅部和深部。浅部略呈三角形，位于耳垂前下方；深部位于下颌支与胸锁乳突肌之间的窝内，浅、深两部在下颌支后缘相连。腮腺管由腮腺前

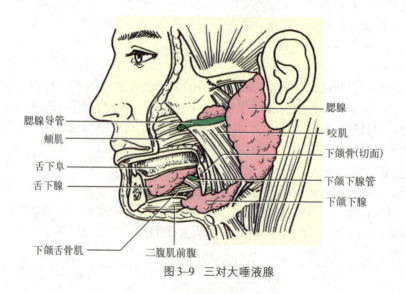

腮腺导管

颊肌

舌下阜

舌下腺

下颌舌骨肌

二腹肌前腹

腮腺

咬肌

下颌骨(切面)

下颌下腺管

下颌下腺

图 3-9　三对大唾液腺

缘的上部发出，在颧弓下方一横指处越过咬肌表面，至该肌前缘转向内侧，穿过颊肌，开口于平对上颌第2磨牙的颊黏膜上，全长约5cm。副腮腺的出现率为38±7%，多位于腮腺管起始部的上方附近，其导管汇入腮腺管。

2. 下颌下腺

下颌下腺(submandibular gland)，略呈卵圆形，位于下颌体深面的下颌下腺窝内。其导管沿口腔底黏膜深面前行，开口于舌下阜。

3. 舌下腺

舌下腺(sublingual gland)略扁而长，位于口腔底舌下襞深面。其导管有两种，小导管有数条，开口于舌下襞；大导管有一条，常与下颌下腺管汇合，开口于舌下阜。

4. 口腔腺的微细结构

口腔腺是复管泡状腺，被膜较薄，腺实质分为许多小叶。根据细胞的形态和功能的不同，腺泡可分为浆液性、黏液性、混合性三种，腺细胞之间有肌样上皮细胞，其收缩有助于分泌物排出。

(1) 一般结构：

腺泡(alveoli)呈泡状或管泡状，由单层立方或锥形腺细胞组成，为腺的分泌部。腺泡分浆液性、黏液性和混合性三种类型(图3-10)。

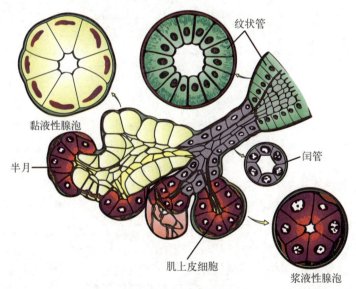

图3-10　唾液腺腺泡

1) 浆液性腺泡(serous alveoli)：由浆液性腺细胞组成，细胞呈单层立方或椎体形，核圆形位于基底部，顶部胞质含嗜酸性分泌颗粒，浆液性腺泡分泌物稀薄，含唾液淀粉酶。

2) 黏液性腺泡(mucous alveoli)：由黏液性腺细胞组成，细胞呈单层立方形，核扁圆形位于基底部，胞质色浅，含大量的黏原颗粒 。其分泌物较黏稠，主要为黏液。

3) 混合性腺泡(mixed alveoli)：由浆液性细胞和黏液性细胞共同组成。常见的形式为在黏液性腺泡的底部附有几个浆液性细胞，呈半月形排列，故称半月。半月的分泌物经黏液性细胞间小管释放入腺泡腔内。

(2) 导管：导管是反复分支的上皮性管道，是腺的排泄部，起始部为与腺泡相连的闰管；与闰管相连的为单层高柱状围成的纹状管，可调节唾液中的电解质含量和唾液量，又称分泌管；纹状管汇合成由单层柱状上皮围成的小叶间导管，随着管径增粗移行为假复层柱状上皮；小叶间导管逐级汇合并增粗，最后形成一条或几条总导管开口于口腔，近口腔黏膜开口处渐为复层扁平上皮。

(3) 三种唾液腺的结构特点：

1) 腮腺：为浆液性腺，分泌物含大量唾液淀粉酶。

2) 下颌下腺：为混合性腺，以浆液性腺泡为主，黏液性和混合性腺泡少。分泌物含唾液淀粉酶和黏液。

3) 舌下腺：为混合性腺，以黏液性腺泡为主，分泌物以黏液为主。

知识链接

唾液功能

唾液是由唾液腺分泌的无色透明的液体，中医称"金津玉液"。正常成人每日分泌量可达1000～1500mL。唾液中除含有水分(约占99%)之外，还含有许多重要物质，如钠、钾、氯等无机物，蛋白质、维生素、免疫球蛋白A、激素、溶菌酶以及各种消化酶等。目前的研究表明，唾液具有以下功能：润滑作用、冲洗作用、浸湿作用、稀释作用、止血作用、抗菌作用、消化作用、治伤作用、抗衰作用、防癌作用。

三、咽

咽(pharynx)是前后略扁呈漏斗形的肌性管道(图2-10)，位于颈椎前方，上起颅底，下至第6颈椎体下缘平面与食管相续，长约12cm。咽的前壁不完整，分别与鼻腔、口腔、喉腔相通。咽腔以软腭下缘和会厌上缘为界，分为鼻咽、口咽和喉咽三部。口咽和喉咽两部分是消化道和呼吸道的共同通道。

(一) 鼻咽

鼻咽上附颅底，下至软腭下缘平面，前经鼻后孔通鼻腔。后壁黏膜内有丰富的淋巴组织称**咽扁桃体**，婴儿较发达，6～10岁逐渐退化。正对下鼻甲后方约1cm处的咽侧壁上有**咽鼓管咽口**，经咽鼓管与中耳的鼓室相通。位于咽鼓管咽口附近的淋巴组织称**咽鼓管扁桃体**。咽鼓管咽口的前、上和后方的显著隆起称**咽鼓管圆枕**，为寻找咽鼓管咽口的标志。圆枕的后方与咽后壁之间的纵行凹陷称**咽隐窝**，是鼻咽癌的好发部位，该窝底正对破裂孔下方，患鼻咽癌时癌细胞可经此孔转移至颅内。

(二) 口咽

口咽位于软腭下缘和会厌上缘平面之间，向前经咽峡通口腔。其外侧壁上腭舌弓和腭咽弓之间的隐窝称扁桃体窝，内有**腭扁桃体**(palatine tonsil)，6岁以前发育较快，青春期以后逐渐萎缩。腭扁桃体由淋巴组织及其表面的黏膜构成。黏膜上皮下陷，形成10～20个大小不等的小凹称腭扁桃体小窝，发炎时常有脓液滞留。

咽扁桃体、咽鼓管扁桃体、腭扁桃体和舌扁桃体共同围成一淋巴环称**咽淋巴环**，是消化道和呼吸道起始部的重要防御装置。

（三）喉咽

喉咽上起自会厌上缘平面，下至第6颈椎体下缘平面与食管相续，向前经喉口通喉腔。在喉口两侧的下方有一对深窝称**梨状隐窝**，是食物及异物易滞留的部位。

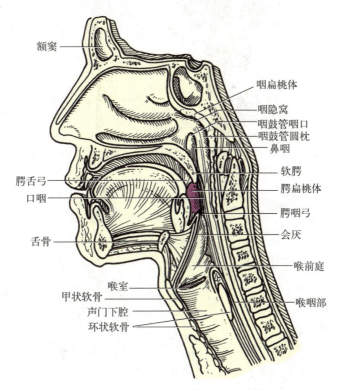

图 3-11　鼻腔、口腔、咽腔与喉的正中矢状切面

四、食　管

（一）食管的形态和位置

食管(esophagus)是前后略扁的肌性管道。上端与咽相接，沿脊柱的前方下行，经胸廓上口入胸腔，穿膈的食管裂孔入腹腔，下端约在第11胸椎的左侧与胃的贲门相续，全长约25cm。

（二）食管的分部和狭窄

根据食管的所在位置，以胸骨颈静脉切迹和膈的食管裂孔为界分为三部分：颈部长约5cm，胸部长约18cm，腹部长约1～2cm。

食管全长有3处狭窄(图2-12)：①食管起始处，平第6颈椎体下缘，距中切牙约15cm；②与左主支气管交叉处，平第4胸椎体下缘，距中切牙约25cm；③穿膈的食管裂孔处，平第10胸椎，距中切牙约40cm。这些狭窄是异物易滞留部位，也是炎症和肿瘤的好发部位，进行食管插管时应注意这些狭窄。

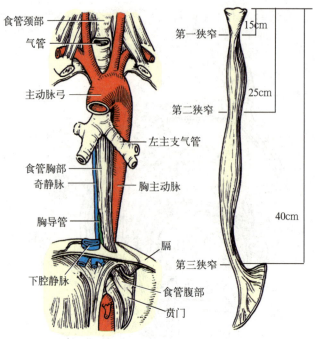

图3-12　食管的前面观

（三）食管的微细结构

食管(esophagus)是食物通过的管道，腔面有纵行黏膜皱襞，有利于食物通过时管腔的扩张。食管壁的四层结构各有其特点(图3-13)。

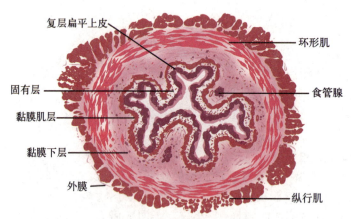

图3-13　食管壁的结构模式图

1.黏膜

黏膜上皮为未角化的复层扁平上皮，下端与胃贲门部的单层柱状上皮骤然相接，系食管癌易发部位。固有层为细密的结缔组织，并形成乳头突向上皮。在食管上端和下端的固有层内可见少量黏液腺。黏膜肌层由纵行平滑肌束组成。

2.黏膜下层

黏膜下层为疏松结缔组织，含有黏液性和混合性的食管腺，其导管穿过黏膜开口于食管腔。食管腺周围常有较密集的淋巴细胞，甚至淋巴小结。

3.肌 层

肌层分内环行与外纵行两层。食管上1/3段为骨骼肌，下1/3段为平滑肌，中1/3段为过渡段，骨骼肌与平滑肌混合存在。食管两端的内环行肌稍增厚，分别形成食管上、下括约肌，具有防止气体进入食管和阻止食物反流的功能。

4.外 膜

外膜为纤维膜。

五、胃

胃(stomach)是消化管中最膨大的部分，可容纳和消化食物。

（一）胃的形态

胃是一个囊状器官，有两口、两壁和两缘(图3-13)。入口称**贲门**(cardia)，与食管相接。出口称**幽门**(pylorus)，与十二指肠相续，此处表面常有环行浅沟，是胃和十二指肠分界的标志。幽门前方还可见清晰的幽门前静脉，是手术时确认幽门的标志。幽门处胃壁环行平滑肌增厚形成幽门括约肌，有调节胃内容物排空的作用。该肌表面覆以游离缘朝向小肠方向的双层黏膜皱襞称**幽门瓣**，有防止肠内容物逆流的作用。胃的上缘凹而短，朝向右上方，称**胃小弯**，其最低处称**角切迹**，是胃体和幽门部在胃小弯侧的分界。下缘凸而长，朝向左下方，称**胃大弯**。胃大弯起始处与食管左缘构成的锐角称**贲门切迹**。胃的前壁隆凸，后壁较平坦。

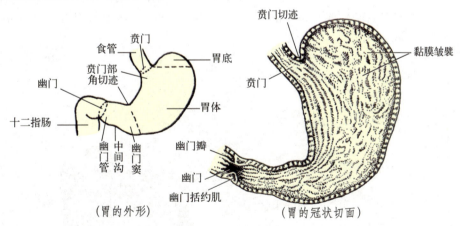

（胃的外形）　　　　　　　（胃的冠状切面）

图3-14　胃的形态与分部

知识链接

临床小常识

食管狭窄处是异物滞留部位，也是食管损伤、炎症和肿瘤的好发部位，进行食管插管时应注意这些狭窄。食管下段前方与左心房毗邻，临床上将双极起搏导管经鼻前孔插入食管35～40cm，正处于心脏后方，为经食管心房调搏的最佳位置。

（二）胃的分部

胃可分为四部分(图3-14)：靠近贲门的部分为**贲门部**；由贲门平面向左上膨出的部分为**胃底**，临床上称胃穹；角切迹与幽门之间的部分为**幽门部**，临床上称胃窦。在幽门部大弯侧有一不明显的浅沟，称**中间沟**，此沟将幽门部分为左侧较膨大的**幽门窦**和右侧较缩细的**幽门管**。胃底与幽门部之间的部分为**胃体**。

（三）胃的位置

胃在中等充盈时，大部分位于左季肋区，小部分位于腹上区。贲门在第11胸椎左侧，幽门在第1腰椎右侧。胃空虚时位置较高，充盈时胃大弯可达脐平面。胃的位置可随人的体型、体位的不同而有所变化。

（四）胃的毗邻

胃前壁右侧与肝左叶相邻；左侧上部和胃底与膈相邻，并为左肋弓所掩盖；左侧下部在剑突下方与腹前壁直接接触，称游离区，临床上常作为胃的触诊部位。胃后壁隔网膜囊，其上部与膈、左肾上腺、左肾上部和脾相邻，下部则与胰、横结肠及其系膜相邻。与胃后壁相邻的器官共同构成胃床。胃及上述各器官的疾患常相互干扰，故鉴别诊断很重要。

（五）胃壁的微细结构

胃壁的微细结构特点主要表现在黏膜层和肌层(图3-15)。

1. 黏膜层

胃黏膜平滑而柔软，表面可见许多针尖状的由上皮向下凹陷形成的胃小凹。胃空虚或半充盈时，黏膜形成许多皱襞。胃充盈时，皱襞减少。

(1) 上皮：为单层柱状上皮，可分泌黏液。黏液在胃上皮表面形成一层保护膜，与上皮细胞的紧密连接共同构成胃黏膜屏障，具有抗酸碱和抗机械摩擦的作用，可防止胃酸和胃蛋白酶对黏膜的侵蚀。

(2) 固有层：为结缔组织，内含大量胃腺，开口于胃小凹。按胃腺分布的部位和结构不同，可分为胃底腺、贲门腺和幽门腺三种。

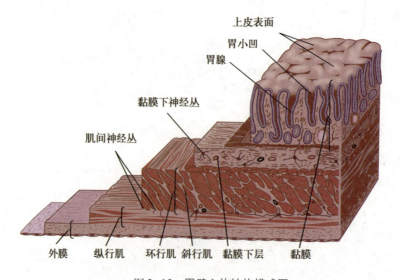

图3-15　胃壁立体结构模式图

　　胃底腺位于胃底和胃体，为分支管状腺，开口于胃小凹。腺体分底、体、颈三部分，主要由三种细胞组成(图3-16)：

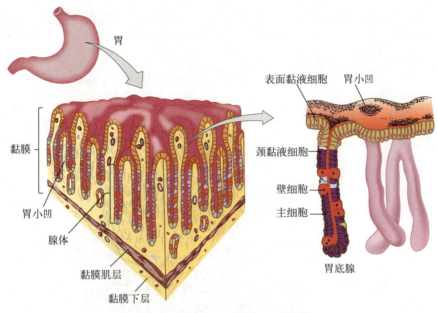

图3-16　胃小凹与胃底腺

　　1) 主细胞：又称胃酶细胞，数量最多，光镜下细胞呈柱状，核圆形，位于基底部，顶部胞质在HE标本上呈泡沫状；电镜下胞质顶部有许多酶原颗粒、高尔基复合体，基底部胞质有密集排列的粗面内质网和线粒体(图3-17)。主细胞分泌胃蛋白酶原，婴儿胃的主细胞还分泌凝乳酶。

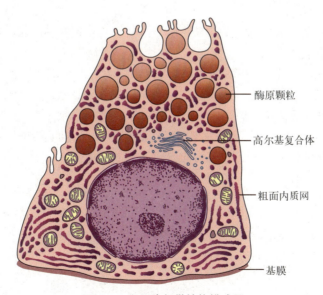

图3-17　主细胞超微结构模式图

2) 壁细胞：又称盐酸细胞，光镜下胞体较大，呈圆形或锥体形，核圆形位于中央，胞质嗜酸性；电镜下细胞内有丰富的线粒体，少量的粗面内质网和高尔基复合体。功能活跃时可见细胞顶部的质膜向细胞内凹陷形成迂曲分支的细胞内分泌小管，小管内有许多微绒毛。功能静止时，细胞内分泌小管多不与腺腔相通，小管内微绒毛短而少，而周围胞质内有较多表面光滑的小管和小泡，称为微管泡系统(图3-18)。壁细胞主要分泌盐酸。盐酸除能将胃蛋白酶原激活成有活性的胃蛋白酶以外，还有杀菌作用。人的壁细胞还分泌一种称为内因子的糖蛋白，后者可促进回肠上皮细胞对维生素B_{12}的吸收。

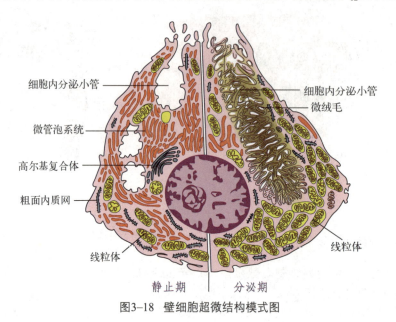

图3-18　壁细胞超微结构模式图

3) 颈黏液细胞，位于腺的颈部，呈柱状或烧瓶状，核扁圆位于基底部，分泌的黏液参与构成胃黏膜屏障。

贲门腺和幽门腺分别位于贲门部和幽门部，分泌黏液和溶菌酶等。

2.黏膜下层

为疏松的结缔组织，内含血管、淋巴管和神经丛。

3.肌层

肌层较厚，分为内斜行、中环行和外纵行三层平滑肌。环行肌在幽门处明显增厚，形成幽门括约肌。胃黏膜覆盖在幽门括约肌表面，并突向管腔，称幽门瓣。幽门瓣具有延缓胃内容物排空和防止肠内容物向胃内逆流的作用。

4.外膜

外膜为浆膜。

六、小 肠

小肠(small intestin)成人长约5～7m，上接幽门，下续盲肠，是消化管中最长的一段，也是消化、吸收的主要部位。可分为十二指肠、空肠和回肠三部分。

（一）十二指肠

十二指肠(duodenum)长约20.6±3cm，呈"C"形，分为上部、降部、水平部和升部(图3-19)。

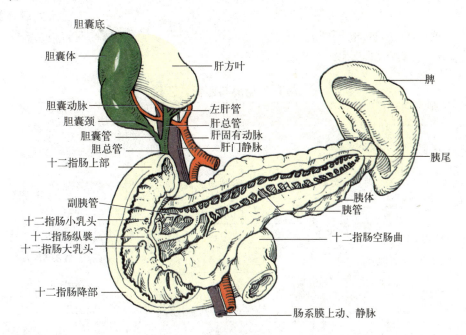

图3-19 胰和十二指肠

1.上部

上部长约4±1cm，于第1腰椎右侧前方起自幽门，行向右后，至胆囊颈附近急转向下延续为降部，转弯处称**十二指肠上曲**。上部与幽门相接的一段肠壁较薄，内面光滑无皱襞，故又称**十二指肠球部**，是十二指肠溃疡的好发部位。

2.降部

降部长约7.7±1cm，于第1腰椎右侧沿右肾内前方下降，至第3腰椎平面转向左延续为水平部，转弯处称为**十二指肠下曲**。降部内面黏膜环行皱襞发达，在后内侧壁上有一条纵行皱襞称**十二指肠纵襞**，其下端的隆起称**十二指肠大乳头**，是肝胰壶腹的开口，该乳头距幽门8.5cm，距中切牙约75cm。在大乳头上方1.7±0.6cm处可见有**十二指肠小乳头**，为副胰管的开口处。

3.水平部

水平部长约5.6±1cm，于第3腰椎平面由右向左横行，越过下腔静脉，至腹主动脉前方移行为升部。

4.升部

升部长约2.9±0.7cm，自第3腰椎左侧斜向左上，至第2腰椎体左侧向前下(57%)或左侧(33%)呈锐角续于空肠，转弯处称**十二指肠空肠曲**。此曲被**十二指肠悬肌**(Treitz韧带)连于右膈脚，该悬肌由平滑肌和结缔组织构成，有固定十二指肠空肠曲的作用，同时也是手术时确认空肠起始部的标志。

十二指肠的上部、升部被腹膜包裹，有一定活动度，降部、水平部均位于腹膜后方，固定于腹后壁。

（二）空肠和回肠

空肠(jejunum)和回肠(ileum)借肠系膜连于腹后壁，又称**系膜小肠**(图3-20)。以肠袢盘曲在腹腔中、下部，前方大部分被大网膜掩盖，右、上、左方和左下方由结肠环绕。空肠起自十二指肠空肠曲，回肠末端在右髂窝续为盲肠，其开口处称回盲口。空、回肠间无明显分界，在解剖和手术中可依下表进行区分(表3-1)。

表3-1 空肠与回肠的区分

	空 肠	回 肠
长度	近侧2/5	远侧3/5
位置	左上腹	右下腹
管径	较粗	较细
管壁	较厚(平滑肌多)	较薄(平滑肌少)
小肠袢	多呈横位排列	多呈纵位排列
活体色泽	较红(血管多)	淡红(血管少)
血管弓	1～3级	4～5级
黏膜皱襞	高而密	低而疏
淋巴小结	孤立淋巴小结	集合、孤立淋巴小结

（三）小肠壁的微细结构

小肠是消化和吸收的主要场所。小肠黏膜和黏膜下层共同向肠腔突起，形成许多肉眼可见的环行皱襞。黏膜的上皮和固有层向肠腔伸出许多光镜下可见的指状突起，称肠绒毛。肠绒毛表面的上皮细胞游离面有细胞膜和细胞质突出形成的微绒毛。环行皱襞、肠绒毛、微绒毛的三级组织结构使小肠的吸收面积增加了600~750倍(图3-21)。

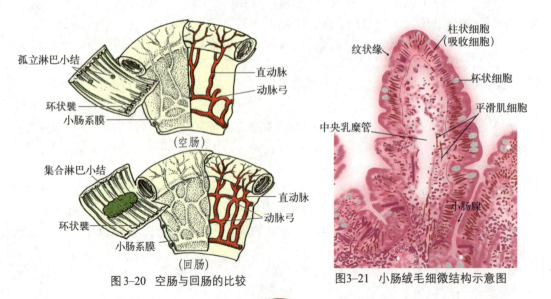

图3-20 空肠与回肠的比较

图3-21 小肠绒毛细微结构示意图

1. 黏膜

黏膜由上皮、固有层、黏膜肌层组成。

(1) 上皮：肠绒毛上皮主要由柱状细胞、杯状细胞和内分泌细胞组成。①柱状细胞：又称吸收细胞，数量最多。细胞呈高柱状，核椭圆。该细胞的胞膜和胞质向细胞游离面伸出许多在电镜可见的微细突起称为微绒毛，大量的微绒毛聚集在一起成光镜下所见的纹状缘。②杯状细胞：散在于柱状细胞之间，分泌黏液，有润滑和保护作用。③内分泌细胞(见胃肠道的内分泌细胞)。

(2) 固有层：由细密的结缔组织构成，有大量的小肠腺(图3–22)，构成小肠腺的细胞包括柱状细胞、杯状细胞、内分泌细胞、潘氏细胞和未分化细胞。小肠腺的柱状细胞可分泌小肠液，又称为分泌细胞。潘氏细胞：常三五成群位于肠腺底部，呈锥体形，可分泌防御素和溶菌酶，对肠道微生物具有杀灭作用。

在固有层还有较多的淋巴细胞、浆细胞、巨噬细胞、嗜酸性细胞等，还有少量的平滑肌纤维。每根绒毛内有1~2条毛细淋巴管，称中央乳糜管，是运送脂肪的主要通道。中央乳糜管的周围有丰富的毛细血管及散在的平滑肌等。平滑肌的舒缩，有利于营养物质的吸收和血液、淋巴的运行。此外，固有层还可见淋巴小结，在十二指肠和空肠多为孤立淋巴小结，回肠多为集合淋巴小结。

(3) 黏膜肌层：由内环行和外纵行两层平滑肌组成。

2. 黏膜下层

为疏松结缔组织，含血管和淋巴管。十二指肠黏膜下层有十二指肠腺，为复管泡状黏液腺，其导管穿过黏膜肌层开口于小肠腺底部。十二指肠腺分泌碱性黏液，可保护十二指肠黏膜免受酸性胃液的侵蚀。

3. 肌层

由内环行、外纵行两层平滑肌组成。

4. 外膜

除十二指肠后壁为纤维膜外，小肠其余部分均为浆膜。

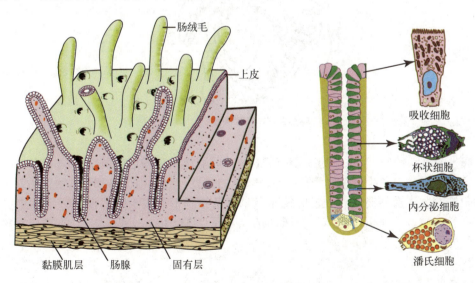

图3–22 小肠腺结构模式图

知识链接

消化性溃疡

消化性溃疡一般是指胃溃疡和十二指肠溃疡，常简称为溃疡病。本来是消化食物的胃酸和胃蛋白酶，却消化了胃、肠的管壁，从而损伤消化管的黏膜组织。胃溃疡常见于中老年人，十二指肠溃疡常见于中青年人。此病男多于女。近年来的调查发现，城市人口中，十二指肠溃疡的病人在增加。胃溃疡的好发部位在幽门窦，十二指肠溃疡好发部位在十二指肠球

七、大 肠

大肠(large intestine)长约1.5m，全程围绕于空肠、回肠的周围，可分为盲肠、阑尾、结肠、直肠和肛管5部分。结肠和盲肠有三个共同的形态特征(图3-25)：①**结肠带**是肠壁纵行平滑肌增厚形成的带状结构，共三条，沿盲肠和结肠的纵轴排列；②**结肠袋**是肠管向外膨出的袋状突起，这是由于结肠带短于肠管的长度使肠管皱缩形成的；③**肠脂垂**是附着于结肠带边缘大小不等的脂肪突起。

（一）盲肠

盲肠(caecum)呈下端为盲端的袋形，长约6～8cm，位于右髂窝，以回盲口平面与升结肠分界(图3-23)。回盲口的肠黏膜形成上、下两片唇样的双层皱襞称**回盲瓣**，有防止盲肠内容物逆流的作用。临床上常将回肠末端、盲肠和阑尾合称回盲部。

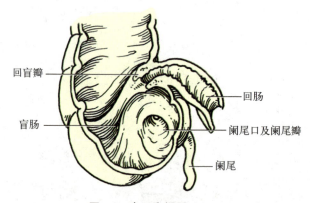

回盲瓣　　回肠　　盲肠　　阑尾口及阑尾瓣　　阑尾

图3-23 盲肠和阑尾

（二）阑尾

成人阑尾长约6～7cm，根部粗约0.71cm，近端连于盲肠后内侧壁(47±7%)或内侧壁(37±7%)，远端游离(图3-23、图3-24)。阑尾的位置：回肠前位占28%，盆位占26%，盲肠后位占24%。阑尾根部的位置比较固定，三条结肠带汇集于阑尾根部，手术中可循结肠带寻找阑尾。阑尾根部的体表投影，常以麦氏点(McBurney)为标志，即脐与右髂前上棘连线的中、外1/3交点。

（三）结肠

结肠(colon)在右髂窝与盲肠相接，于第三骶椎平面与直肠相续。全长分为升、横、降、乙状结肠四部分，呈"M"形将小肠围在其中。

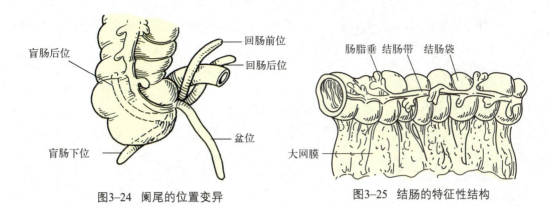

图3-24 阑尾的位置变异　　　　　　图3-25 结肠的特征性结构

1. 升结肠

升结肠起自盲肠，沿腹后壁右侧上升，至肝右叶下方向左弯曲形成结肠右曲(肝曲)。升结肠后壁借结缔组织连于腹后壁，活动度较小。

2. 横结肠

横结肠起自结肠右曲，向左至脾下方向下弯曲形成结肠左曲(脾曲)。横结肠借横结肠系膜连于腹后壁，中部下垂至脐或脐平面以下，活动度大。

3. 降结肠

降结肠起自结肠左曲，沿腹后壁左侧下行，至左髂嵴处移行为乙状结肠。降结肠后壁借结缔组织连于腹后壁，活动度也较小。

4. 乙状结肠

乙状结肠起自降结肠，沿左髂窝转入盆内，呈"乙"字形弯曲，至第3骶椎平面与直肠相续。乙状结肠借乙状结肠系膜连于骨盆侧壁，活动度大，易发生肠扭转。

（四）直肠

直肠(rectum)长约10~14cm，起自第3骶椎平面，向下沿骶、尾骨前下方，穿盆膈移行为肛管(图3-26)。

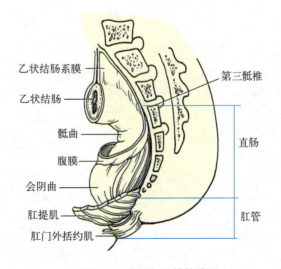

图3-26 直肠与肛管的外形

直肠并不直，在矢状位上有两个弯曲，**骶曲**位于骶骨前面，凸向后，距肛门7～9cm；**会阴曲**位于尾骨前面，凸向前，距肛门3～5cm。临床上进行直肠镜或乙状结肠镜检查时，必须注意这些弯曲，以免损伤肠壁。在冠状位上尚有凸向右、左、右的三个弯曲，其中以中间的左曲最显著。

直肠的管径粗细变化很大，上部与乙状结肠相似，向下管腔显著扩张称**直肠壶腹**，腔内常有上、中、下三个半月形黏膜皱襞，称**直肠横襞**(图3-27)，有滞留大便的作用。直肠横襞以位于直肠右壁的中横襞最大且位置恒定，距肛门约7cm，可作为直肠镜检查时的定位标志。

直肠前方，男性与膀胱、前列腺、精囊腺和输精管壶腹相邻；女性与子宫颈、阴道和子宫直肠陷凹相邻。

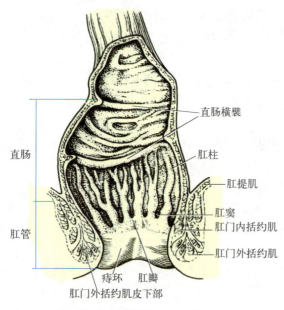

图3-27 直肠与肛管内面的形态

知识链接

护理与清洁灌肠

清洁灌肠是反复多次进行大量不保留灌肠的方法。

目的：彻底清除滞留在结肠内的粪便，为直肠、结肠X线摄片检查和手术前作肠道准备。

操作方法：①协助病人取左侧卧位，以顺应肠道解剖位置，使溶液能借助重力作用顺利流入肠腔。②戴手套，润滑肛管前端。③左手垫手纸分开病人臀部，显露肛门，嘱病人做排便动作以使肛门括约肌放松，右手持橡胶管轻轻插入直肠7～10cm，固定肛管，松开止血钳，使溶液缓缓流入。注意灌肠时压力要低；每次灌肠后让病人休息片刻。禁忌用清水反复灌洗，以防水电解质紊乱。

（五）肛管

肛管(anal canal)长约4cm，上端自盆膈平面与直肠相接，下端终于肛门(图3-27)。

肛管内面有6~10条左右的纵行黏膜皱襞称**肛柱**。连于相邻肛柱下端的半月形黏膜皱襞称**肛瓣**。肛瓣与肛柱下端围成的小隐窝称**肛窦**，窦内常积存粪屑，易感染而发生肛窦炎。肛柱下端与肛瓣连成锯齿状的环行线称**齿状线**(dentate line)，是黏膜和皮肤的分界线。齿状线上、下的动脉供应、静脉和淋巴回流、神经支配及胚胎发育来源都不相同。齿状线以下约1cm宽的环行带状区因肛门内括约肌紧缩而微凸向肠腔称**肛梳**或**痔环**。肛梳下缘有一环行的浅沟，称**白线**，距肛门约1.5cm，是肛门内、外括约肌(浅部)的分界线。在肛管的黏膜下和皮下有丰富的静脉丛，静脉丛曲张易形成痔，在齿状线以上称内痔，在齿状线以下称外痔。

肛管周围有两种括约肌：**肛门内括约肌**是由肛管壁的环行平滑肌增厚形成，该肌能协助排便，无明显的括约功能；**肛门外括约肌**为骨骼肌，围绕在肛门内括约肌的外面，平时处于收缩状态，是括约肛门的主要装置，术中应多加保护。

肛管后方为致密结缔组织，称肛尾体。两侧邻坐骨肛门窝，内含大量脂肪及会阴部的血管神经，是肛周脓肿和肛瘘易发部位。前方与会阴体相邻，会阴体深部有会阴中心腱，泌尿外科和妇产科对该部较为重视。

（六）大肠的微细结构

大肠的主要功能是吸收水分和电解质，将食物残渣形成粪便排出。

1. 盲肠、结肠、直肠

(1) 黏膜：上皮为单层柱状上皮，由柱状细胞和杯状细胞组成，杯状细胞明显多于小肠。上皮下陷到固有层形成密集的大肠腺，呈长单管状，含柱状细胞、杯状细胞、内分泌细胞和未分化细胞，无潘氏细胞(图3-22)。

(2) 黏膜下层：为疏松结缔组织，内含血管、淋巴管。

(3) 肌层：由内环行和外纵行两层平滑肌组成。盲肠和结肠的外纵行肌局部增厚形成三条结肠带，带间的纵行肌很薄甚至缺如。

(4) 外膜：盲肠、结肠、乙状结肠为浆膜；升结肠与降结肠前壁为浆膜，后壁为纤维膜。

2. 阑尾

阑尾的管腔小而不规则，大肠腺短而少。固有层内有丰富的淋巴组织，形成许多淋巴小结，并突入黏膜下层，使黏膜肌层不完整。肌层很薄，外膜为浆膜。

第二节　消化腺

消化腺包括位于消化道管壁内的小消化腺和独立存在的大消化腺。前者如食管腺、胃腺和肠腺等，后者如口腔腺(以前述)、肝和胰。消化腺分泌消化液，经导管排入消化管，分解和消化食物，营养物质经胃肠吸收入体内。

一、肝

肝(liver)是人体最大的腺体，我国成人肝重男性平均1300g，女性平均1220g。肝是机体新陈代谢最活跃的器官，具有分泌胆汁，参与糖、脂肪、蛋白质和维生素的合成、转化和分解以及吞噬、防御和解毒的功能。胚胎时期还有造血的功能。

（一）肝的形态

新鲜肝呈红褐色，质软而脆，呈楔形，分上、下两面，前、后两缘。肝上面膨隆与膈相贴称膈面(图3-28)，肝膈面上有矢状位的镰状韧带附着，借此将肝分成小而薄的**左叶**和大而厚的**右叶**。膈面后部无腹膜覆盖的部分称**肝裸区**。肝的下面凹凸不平，邻腹腔脏器，称**脏面**。脏面中部有略呈"H"形的3条沟。其横沟称**肝门**，是肝固有动脉、肝门静脉、肝管、淋巴管和神经出入的部位。出入肝门的结构被结缔组织包裹构成**肝蒂**。左纵沟前部容纳肝圆韧带，是胎儿脐静脉闭锁后的遗迹；后部容纳**静脉韧带**，是胎儿静脉导管的遗迹。右纵沟前下方为**胆囊窝**，容纳胆囊；后上方为腔静脉沟，有下腔静脉通过。腔静脉沟的上端，有肝左、中、右静脉出肝注入下腔静脉，该处称第二肝门。左纵沟左侧为**肝左叶**，右纵沟右侧为**肝右叶**，横沟前方为**方叶**，后方为**尾状叶**。肝的前缘锐利，左叶和方叶间有肝圆韧带切迹，有肝圆韧带经镰状韧带下缘连于脐；右叶和方叶间有胆囊切迹，胆囊底显露于此。肝后缘圆钝，朝向脊柱。

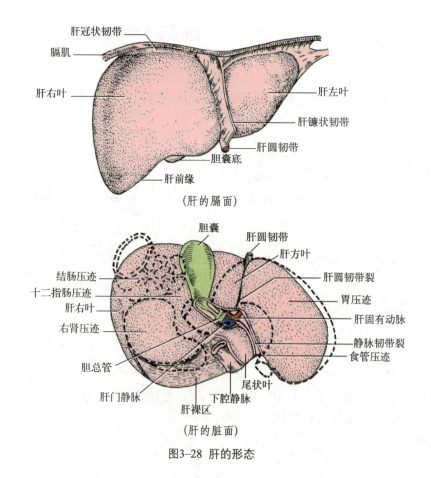

（肝的膈面）

（肝的脏面）

图3-28 肝的形态

（二）肝的位置

肝大部分位于右季肋区和腹上区，小部分位于左季肋区。其中大部分被左、右肋弓掩盖(儿童的肝下界可低于右肋弓下缘2～3cm)，仅在腹上区左、右肋弓之间露于剑突下方与腹前壁相贴。肝的体表投影(表3-2)。

表3-2 肝的体表投影

	右腋中线	右锁骨中线	前正中线	左锁骨中线
上界	第7肋	第5肋	胸剑结合	第5肋间隙
下界	平右肋弓下缘	剑突下3～5cm		

（三）肝的微细结构

肝表面包被一薄层致密结缔组织被膜。被膜的结缔组织经肝门随肝管、血管、神经等入肝的实质，将肝实质分隔成50万~100万个肝小叶。

1.肝小叶

肝小叶是肝的基本结构和功能单位，由中央静脉、肝板、肝血窦、窦周隙、胆小管五部分构成(图3-29，图3-30，图3-31)。

（1）中央静脉(central vein)：位于肝小叶中央，壁薄多孔，收集肝血窦血液，并将血液汇入小叶下静脉。

（2）肝板(hepatic plate)：呈凹凸不平板状结构，是肝小叶执行功能的重要结构，肝板相互吻合成网。肝板上有孔，使肝板相互通连。肝板由肝细胞排列而成，是肝内唯一的实质性细胞，数量多，高度分化，功能复杂。肝细胞体积大，呈多面体形，细胞核大而圆，位于中央、着色浅，核仁明显。胞质呈嗜酸性，含弥散分布的嗜碱性物质。电镜下可见丰富的粗面内质网、滑面内质网、高尔基复合体、线粒体、溶酶体、过氧化物酶体等细胞器。

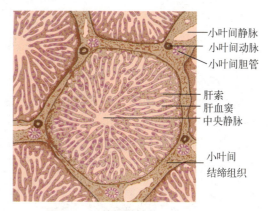

图3-29 肝的细微结构

（3）肝血窦(hepatic sinusoid)：是位于肝板之间的腔隙，腔大而不规则，经肝板上的孔通连成网状管道。肝血窦中富含血液、肝巨噬细胞及大颗粒淋巴细胞。肝血窦内皮细胞上有大小不等的孔，孔上无隔膜，内皮细胞间隙大，细胞外无基膜，因此通透性很大；肝巨噬细胞能清除异物、衰老突变细胞，具有防御、免疫功能；大颗粒淋巴细胞在抵御病毒感染、防止肝内肿瘤及其他肿瘤的肝转移方面有重要作用。

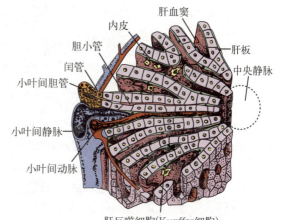

图3-30 肝板、肝血窦和胆小管立体模式图

(4) 窦周隙(perisinusoidal space)：为肝血窦内皮细胞与肝细胞之间的狭小间隙，是相互通连的网状管道。窦周隙中含血浆和贮脂细胞，肝细胞血窦面的微绒毛伸入窦周隙内。窦周隙是肝细胞与血液进行物质交换的场所，贮脂细胞能贮存维生素A及合成网状纤维。

(5) 胆小管(bile canaliculus)：是相邻肝细胞的细胞膜局部凹陷而形成的微细管道，在肝板内相互吻合成网，银染呈网格状，为胆汁排泄管道。肝细胞的微绒毛伸入其间，利于胆汁释放。相邻肝细胞之间形成连接复合体封闭胆小管，防止胆汁外溢。

2. 肝门管区

肝门管区在几个相邻的肝小叶之间，结缔组织较多的区域，有小叶间胆管、小叶间动脉和小叶间静脉伴行通过，此区域称肝门管区。小叶间胆管由胆小管汇合而成，管壁由单层立方上皮围成。小叶间动脉是肝固有动脉在肝内的分支，管壁厚，管腔小而圆。小叶间静脉是肝门静脉在肝内的分支，管壁薄，管腔大而不规则。

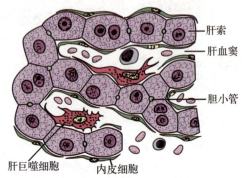

图3-31 肝板(肝索)与肝血窦的关系

3. 肝血液循环

肝的血液有两个来源：①肝固有动脉，属于肝的营养血管，②肝门静脉，属于肝的功能血管。两者入肝后反复分支，分别形成小叶间动脉和小叶间静脉，血液均进入肝血窦。故肝血窦内的血液为混合血，血液由肝小叶的周边流向中央汇入中央静脉，若干中央静脉离开肝小叶汇合成小叶下静脉。小叶下静脉独立走行于小叶间结缔组织内，最后汇合成肝静脉出肝。

肝门静脉→小叶间静脉→终末门微静脉↘
肝 动 脉→小叶间动脉→ 终末肝微动脉↗ 肝血窦→中央静脉→小叶下静脉→肝静脉→下腔静脉

（四）肝外胆道

肝外胆道指肝细胞分泌的胆汁出肝后流经的各个管道，包括胆囊和输胆管道(图3-32)。

1.胆囊

胆囊(gallbladder)呈长梨形，长度为约为8~12cm，宽约3~5cm，容量约40～60ml。位于胆囊窝内，借结缔组织与肝相连，下面覆以腹膜，并与十二指肠、结肠右曲相邻。具有储存和浓缩胆汁的功能，并有调节胆道压力的作用。

胆囊分底、体、颈和管四部。**胆囊底**多于胆囊切迹处显露，并与腹前壁相接触，其体表投影在右腹直肌外侧缘与右肋弓相交处，胆囊疾患在此可有明显压痛。**胆囊体**是胆囊的膨大部，占胆囊的大部。**胆囊颈**细而弯曲，其右侧壁常有突向下方的小囊，朝向十二指肠，称哈特曼囊(Hartmann囊)，结石常藏留于此处。**胆囊管**长约3~4cm，外径约0.2~0.3mm，胆囊颈与胆囊管内的黏膜形成螺旋状的皱襞称螺旋襞，有调节胆汁排出的作用。肝总管、胆囊管和肝脏下面围成的三角形区域称**胆囊三角**(Calot三角)(图3-33)，是术手中寻找胆囊动脉的标志。

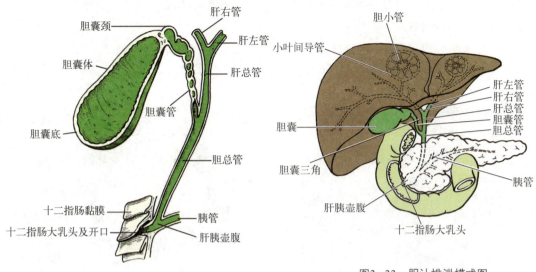

图3-32 胆囊和输胆管道   图3-33   胆汁排泄模式图

2.输胆管道

输胆管道包括左、右肝管、肝总管、胆总管和肝胰壶腹。肝左管和肝右管在肝门附近汇合成肝总管，肝总管与胆囊管汇合成**胆总管**。胆总管(common bile duct)长约4~8cm，直径约3~6mm，行于肝十二指肠韧带内，位于肝固有动脉右侧、肝门静脉前方，向下经十二指肠上部后方至胰头与十二指肠降部之间，斜穿十二指肠降部后内侧壁并与胰管汇合，二者汇合处的膨大部分称**肝胰壶腹**(Vater壶腹)(图3-33)，开口于十二指肠大乳头。在胆总管和胰管的末端及肝胰壶腹周围的环行平滑肌增厚，形成肝胰壶腹括约肌(Oddi括约肌)，可调节胆汁和胰液的排放。平时肝胰壶腹括约肌呈收缩状态，肝细胞分泌的胆汁经肝左、右管、肝总管、胆囊管进入胆囊储存；进食后，胆囊收缩，肝胰壶腹括约肌舒张，胆囊内的胆汁通过胆囊管、胆总管、肝胰壶腹经十二指肠大乳头，排入十二指肠。

肝细胞→胆小管→闰管→小叶间胆管→左、右肝管→肝总管→胆总管→肝胰壶腹→十二指肠

二、胰

1. 胰

胰(pancreas)是人体第二大消化腺，其分泌的胰液含多种消化酶，参与糖、脂肪和蛋白质的分解。胰腺内散在的内分泌细胞团称胰岛，主要分泌胰岛素和胰高血糖素，调节血糖浓度。

胰(图3-19)位于胃的后方，在第1、2腰椎平面横卧于腹后壁，仅前面有腹膜覆盖。

胰呈三棱柱形，质软灰红色，重约82~117g，分头、体、尾三部。**胰头**膨大被十二指肠环抱，若胰头癌压迫其后方的胆总管可出现阻塞性黄疸。胰头下部有突向左后下方的钩突，肠系膜上动、静脉夹在胰头与钩突之间，故胰头癌压迫肝门静脉的起始段，可出现腹水、脾肿大等门脉高压症状。**胰体**后方有下腔静脉、腹主动脉、左肾和左肾上腺，其前面隔网膜囊与胃相邻。**胰尾**向左上抵达脾门。**胰管**与胰的长轴一致，自胰尾走向胰头，沿途收集许多小叶间导管，最后与胆总管汇合成肝胰壶腹，开口于十二指肠大

乳头。在胰头上部常可见一条副胰管，开口于十二指肠小乳头。

2. 胰的微细结构

胰的表面被覆薄层结缔组织被膜，并伸入胰的实质内将其分为许多小叶。每个小叶的实质又分为外分泌部和内分泌部(图3-34)。

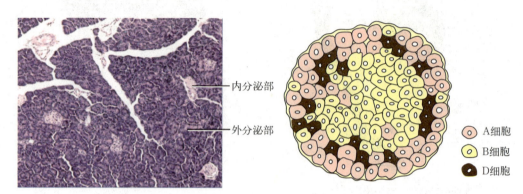

图3-34 胰的微细结构　　　　　　图3-35 胰岛三种细胞分布模式图

(1) 外分泌部：为复管泡状腺。分泌胰液，有导管排入十二指肠，参与糖、蛋白质和脂肪的消化。

腺泡：腺细胞呈锥体形，细胞核圆形，位于基底部。腺泡腔内可见较小的扁平的或立方形的泡心细胞，是伸入腺泡腔内的闰管上皮细胞。

导管：由闰管、小叶内导管、小叶间导管和主导管构成，无纹状管。闰管较多见，腺泡以泡心细胞与闰管相连，闰管逐渐汇合形成由单层立方上皮组成的小叶内导管，小叶内导管在小叶间结缔组织内汇合成小叶间导管，小叶间导管管径不断增粗，管壁由单层立方上皮逐渐移行为单层柱状上皮。小叶间导管最后汇合成一条主导管，管壁为单层柱状上皮，其间夹有杯状细胞。

(2) 内分泌部：散在于腺泡之间，形成大小不等的细胞团，又称胰岛。胰岛主要由四种细胞组成(图3-35)：

1) A细胞：约占20%，主要分布于胰岛的周边部，分泌胰高血糖素，其作用是促进肝糖原的分解，抑制糖原的合成使血糖升高。

2) B细胞：约占75%，主要分布于胰岛的中央，分泌胰岛素，可促进糖的利用和糖原的合成，使血糖降低。如胰岛素分泌不足，血糖升高，可致糖尿病。

3) D细胞：约占5%，散在于A、B细胞之间，分泌生长抑素，可调节A、B细胞的分泌活动。

4) PP细胞：数量很少，分泌胰多肽，能抑制胃肠运动、胰液的分泌和胆囊的收缩。

(刘新勇　包宪霞)

第四章　呼吸系统

呼吸系统(respiratory system)由呼吸道和肺组成(图4-1)。呼吸道是传送气体的管道，包括鼻、咽、喉、气管和各级支气管；肺由肺内各级支气管、肺泡及间质组成，是进行气体交换的器官。临床上通常将鼻、咽、喉称为**上呼吸道**；称气管和各级支气管为**下呼吸道**。

呼吸系统的主要功能是进行气体交换，即吸入氧，呼出二氧化碳，从而保证人体新陈代谢活动的正常进行。另外，还兼有嗅觉和发音等功能。

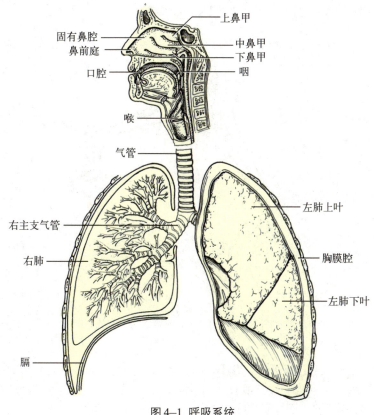

图4-1 呼吸系统

第一节　呼吸道

一、鼻

鼻(nose)是呼吸道的起始部，又是嗅觉器官，还有辅助发音的功能。鼻分为**外鼻**、**鼻腔**和**鼻旁窦**三部分。

（一）外鼻

外鼻(external nose)位居面部中央，呈三棱锥体形，以鼻骨和鼻软骨为支架，外被皮肤。外鼻上端位于两眼间的狭窄部分称**鼻根**(root nasi)，中部向前下隆起称**鼻背**(dorsum nasi)，下端称**鼻尖**(apex nasi)，鼻尖两侧呈半圆形的膨大称**鼻翼**(nasal alae)。呼吸困难时，可见鼻翼扇动，在小儿尤为明显。每侧鼻翼下缘各围成一孔称**鼻孔**(nostri)。鼻翼和鼻尖处的皮肤较厚，因富含汗腺和皮脂腺，是痤疮、酒糟鼻和疖肿的好发部位。

（二）鼻腔

鼻腔(nasal cavity)以骨和软骨为基础，内衬皮肤和黏膜。鼻腔被一纵行的**鼻中隔**(nasal septum)分为左、右两腔。每腔向前借鼻孔与外界相通，向后借鼻后孔通向鼻咽部。鼻中隔以**筛骨垂直板、犁骨**和**鼻中隔软骨**为支架，表面覆以黏膜而构成(图4-2)。鼻中隔的位置多不居中，常略偏向左侧。鼻中隔前下部血管丰富且位置表浅，干燥、外伤等易致血管破裂出血，故将此区称**易出血区**(Little区)。以**鼻阈**(nasal limen)为界，每侧鼻腔可分为前部的鼻前庭(nasal vestibule)和后部的**固有鼻腔**(nasal cavity proper)。

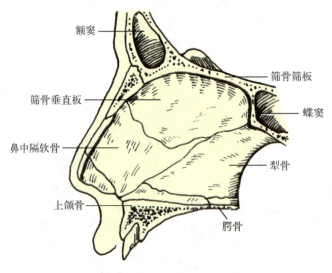

图4-2 鼻中隔

鼻前庭：位于鼻腔的前下部，由鼻翼围成，是鼻翼内面的宽大部分。鼻前庭内衬皮肤，并生有鼻毛，有阻挡尘埃、滤过、净化空气的作用。鼻前庭处缺少皮下组织，但含有丰富的皮脂腺和汗腺，是疖肿的好发部位，且发病时疼痛剧烈。

固有鼻腔：位于鼻腔后上部，是鼻腔的主要部分，其内衬黏膜。内侧壁为鼻中隔，外侧壁有突向鼻腔的上鼻甲、中鼻甲和下鼻甲，每个鼻甲的下方分别有上鼻道、中鼻道和下鼻道(图4-3)。在上鼻甲后上方与鼻腔顶部之间有一凹陷称**蝶筛隐窝**(sphenoethmoidal recese)。上、中鼻道及蝶筛隐窝处有**鼻旁窦**的开口，下鼻道前部有鼻泪管的开口。

鼻黏膜按其结构和功能的差异可分为**嗅区**(olfactory region)和**呼吸区**(respiratory region)。①嗅区：是上鼻甲内侧面以上及其相对的鼻中隔的黏膜，活体呈苍白或浅黄色，也称嗅黏膜，内含嗅细胞，有感受嗅觉的功能。人的嗅黏膜有2cm²,含500万个嗅细胞。狗的嗅黏膜有100cm²,含2亿个嗅细胞，故狗的嗅觉灵敏度是人的40倍以上。②呼吸区：是嗅区以外的部分，范围较大，黏膜呈浅红色，固有层内有混合腺和丰富的静脉丛，对吸入的空气起加温加湿作用。炎症时，静脉充血，黏膜肿胀，分泌物增多，鼻腔变窄，易引起鼻塞。

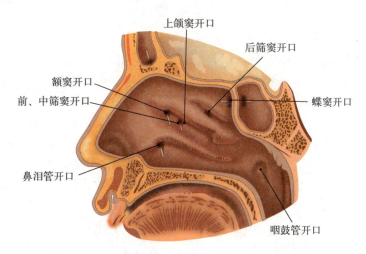

图4-3 鼻旁窦开口(切除鼻甲)

（三）鼻旁窦

鼻旁窦又称**副鼻窦**(paranasal sinuses)，由同名骨性鼻旁窦内衬黏膜构成，有**额窦**(frontal sinus)、**上颌窦**(maxillary sinus)、**筛窦**(ethmoidal sinus)和**蝶窦**(sphenoidal sinus)四对(图4-3，图4-4)，它们均开口于鼻腔。筛窦分为前、中、后三组。其中，额窦、上颌窦、筛窦的前组和中组均开口于中鼻道；筛窦后组开口于上鼻道；蝶窦开口于蝶筛隐窝。鼻旁窦因与鼻腔相通，对吸入的空气也能加温加湿，并对发音起共鸣作用。鼻旁窦的黏膜与鼻腔黏膜相互延续，故鼻腔的炎症也可蔓延到鼻旁窦。上颌窦窦腔体积最大，且开口位置高于窦底，当窦腔积液时，其分泌物不易排出，发生炎症后易转为慢性而迁延不愈。另外，上颌窦底邻近上颌磨牙牙根，两者仅隔一薄层骨质。有时牙根可突入窦内，仅以黏膜与窦相隔。故上颌磨牙牙根感染常波及上颌窦，引起牙源性上颌窦炎。

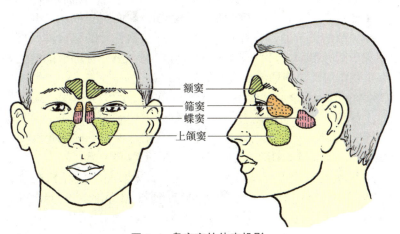

图4-4 鼻旁窦的体表投影

二、咽（见消化系统）

三、喉

喉(larynx)既是呼吸道，又是发音器官。

（一）喉的位置

喉位于颈前部正中，向上通咽，向下接气管。喉的前方由浅入深依次有皮肤、颈部筋膜和舌骨下肌群覆盖，后方邻咽，两侧有颈部大血管、神经和甲状腺侧叶。成人喉相当于第3~6颈椎高度，小儿喉位置较高，以后随年龄的增长而逐渐下降。喉的活动性大，可随吞咽上、下移动。

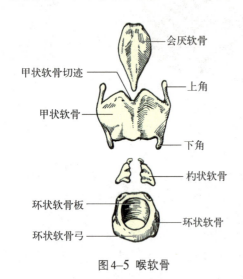

图4-5 喉软骨

（二）喉的构造

喉由软骨、软骨间连结、喉肌和喉黏膜构成。

1. 喉的软骨

喉软骨构成喉的支架，包括成对的杓状软骨和不成对的甲状软骨、环状软骨和会厌软骨等(图4-5、图4-6)。

(1) **甲状软骨**(thyroid cartilage)：是喉软骨中最大的一块，位于甲状舌骨膜与环状软骨之间，并构成喉的前外侧壁。甲状软骨由左、右两块近似方形的软骨板在前方正中线处愈合而成，愈合部的上端向前突出，称**喉结**(laryngeal prominence)，成年男性喉结尤为明显，是颈部的重要标志结构之一。两软骨板的后缘游离，并向上、下各伸出一对突起，分别称上角和下角。上角借韧带连舌骨大角，下角与环状软骨相关节。

(2) **环状软骨**(cricoid cartilage)：位于甲状软骨下方，向下接气管，形如指环。环状软骨分为环状软骨弓和环状软骨板两部分。环状软骨弓居前方，低而窄呈弓状，平对第6颈椎，是颈部的重要标志之一；环状软骨板位于后方，高而宽呈板状，其上缘两侧各有一对与杓状软骨相关节的关节面。在环状软骨板与环状软骨弓的移行部两侧，各有一与甲状软骨下角相关节的关节面。环状软骨是喉软骨中唯一呈完整环形的软骨，对保持呼吸道的畅通具有重要作用，损伤后易出现喉腔狭窄。

(3) **会厌软骨**(epiglottic cartilage)：位于甲状软骨的后上方，呈上宽下窄，形似树叶状。会厌软骨上缘游离，下端借韧带连于甲状软骨上切迹的后下方。会厌软骨表面被以黏膜，构成**会厌**(epiglottis)。吞咽时，喉上提，会厌盖住喉口，能阻止食物进入喉腔。

(4) **杓状软骨**(arytenoid cartilage)：位于环状软骨后部上缘，左右各一，呈锥体形，有一尖、一底、两突起。底朝下与环状软骨板上缘关节面构成**环杓关节**。由底向前伸出的突起，称**声带突**(vocal process)，有声韧带附着；由底向外侧伸出的突起，称**肌突**(muscular process)，有肌附着。

2.喉的连接

喉的连接包括喉软骨之间的连接以及喉与舌骨、喉与气管之间的连接(图4-5、图4-6)。

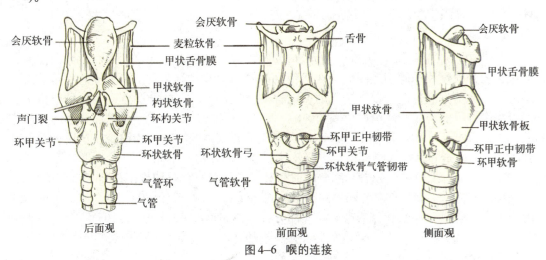

图4-6　喉的连接

（1）**环甲关节**(cricothyroid joint)：由环状软骨外侧面与甲状软骨下角构成，属联合关节。甲状软骨在冠状轴上作前倾和复位运动，使声带紧张或松弛。

（2）**环杓关节**(cricoarytenoid joint)：由环状软骨板上缘的关节面与杓状软骨底构成。杓状软骨可沿此关节的垂直轴做旋转运动，使声带突向内、外侧转动，使声门开大或缩小。同时，杓状软骨亦能向侧方滑动。

（3）**弹性圆锥**(conus elasticus)：又称环甲膜，为弹性纤维构成的膜状结构(图4-7)。自甲状软骨前角的后面，向后下附着于环状软骨上缘和杓状软骨声带突。此膜上缘游离，紧张于甲状软骨前角与杓状软骨声带突之间，称**声韧带**(vocal ligament)，是构成声带的基础。弹性圆锥的前部较厚，张于甲状软骨下缘与环状软骨弓上缘之间，称**环甲正中韧带**(median cricothyroid ligament)。当急性喉阻塞时，为抢救病人生命，可在环甲正中韧带处施行穿刺术，以建立暂时的通气道。

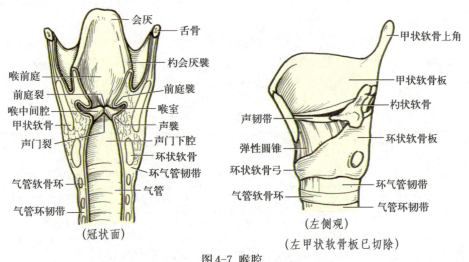

（冠状面）　　　　　（左侧观）

（左甲状软骨板已切除）

图4-7　喉腔

(4) **甲状舌骨膜**(thyrohyoid membrane)是连于甲状软骨上缘与舌骨之间的结缔组织膜。

(5) **环状软骨气管韧带**(cricotracheal ligament)：是自环状软骨下缘连于第一气管软骨环之间的结缔组织膜。

3. 喉腔

喉的内腔称**喉腔**(图4-7)，向上经喉口通咽，向下通气管。喉口朝向后上方，由**会厌上缘、构会厌襞**和**构间切迹**围成。在喉腔两侧壁的中部，有两对呈矢状位的黏膜皱襞。上方一对称**前庭襞**，两侧前庭襞间的裂隙称**前庭裂**；下方一对称声襞，由喉黏膜覆盖声韧带和声带肌而构成，两侧声襞间的裂隙称**声门裂**(rima glottidis)。声门裂是喉腔最狭窄的部位。通常所称的声带(vocal cord)是由声襞及其襞内的声韧带和声带肌构成，是发音的结构。气流通过声门裂时，振动声襞及其声韧带而发出声音。

喉腔借两对黏膜皱襞分为三部分：前庭襞以上的部分称**喉前庭**(laryngeal vestibule)；前庭襞与声门襞之间的部分称**喉中间腔**(intermediate cavity of larynx)，其向两侧延伸的间隙称**喉室**；声襞与环状软骨下缘之间的部分称**声门下腔**(infraglottic cavity)。声门下腔的黏膜下组织较为疏松，炎症时易发生水肿。婴幼儿喉腔较窄小，喉水肿易引起喉阻塞，导致呼吸困难。

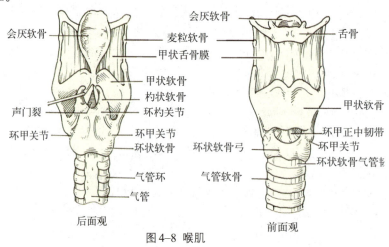

图4-8 喉肌

4. 喉肌

喉肌为细小的骨骼肌，附着于喉软骨的周围，是发音的动力器官。按功能分为两群(图4-8)(表4-1)：一群作用于环甲关节，使声带紧张或松弛；另一群作用于环构关节，使声门裂开大或缩小。喉肌的运动可控制发音的强弱或调节音调的高低。

表4-1 主要喉肌一览表

名　称	起　点	止　点	作　用
环甲肌	环状软骨弓前外侧面	甲状软骨下缘和下角	紧张声带，音调高
甲构肌	甲状软骨前角内面	构状软骨外侧面和声带突	松弛声带，音调低
环构后肌	环状软骨板后面	构状软骨肌突	开大声门裂，音量大
环构侧肌	环状软骨弓上缘和弹性圆锥外面	构状软骨肌突	缩小声门裂，音量小

四、气管与主支气管

（一）气管

气管(trachea)，位于食管的前方，是连于喉和主支气管之间的管道，位于颈前正中，上端于第6颈椎体下缘平面接环状软骨，下端在胸骨角平面分为**左、右主支气管**(图4-9)，其分权处称**气管权**(bifurction of trachea)。在气管权的内面有一向上凸的半月形软骨隆嵴，称**气管隆嵴**(carina of trachea)，是支气管镜检查的定位标志。气管由16~20个"C"字形的气管软骨环构成支架，各环间借膜状韧带相连。气管后壁缺乏软骨，由气管膜壁封闭。

气管以胸骨颈静脉切迹为界，分为颈、胸两段。颈段短而表浅，在颈静脉切迹处可触及。颈段在第2~4气管软骨环前方有甲状腺峡部，两侧有颈部大血管、神经和甲状腺侧叶。临床上作气管切开时，常选择在第3~4或第4~5气管软骨环处沿正中线进行。

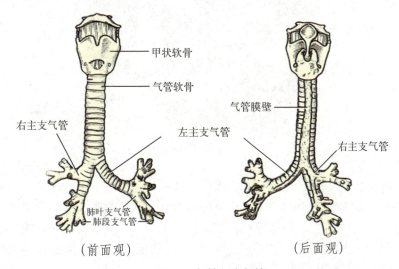

图4-9　气管与支气管

（二）主支气管

主支气管(principal bronchus)由气管在胸骨角平面分出，左、右各一，经肺门入肺。

左主支气管较长而细，长约4~5cm，走行接近于水平位。

右主支气管较短而粗，长约2~3cm，走行接近于垂直位。故气管异物易坠入右主支气管。

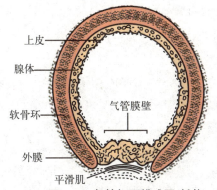

图4-10　气管切面模式图(低倍)

（三）气管与主支气管的微细结构

气管与主支气管管壁由内向外依次分为黏膜、黏膜下层和外膜三层(图4-10、图4-11)。气管与主支气管管壁的结构特点是有软骨或骨作支架，以保证管腔通畅；管径随分支越变越小，管壁也相应变薄。

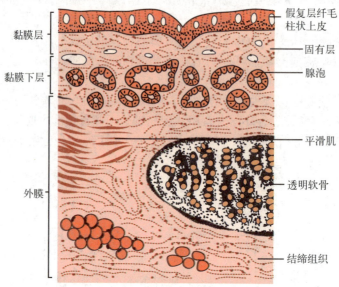

图4-11 气管切面模式图(高倍)

1.黏膜

黏膜由上皮和固有层组成。上皮为假复层纤毛柱状上皮。上皮内夹杂有杯状细胞，能分泌黏蛋白，它与黏膜下层腺体的分泌物在气管与主支气管内表面共同构成黏液性屏障，能黏附来自空气中的尘埃等异物。假复层纤毛柱状上皮表面的纤毛向喉部方向有规律地摆动，将分泌物和被黏附的尘埃、病菌等异物推向喉口而咳出。固有层为结缔组织，内含血管、淋巴管和弥散淋巴组织。

2.黏膜下层

黏膜下层为疏松结缔组织，与固有层无明显分界，内含血管、神经、淋巴管和较多的腺体。腺体的分泌物经导管排至管腔，与杯状细胞的分泌物共同构成黏液性屏障。黏膜下层内还有淋巴组织和浆细胞，具有防御功能。

3.外膜

外膜由 "C" 形透明软骨环构成支架，软骨环间及其后方的缺口由结缔组织和平滑肌封闭。

知识链接

气管切开术的应用解剖学要点

气管颈部位于颈部正中，上接环状软骨，下端在颈静脉切迹平面与胸部相连。颈部气管上部较表浅，越接近胸骨则越深，两侧深部有颈总动脉和颈内静脉。在环状软骨水平处血管离颈中线较远，而在胸骨上窝处则与气管靠近，且头臂静脉位于7~8气管软骨环前，故气管切开的切口不宜太低，应在第3~5气管软骨环处进行。

第二节 肺

一、肺的位置与形态

肺(lungs)左、右各一，位于胸腔内，膈的上方，分居纵隔两侧(图4-12)。左肺狭长，右肺宽短。肺是进行气体交换的器官。

肺表面被覆脏胸膜，光滑润泽。肺的质地柔软，似海绵状而富有弹性。婴幼儿的肺呈淡红色，随年龄的增长，吸入空气中的尘埃沉积增多，肺的颜色逐渐变深或呈蓝黑色。

每侧肺形似半锥体形，有一尖、一底、两面和三缘。**肺尖**(apex of lung)向上经胸廓上口突入颈根部，高出锁骨内侧1/3约2~3cm。**肺底**(base of lung)位于膈的上面，又称膈面。肺外侧面圆隆，与肋和肋间隙相邻，称**肋面**(costal surface)。肺内侧面邻接纵隔，称**纵隔面**(mediastinal surface) (图4-13)。纵隔面中部凹陷处称**肺门**(hilum of lung)，是主支气管和肺的血管、神经、淋巴管等出入之处。出入肺门的结构被结缔组织包绕称**肺根**(root of lung)。肺的前缘和下缘薄锐，左肺前缘下部有**心切迹**(cardiac notch)，在心切迹下方有一

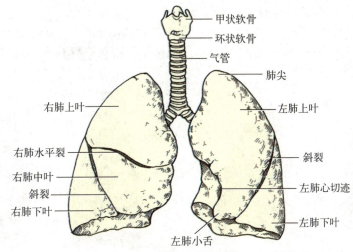

甲状软骨
环状软骨
气管
肺尖
右肺上叶
左肺上叶
右肺水平裂
斜裂
右肺中叶
左肺心切迹
斜裂
右肺下叶
左肺下叶
左肺小舌

图4-12 气管和肺的外形

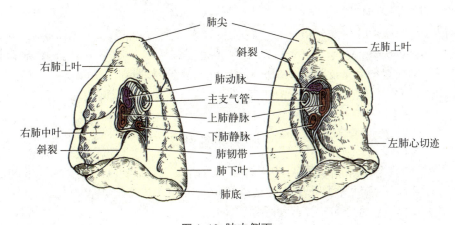

肺尖
斜裂
左肺上叶
右肺上叶
肺动脉
主支气管
上肺静脉
右肺中叶
下肺静脉
斜裂
肺韧带
左肺心切迹
肺下叶
肺底

图4-13 肺内侧面

表4-2 支气管肺段

右　肺		左　肺	
上叶	尖段(S I)	上叶	尖段(S I) 尖后段
	后段(S II)		后段(S II)
	前段(S III)		前段(S III)
中叶	外侧段(S IV)		上舌段(S IV)
	内侧段(S V)		下舌段(S V)
下叶	上段(S VI)	下叶	上段(S VI)
	内侧底段(S VII)		内侧底段(S VII) 前内侧底段
	前底段(S VIII)		前底段(S VIII)
	外侧底段(S IX)		外侧底段(S IX)
	后底段(S X)		后底段(S X)

舌状突起，称**肺小舌**(lingula of lung)。肺下缘较薄，是肺的肋面和膈面移行之处，其位置随呼吸而显著变化。肺的后缘圆钝，紧邻脊柱两侧。

肺被肺裂分为数叶。左肺被由后上斜向前下的**斜裂**(oblique fissure)分为上、下两个肺叶(pulmonary lobar)。右肺除斜裂外，还有近似水平位的**水平裂**(horizontal fissure)将其分为上、中、下三个肺叶。

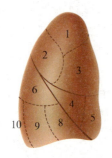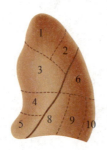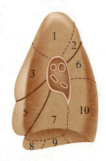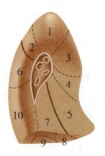

图4-14　肺段模式图

根据肺叶内气管的分支分布，左、右肺各分为10个肺段(表4-2，图4-14)，也称为支气管肺段(bronchopulmonary segments)。各肺段呈圆锥状，尖端朝向肺门，底部朝向肺表面。各相邻肺段之间有薄层结缔组织间隔，由于支气管肺段在结构和功能上具有一定的独立性，临床上常依据支气管肺段的相关知识，进行定位诊断或肺段切除术。

二、肺的微细结构

肺组织分为**肺实质**和**肺间质**两部分。肺实质由肺内各级支气管及其相连的肺泡构成(图4-15，图4-16)，肺间质是指肺内的结缔组织、血管、淋巴管和神经等。

肺实质按其功能可分为导气部和呼吸部。

（一）导气部

导气部是主支气管在肺内反复分支形成的各级支气管(图4-15)，由大到小包括**肺叶支气管、肺段支气管、小支气管、细支气管**和**终末细支气管**，总体形似树枝，故称**支气管树**(bronchial tree)。小支气管有若干级，其管径在1mm以下时称细支气管(bronchiole)。细支气管再分支为终末细支气管(terminal bronchiole)，管径约0.5mm。终末细支气管以下的分支为肺的呼吸部。

每一细支气管及其分支和所相连的肺泡共同构成一个肺小叶(图4-15)。肺小叶呈锥体形，尖指向肺门，底呈多边形朝向肺表面。

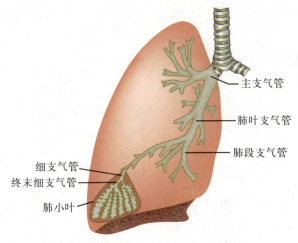

主支气管
肺叶支气管
肺段支气管
细支气管
终末细支气管
肺小叶

图4-15 肺内部结构示意图

肺导气部随着各级支气管分支逐渐变细，管壁逐渐变薄，其组织结构也发生相应变化：上皮由假复层纤毛柱状上皮逐渐变为单层纤毛柱状上皮或单层柱状上皮；杯状细胞和腺体逐渐减少，最后消失；外膜的软骨环变为不规则的软骨碎片，并逐渐减少，最后消失；平滑肌逐渐增多，最后形成完整的环行肌层。至终末细支气管(图4-17)，上皮已变为单层柱状上皮，杯状细胞、腺体和软骨均已消失，平滑肌已形成完整的环行肌层。由于平滑肌的舒缩，可控制管腔的大小，调节着出入肺的通气量。支气管哮喘就是某些致病因素使细支气管和终末细支气管的平滑肌痉挛性收缩，使管腔持续狭窄，使出入肺泡的气流量减少所致。导气部只传送气体，不能进行气体交换。

（二）呼吸部

呼吸部包括呼吸性细支气管、肺泡管、肺泡囊和肺泡。它们在结构上均出现了肺泡，因此具备了交换气体的功能。

1. 呼吸性细支气管

呼吸性细支气管(respiratory bronchoile)是终末细支气管的分支，管壁不完整，有少量肺泡开口。管壁内衬单层立方上皮。固有层为薄层结缔组织，含少许平滑肌。

2. 肺泡管

肺泡管(alveolar duct)是呼吸性细支气管的分支，有许多肺泡开口。相邻肺泡开口之间有结节状膨大，是肺泡隔突入管腔的部分。膨大部分的内表面为单层立方或扁平上皮；深面为薄层结缔组织，富含弹性纤维和少量平滑肌。

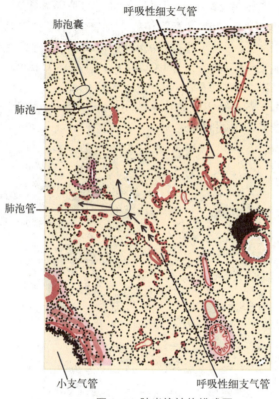

肺泡囊

呼吸性细支气管

肺泡

肺泡管

小支气管

呼吸性细支气管

图4-16 肺光镜结构模式图

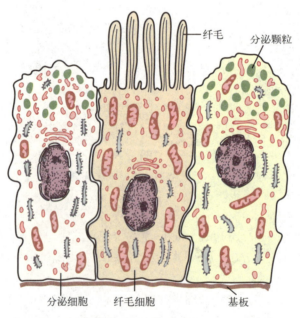

纤毛

分泌颗粒

分泌细胞

纤毛细胞

基板

图4-17 终末细支气管上皮细胞超微结构模式图

3. 肺泡囊

肺泡囊(alveolar sac)是肺泡管的延续，有多个肺泡共同开口，在相邻肺泡开口之间已无结节状膨大。

4. 肺泡

肺泡(pulmonary alveous)为多面体囊泡，大小不等，直径约250μm，开口于肺泡囊、肺泡管或呼吸性细支气管，是气体交换的部位。两肺达3亿～4亿个肺泡，总面积达70~80m²。肺泡内表面覆以肺泡上皮及其基膜，肺泡上皮由Ⅰ型和Ⅱ型两种肺泡细胞组成(图4–18)。

(1) **Ⅰ型肺泡细胞**(type Ⅰ alveolar cell)：细胞扁平，表面较光滑，核椭圆，含核部分略厚，其余部分很薄，仅0.2μm，气体易透过。电镜下，Ⅰ型细胞数量较Ⅱ型细胞少，占肺泡细胞总数的25%，但宽大而扁薄，覆盖肺泡表面积达95%。相邻Ⅰ型细胞之间或Ⅰ型与Ⅱ型细胞之间有紧密连接。胞质内细胞器甚少，但吞饮水泡甚多。Ⅰ型肺泡细胞主要参与气体交换。

(2) **Ⅱ型肺泡细胞**(type Ⅱ alveolar cell)：细胞较小，细胞切面呈立方状或圆形，散在夹杂在Ⅰ型肺泡细胞之间，凸向肺泡腔。细胞数量较Ⅰ型细胞多，约占肺泡细胞总数的75%，仅覆盖肺泡表面积的5%左右。Ⅱ型细胞是一种分泌细胞，电镜下，可见Ⅱ型肺泡细胞胞质内有高电子密度的近似圆形平行排列的板层结构，其表面有膜包被，称嗜锇性板层小体(osmiophilic multilamellar body)，其内主要含有磷脂、蛋白质和糖胺多糖。Ⅱ型肺泡细胞以胞吐方式将其排至肺泡腔内表面，形成一层薄膜，称表面活性物质。该物质能降低肺泡表面张力，可以防止肺泡塌陷及肺泡过度扩张，起到稳定肺泡大小的作用。由于Ⅰ型肺泡细胞无分裂增殖能力，损伤后由Ⅱ型肺泡细胞增殖分化补充。

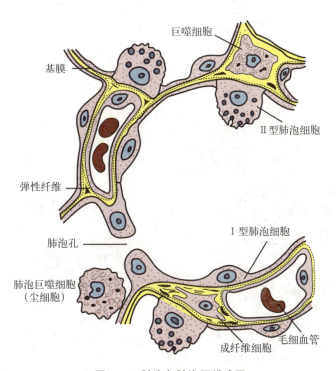

图4–18　肺泡与肺泡隔模式图

5. 肺泡隔

肺泡隔(alveolar septum)是指相邻肺泡间的结缔组织，内含毛细血管网、弹性纤维和肺巨噬细胞(pulmonary macrophage)等(图4-18)。肺巨噬细胞能吞噬病菌、异物和渗出到血管外的红细胞等，吞噬尘埃后称尘细胞(dust cell)。有的巨噬细胞游走入肺泡腔内，称肺泡巨噬细胞(alveolar macrophage)。肺泡隔中的毛细血管网紧贴肺泡上皮，两者在血液与肺泡内气体交换中具有重要作用。肺泡隔内的大量弹性纤维与吸气后肺泡的弹性回缩有关。

6. 呼吸膜

呼吸膜(breathing membrane)是指肺泡与血液之间进行气体交换所穿过的结构，也称**气-血屏障**(blood-air barrier)，由肺泡腔内表面的液体层、Ⅰ型肺泡细胞及其基膜、薄层结缔组织、毛细血管基膜及其内皮组成(图4-19)。呼吸膜很薄，总厚度仅 $0.2 \sim 0.5 \mu m$。此屏障任何一层发生病变，都会影响气体交换。

7. 肺泡孔

肺泡孔(alveolar pore)是指连通相邻肺泡间的小孔，一个肺泡上可有一个或数个肺泡孔，能平衡相邻肺泡内的气压。当某一终末性细支气管或呼吸性细支气管阻塞时，肺泡孔可起侧支通气作用。但在肺部感染时，病原体可通过肺泡孔扩散致使感染蔓延。

三、肺的血管

肺有两套血管即功能性血管和营养性血管。功能性血管为肺循环的血管。肺动脉入肺后反复分支，在肺泡隔内形成毛细血管网，与肺泡进行气体交换后，汇合成小静脉，小静脉逐渐汇合，最后汇合成肺静脉由肺门出肺。营养性血管为支气管动、静脉。支气管动脉与支气管伴行入肺，在导气部分支形成毛细血管，营养肺组织。一部分毛细血管汇入肺静脉；另一部分汇合成支气管静脉，与支气管伴行由肺门出肺。

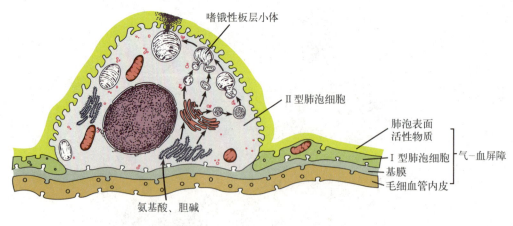

图4-19　Ⅱ型肺泡细胞及气血-屏障超微结构模式图

第三节　胸膜与纵隔

一、胸　膜

（一）胸腔、胸膜与胸膜腔的概念

1.胸腔

胸腔(thoracic cavity)由胸壁与膈围成，上界经胸廓上口与颈部通连；下界借膈与腹腔分隔。胸腔分为三部分：左、右两侧为胸膜腔和肺，中间为纵隔。

2.胸膜

胸膜(pleura)为一层浆膜，薄而光滑，分脏、壁胸膜(图4-20)。**脏胸膜**(visceral pleura)覆盖在肺表面，并伸入肺裂内，与肺紧密结合而不易分离。**壁胸膜**(parietel pleura)：按其所在的部位不同可分为四部。①**肋胸膜**(costal pleura)：贴附于肋和肋间隙内面，由于肋胸膜与肋间肌之间尚有胸内筋膜存在，故较易剥离；②**膈胸膜**(diaphragmatie pleura)：覆盖于膈上面，与膈紧密结合，不易剥离；③**纵隔胸膜**(mediastinal pleura)：贴附于纵隔两侧，其中部包裹肺根并移行为脏胸膜。在肺根下方前后两层重叠，连于纵隔外侧面与肺内侧面之间，称肺韧带，有固定肺的作用，亦是肺手术的标志；④**胸膜顶**(cupula of pleura)：为肋胸膜与纵隔胸膜向上经胸廓上口突入颈部的部分，覆盖在肺尖的上方，常高出锁骨内侧1/3上方2~3cm。

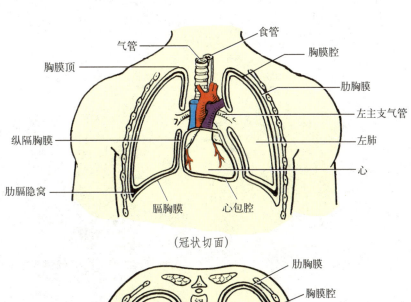

（冠状切面）

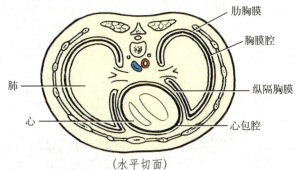

（水平切面）

图4-20　胸膜腔及心包腔

3.胸膜腔

胸膜腔(pleural cavity)为壁、脏胸膜在肺根处互相移行形成的左、右两个潜在性密闭间隙。胸腔内容纳的胸腔脏器全部位于胸膜腔之外。胸膜腔内为负压,不论是吸气还是呼气,胸膜腔内的压力总是低于外界大气压,这是肺扩张的重要原因。当刀伤或胸部穴位针刺等外伤造成胸膜破裂时,负压使外界空气容易通过胸壁伤口或经肺破裂处进入胸膜腔,形成气胸。胸膜腔内仅有少量浆液,可减少呼吸时脏、壁胸膜间的摩擦。脏、壁两层胸膜在肺根下方相互移行重叠,形成三角形的皱襞,称**肺韧带**(pulmonary ligament)。肺韧带呈额状位,连于肺与纵隔之间,有固定肺的作用。

胸膜腔在某些部位存在较大的空隙,即使在深吸气时,肺边缘也不能伸入这些空隙内,这些部位称**胸膜隐窝**(pleural recesses)(又称**胸膜窦**)。其中最重要的是**肋膈隐窝**(costodiaphragmatic recess)(又称**肋膈窦**),它位于肋胸膜与膈胸膜互相转折处,其位置最低、容积最大,是胸膜腔的最低部位,胸膜腔积液首先积聚于此。

胸膜腔的存在,使肺可随膈、胸廓的运动而扩张和缩小,完成气体的吸入和呼出。胸膜炎、气胸或胸腔积液则可影响肺的呼吸功能。

（二）肺和胸膜下缘的体表投影

肺下缘在锁骨中线与第6肋相交,在腋中线与第8肋相交,在肩胛线与第10肋相交,在脊柱旁约平第10胸椎棘突高度(图4-21)。在深呼吸时,肺下界可上、下移动约3.0cm。

胸膜的体表投影是指壁胸膜各部相互移行形成的反折线在体表的投影位置,标志着胸膜腔的范围。胸膜下缘比肺下缘低1~2肋,在锁骨中线与第8肋相交,在腋中线与第10肋相交,在肩胛线与第11肋相交,在脊柱旁约平第12胸椎棘突高度。肺下界体表投影比胸膜下界约高出2个肋。

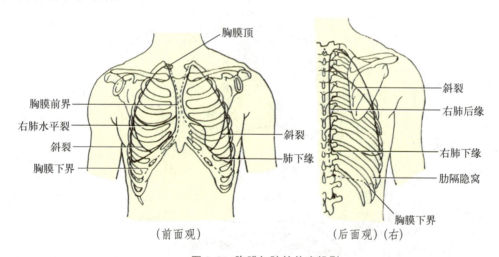

（前面观）   （后面观）（右）

图4-21 胸膜与肺的体表投影

性甚小。血胸、脓胸或胸腔积液等，多选择在腋后线或肩胛线的第7～8肋间隙进行，以尽可能抽光积液。胸膜腔穿刺除勿伤胸壁的血管神经外，还需避免针刺过深而伤及肺组织造成气胸的危险。

二、纵　隔

纵隔(mediastinum)是左、右纵隔胸膜之间所有器官和组织的总称(图4-22)。其前界为胸骨，后界为脊柱胸段，两侧界为纵隔胸膜，上界为胸廓上口，下界为膈。纵隔的正常位置取决于两侧胸膜腔压力的平衡。当一侧胸膜腔内压力增高(如气胸)或降低(如肺不张)时，可引起纵隔位置的改变。

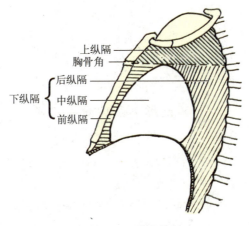

图4-22 纵隔分部

通常以胸骨角平面为界，将纵隔分为上、下纵隔。

上纵隔(superior mediastinum)位于胸廓上口与胸骨角平面之间。内有胸腺(或胸腺遗迹)、气管、食管、上腔静脉及其属支、主动脉弓及其三条大分支、胸导管、膈神经、迷走神经和淋巴结等。

下纵隔又以心包为界，分为前、中、后纵隔。

前纵隔(anterior mediastinum)位于胸骨与心包之间，内有胸腺下部、纵隔前淋巴结及结缔组织等。

中纵隔(middle mediastinum)位于前、后纵隔之间，内有心包、心及出入心的大血管、主支气管起始部、膈神经等。

后纵隔(posterior mediastinum)位于心包与脊柱之间，内有主支气管、食管、胸主动脉、奇静脉及半奇静脉、胸导管、迷走神经、胸交感干和淋巴结等。

(赵　森)

第五章　泌尿系统

泌尿系统(urinary system)由肾、输尿管、膀胱和尿道组成(图5-1)。其主要功能将体内新陈代谢产生的废物和多余的水、无机盐以尿的形式排出体外。肾泌尿后，尿液经输尿管输送到膀胱暂时贮存，当达到一定量时，经尿道排出体外。

第一节　肾

肾(kidney)的主要功能是排出机体代谢过程中产生的废物(如尿素、尿酸等)、多余的水和无机盐等，维持机体内水、盐和酸碱平衡，保持机体内环境的相对稳定。此外，肾还兼有内分泌功能，能产生和释放促红细胞生成素、肾素等。

一、肾的形态、位置与毗邻

1. 形态

肾是实质性器官(图5-2)，长约8~14cm，宽约5~7cm，厚约3~5cm。左、右各一，形似蚕豆，新鲜的肾呈红褐色，质软而光滑，成人肾平均重约134~148g。每侧肾分上、下两端，前、后两面，内、外侧两缘。上端宽而薄，与肾上腺相接；下端窄而厚。前面稍隆，后面平坦，紧贴腹后壁。外侧缘隆凸；内侧缘中部凹陷称**肾门**(renal hilum)，是肾

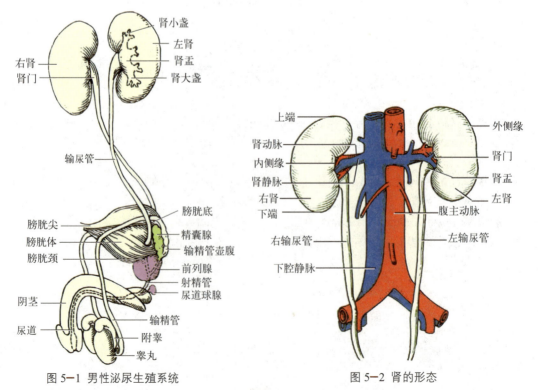

图 5-1 男性泌尿生殖系统

图 5-2 肾的形态

的血管、淋巴管、神经和肾盂出入肾之处。出入肾门的结构被结缔组织包裹称**肾蒂**(renal pedicle)。肾蒂内各结构的排列关系，自前向后为肾静脉、肾动脉和**肾盂**；自上而下为肾动脉、肾静脉和肾盂(图5-2)。由肾门向肾实质内凹陷形成**肾窦**(renal sinus)，内填充肾的血管、淋巴管、神经、肾盏、肾盂和脂肪组织等。

2. 位置

肾位于腹后壁，腹膜后方列于脊柱两侧，是腹膜外位器官。两肾上端相距较近，下端相距较远。左肾上端平第11胸椎体下缘，下端平第2腰椎体下缘，第12肋斜过其后面中部。右肾受肝的影响，较左肾略低，上端平第12胸椎上缘，下端平第3腰椎上缘。第12肋斜过其后面上部(图5-3)。肾门约平对第1腰椎体平面，在腰背部，肾门的体表投影，在竖脊肌外侧缘与第12肋围成的夹角内，此处称**肾区**(renal region)。肾疾病患者，触压或叩击此区可引起疼痛。

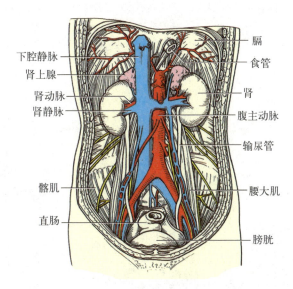

膈
食管
肾
腹主动脉
输尿管
腰大肌
膀胱

下腔静脉
肾上腺
肾动脉
肾静脉
髂肌
直肠

图5-3 肾和输尿管的位置

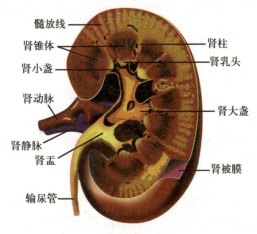

髓放线
肾锥体
肾小盏
肾动脉
肾静脉
肾盂
输尿管

肾柱
肾乳头
肾大盏
肾被膜

图5-4 肾冠状切面(后面)

3. 毗邻

肾上端有肾上腺。肾后面的上部贴于膈，中、下部由内而外邻腰大肌、腰方肌和腹横肌(图5–3)。两肾前面的毗邻各异：左肾上外侧是脾，上部是胃，中部是胰，下外侧为结肠，下内侧为空肠；右肾前内侧小部为十二指肠降部，上部为肝，下部与结肠右曲相接触。

二、肾的剖面结构

在肾的冠状切面，可将其实质分为表层的**肾皮质**(renal cortex)和深层的**肾髓质**(renal medulla)(图5–4)。皮质厚约1～1.5cm，新鲜标本为红褐色，富含血管，呈细小颗粒。肾髓质血管少，约占2/3，色泽浅淡，由15～20个**肾锥体**(renal pyramids)构成。肾皮质深入相邻肾锥体之间的部分称**肾柱**(renal columns)。肾锥体底朝向肾皮质，尖端呈乳头状称**肾乳头**(renal papillae)，有乳头管开口。肾乳头指向肾窦并突入**肾小盏**(minor renal calices)，肾产生的尿液由此流入肾小盏内。2～3个肾小盏汇合成1个**肾大盏**(major renal calices)，每侧肾约有2～3个肾大盏，肾大盏汇合成漏斗状的**肾盂**(renal pelvis)。肾盂出肾门后移行为**输尿管**。

三、肾的被膜

肾表面有三层被膜，从内向外依次为纤维囊、脂肪囊和肾筋膜(图5–5)。

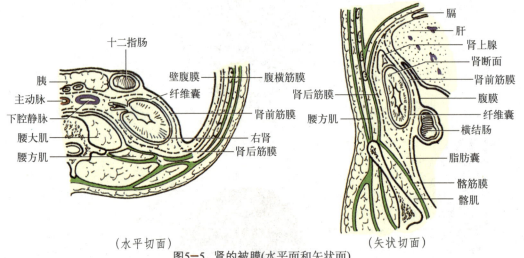

（水平切面）　　　　　　　　　　　　　　　　　　（矢状切面）

图5—5　肾的被膜(水平面和矢状面)

1. 纤维囊

纤维囊(fibrous capsule)为薄层致密结缔组织膜，由致密结缔组织和弹性纤维构成，紧贴肾表面，薄而坚韧容易剥离。病理情况下与肾实质粘连，则剥离困难。手术时注意缝合此膜。

2. 脂肪囊

脂肪囊(adipose capsule)又名肾床，是包在纤维囊外面的脂肪组织层，对肾脏起弹性垫样保护作用。临床上作肾囊封闭术，就是将药液注入脂肪囊内。

3. 肾筋膜

肾筋膜(renal fascia)覆盖在脂肪囊的外面，分前、后两层，两层在肾的外侧和上方互相融合。在肾的内侧，前层与对侧的互相连续。后层在肾和腰大肌、腰方肌间向内行，固定于腰大肌、椎骨上。在肾的下方，前、后两层分离。肾筋膜向深面发出许多结缔组织小束，穿过脂肪囊连于纤维囊，对肾起固定作用。

　　肾的正常位置由多种因素来维持，如肾筋膜、脂肪囊、肾血管、腹膜、肾的邻近器官的承托以及腹内压等。当肾的固定因素不健全时，可造成肾下垂。

四、肾的微细结构

　　肾由**肾实质**和**肾间质**组成。肾实质主要由许多弯曲小管组成，这些小管与尿液形成有关，称为**泌尿小管**(ruriniferous tubule)；其间有少量的结缔组织、血管和神经为肾间质。泌尿小管由单层上皮构成的管道，包括肾小管和集合管两部分。肾小管为长而不分支的弯曲管道，起始部膨大内陷成双层的肾小囊，与血管球共同构成肾小体，肾小管末端与集合管相接。每个肾小体和与其相连的肾小管为尿液形成的结构的功能单位，称肾单位(图5-6)。

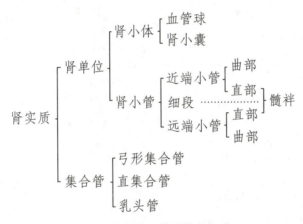

图5-6　肾单位、集合管的组成

（一）肾单位

　　肾单位(nephron)是肾结构和功能的基本单位，由**肾小体**和**肾小管**构成。每个肾约有100万个以上肾单位，与集合管系共同完成泌尿功能。根据肾小体位置不同，肾单位分两种，肾小体位于皮质浅层的称**浅表肾单位**(superficial nephron)，肾小体体积小，占肾单位总数的85%，在尿液形成中起重要作用。肾小体位于皮质深层的称**髓旁肾单位**(juxtamedullary nephron)，肾小体体积大，占肾单位总数的15%，对尿液浓缩具有重要的生理意义(图5-7)。

　　1. 肾小体

　　肾小体(renal corpuscle)位于肾皮质，形似球形，又称**肾小球**，直径约200μm，由**血管球**和**肾小囊**构成(图5-8)。每个肾小体有两个极：入球和出球微动脉相连的一端称血管极(vascular pole)；与近端小管曲部相连的一端称尿极(urinary pole)。

　　(1) 血管球(glomerulus)：是包在肾小囊内一团蟠曲的网状毛细血管球，为一条入球微动脉入肾小囊反复分支而形成，毛细血管球最后汇合成一条出球微动脉离开肾小囊。毛细血管之间有血管系膜支持。在电镜下毛细血管内皮细胞为有孔型，胞质有孔径为50～100nm的小孔。内皮外包有基膜。有孔的内皮有利于小分子物质滤出。

　　在球内系膜内有少量结缔组织，其中含球内系膜细胞。球内系膜细胞形态不规则，细胞核染色深，胞质内有发达的粗面内质网、高尔基体、溶酶体等，具有合成功能，还可吞噬和降解沉积于基膜的免疫复合物，以维持基膜的通透性，并参与基膜的更新和修复。

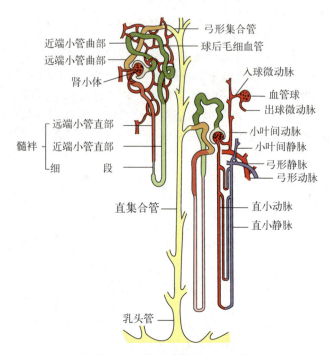

图5-7　肾单位、集合管系及肾血液循环模式图

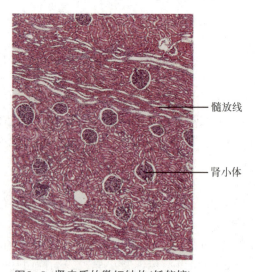

图5-8　肾皮质的微细结构(低倍镜)

(2) 肾小囊(renal capsule)：是肾小管起始部膨大凹陷而形成的杯状双层盲囊，分内、外两层。两层间狭窄的腔隙称**肾小囊腔**(图5-9)。外层称**壁层**，由单层扁平上皮构成，与肾小管上皮相续。内层贴附于毛细血管基膜外面，是具有许多突起的**足细胞**组成(图

5-10)。电镜下可见足细胞从胞体伸出几个较大的初级突起，每个初级突起又分出许多指状的次级突起。相邻足细胞的突起呈栅栏状镶嵌，次级突起间有宽约25nm的间隙称裂孔(slit pole)，孔上覆盖有厚约4~6nm的薄膜称裂孔膜(slit membrans)。

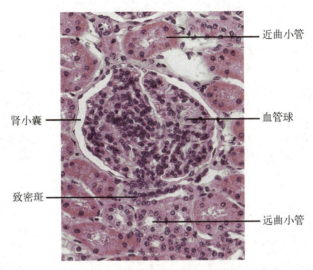

图5-9　肾皮质的微细结构(高倍镜)

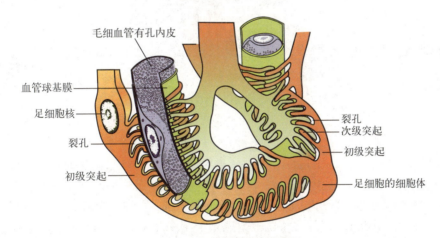

图5-10 足细胞超微结构模式图

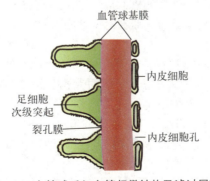

图5-11　血管球毛细血管超微结构及滤过屏障

血液从入球微动脉流经血管球毛细血管时，因入球微动脉短粗，出球微动脉细长，毛细血管腔内压力较高，血浆中除大分子蛋白质外(分子量在7万以上)，其他成分均可通过有孔内皮细胞及其**基膜**和**裂孔膜**进入肾小囊腔形成**原尿**，此三层结构称滤过屏障(filtration barrier)(滤过膜filtration membrans) (图5-11)。如肾的某些疾病引起滤过膜受损，轻者致蛋白质滤出，重者致红细胞滤出，引起蛋白尿或血尿。

2. 肾小管

肾小管(renal tubule)是一条细长而弯曲的管道，由单层上皮围成，分为近端小管、细段和远端小管，具有重吸收、分泌和排泄作用(图5-12)。

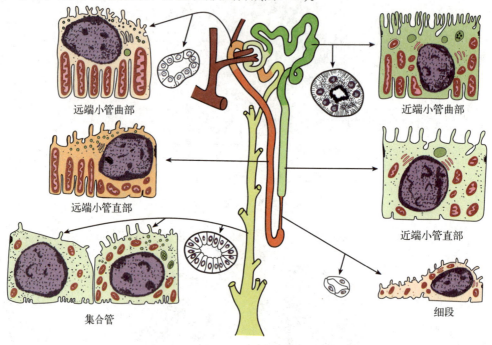

图5-12 肾小管各段光镜及超微结构模式图

(1) **近端小管**(proximal tubule)：与肾小囊壁层相连续，为肾小管各段中最粗、最长的一段，管径50～60μm，长约14mm，占肾小管总长的一半，分曲部和直部。起始段蟠曲在肾小体附近称**曲部**，行向髓质而变直的部分称**直部**。管壁上皮细胞为立方形或锥形，细胞分界不清，其基底部有发达的质膜内褶，内褶间有许多纵行排列的线粒体；游离面有刷状缘。电镜下可见刷状缘由大量**微绒毛**整齐排列构成。微绒毛扩大了管腔内的表面积，使其具有良好的的吸收功能，有利于其对水、无机盐及其他成分的重吸收。

(2) **细段**(thin segment)：管腔细，直径10～15μm，由单层扁平上皮构成，无刷状缘，由于细段上皮甚薄，有利于水和离子通透。

(3) **远端小管**(distal tubule)：包括直部和曲部，远端小管比近端小管细，管腔相对较大，上皮细胞呈立方形，界限较清楚，游离面无刷状缘。直部经肾锥体上行至皮质，为髓袢升支的重要组成部分。电镜下基底部质膜内褶发达，内有纵行排列的大而长的线粒体，质膜上有丰富的Na^+-K^+-ATP酶，能主动向间质内转动钠离子。远端小管曲部(远曲小管)位于皮质内肾小体附近，其超微结构与直部相似，但质膜内褶和线粒体不如直部发达。曲部是离子交换的重要部位，有重吸收水、钠和排钾、氨、氢等功能，对维持酸碱平衡具有重要作用。其功能活动受醛固酮和抗利尿激素的调节。

近端小管直部、细段和远端小管的直部共同构成"U"形的袢状结构称**髓袢**，又称**肾单位袢**，其功能主要是减缓肾小管腔内滤液的流速，有利于管壁细胞对水和无机盐的重吸收。

（二）集合管系

集合管系(collecting duct system)与远端小管曲部相连，全长约20～38mm，分为**皮质集合管**(弓形集合管)、**髓质集合管**(直集合管)和**乳头管**三分部。皮质集合管由相邻的远端小管汇合成，几条皮质集合管汇合成髓质集合管走向肾髓质，髓质集合管汇合成乳头管走向肾乳头。乳头管借**乳头孔**开口于**肾小盏**。集合管系管径由小变大，管壁由立方上皮逐渐增高为单支柱状，至乳头管为高柱状上皮。集合管系能进一步重吸收水、交换离子的功能，使尿进一步浓缩。其功能活动也受醛固酮和抗利尿激素的调节，同时还受心房钠尿钛的调节。

成年人两侧肾的肾小体在一昼夜内滤过的原尿约180L。原尿流过肾小管和集合管，经它们的重吸收和分泌作用，最后形成终尿，每天仅1～2L。

（三）球旁复合体

球旁复合体(juxtaglomerular complex)又称**肾小球旁器**，由球旁细胞、致密斑和球外系膜细胞等结构组成(图5-13)。

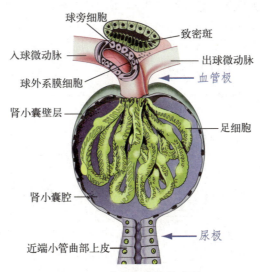

图5-13　球旁复合体模式图

1. 球旁细胞

球旁细胞(juxtaglomerular cell)由入球微动脉管壁的平滑肌细胞在接近血管球处特化而成。细胞呈立方形或多边形，胞核呈圆形，该细胞可分泌肾素。肾素是一种蛋白水解酶，能使血液中的血管紧张素原变成血管紧张素，参与调节血压。

2. 致密斑

致密斑(macullar densa)由远端小管曲部近血管极侧的上皮细胞特化而成。细胞呈高柱状，排列紧密，胞核位于细胞顶部。致密斑是钠离子感受器，能感受远端小管腔内滤液中钠离子浓度的变化。致密斑细胞与球旁细胞非常接近，当滤液中钠离子浓度降低时，致密斑即把信息传递给球旁细胞，促使球旁细胞分泌肾素，增加远端小管对钠离子的重吸收，从而使血钠浓度升高。

3. 球外系膜细胞

球外系膜细胞(extraglomerular mesangial cell)又称**极垫细胞**(polar cushion cell)位于致密斑、入球微动脉和出球微动脉组成的三角区内。细胞形态与球内系膜细胞相似，并与之相续。在球旁复合体功能活动中，起信息传递作用。

五、肾的血液循环

（一）肾的血管

1. 肾的动脉

肾动脉发自腹主动脉，进入肾门前先分为前、后两支，再分支形成5条**肾段动脉**，将一条肾段动脉的分支所分布的肾组织称一个肾段(renal segment)。肾段动脉的分支为**叶动脉**，每条叶动脉独立供应一个**肾叶**。叶动脉再分支形成2～3条叶间动脉，在肾锥体之间走向皮质与髓质交界处。叶间动脉在皮质与髓质交界处发出**弓形动脉**，沿肾锥体底部弯曲走行。弓形动脉发出若干**小叶间动脉**，小叶间动脉沿途发出若干条入球微动脉，分支形成肾血管球，最后汇合成出球微动脉。浅表肾单位的出球微动脉较短，出肾小体后分支形成球后毛细血管网，分布在肾小管的周围。髓旁肾单位的出球微动脉除分支形成球后毛细血管网外，每条出球微动脉还发出10～25条呈"U"形的直小血管先下降到髓质，然后上升返回皮质。其下降支称**直小动脉**，上升支称**直小静脉**。这些"U"形血管统称**直小血管**，它们围绕在肾单位襻和集合管系的周围并与其伴行。也有的直小血管直接发自弓形动脉和小叶间动脉(图5-14)。

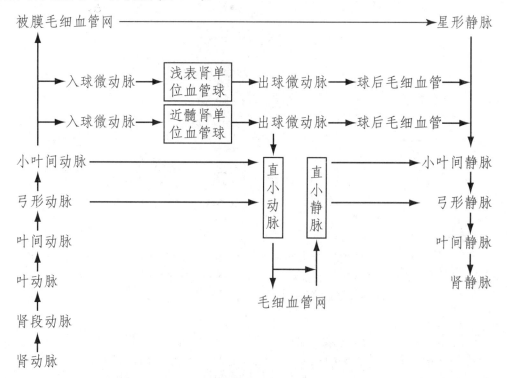

图5-14 肾血液循环示意图

2.肾的静脉

肾被膜的毛细血管网先汇合成**星形静脉**，再与球后毛细血管汇合成**小叶间静脉**。小叶间静脉与直小静脉汇合成**弓形静脉**。弓形静脉再汇合成**叶间静脉**，然后汇合成**肾静脉**，它们在行程中与动脉伴行。

（二）肾的血液循环特点

肾的血液循环特点是：①肾动脉直接由腹主动脉发出，血流量大，流速快，每4～5分钟，人体内血液全部流经两肾滤过一次。②肾血管球的入球微动脉粗短，出球微动脉细长，血管球毛细血管腔内压力高，有利于滤过。③动脉在肾内形成毛细血管网。第一次是入球微动脉的分支形成的血管球，称初级毛细血管网；第二次是出球微动脉在肾小管周围形成第二次毛细血管网，称次级毛细血管网。前者滤过血浆形成原尿，后者有利于肾小管对原尿中水和无机盐的重吸收。④髓袢内的直小血管袢与髓袢伴行，有利于肾小管和集合管的重吸收。

知识链接

肾移植

肾移植是治疗晚期肾衰竭最有效的方法。国外第一例肾移植手术开始于1933年，从1988年至2000年，全世界共实施肾移植手术137347例。我国于1960年开始第一例肾移植手术以来，20世纪70年代在全国正式展开。肾移植数实际累计已超过2万例次，仅次于美国，居世界第2位，存活率已达到世界先进水平，最长存活可超过20年。2010年5月国内肾移植累计已达2.53余万例次，居亚洲之首，最长健康存活者达23年。

肾移植是将供体肾植入受体的右髂窝内。因右髂窝血管位置较浅，手术时容易与供体肾的血管吻合。一般多选择受体的髂内动脉或髂外动脉与供体肾的动脉进行吻合，受体的髂外静脉与供体肾的静脉进行吻合。

34周以上胎儿、婴幼儿和成人正常肾均可作为供肾来源，以50岁以下为最好。

第二节　输尿管

一、输尿管的形态、位置、行程与分段

输尿管(ureter)是一对输送尿液的肌性管道(图5-1、图5-2)，细长而弯曲，全长约20～30cm，管径平均约0.5～1.0cm。管壁有较厚的平滑肌层，其节律的收缩，使尿液不断流入膀胱。输尿管上端起于肾盂，沿腰大肌前面下行，经小骨盆入口处跨髂血管入盆腔，先沿骨盆侧壁往后下，再转向前内达膀胱底，斜穿膀胱壁，开口于膀胱底内面的输尿管口。女性输尿管经子宫颈外侧约2.5cm处，与子宫动脉相交叉。

输尿管全长分三段，即**腹段**、**盆段**和**壁内段**。腹段为小骨盆入口以上部分，盆段为小骨盆入口以下至穿膀胱壁前的部分，壁内段为斜穿膀胱壁部分。

二、输尿管的狭窄

输尿管全长有三处狭窄：第一处在输尿管起始处；第二处在跨越小骨盆入口处；第三处在壁内段。肾结石下行时，常在这些狭窄处滞留、嵌顿，引起输尿管绞痛，甚至肾积水。

第三节　膀　胱

膀胱(urinary bladder)是贮存尿液的囊状肌性器官，伸缩性大，其形态、大小、位置及壁的厚度随年龄、性别和尿液充盈程度而发生变化。成人膀胱容积约为300～500ml，最大容量可达800ml。新生儿膀胱约为成人的1/10。老年人由于膀胱有的肌张力降低容积增大，女性膀胱容量较男性小。

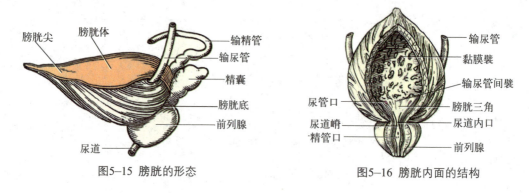

图5-15　膀胱的形态　　　　　　　　　　图5-16　膀胱内面的结构

一、膀胱的形态、分部与结构

膀胱空虚时呈三棱锥体形(图5-15)，分**尖、底、体、颈**四部。**膀胱尖**细小朝向前上方；**膀胱底**近似三角形，朝向后下方；尖与底之间的大部分称**膀胱体**；膀胱最下部称**膀胱颈**，其下端有尿道内口通尿道。膀胱各部分之间无明显分界。膀胱充盈时呈卵圆形。

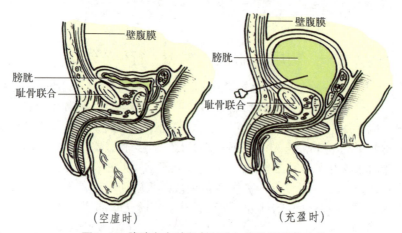

（空虚时）　　　　　　　　（充盈时）

图5-17　膀胱空虚时和充盈时与腹膜关系的比较

膀胱壁结构由内向外依次由**黏膜**、**肌层**和**外膜**构成。黏膜形成许多皱襞，膀胱空虚时增多，充盈时减少或消失。膀胱底内面，在两输尿管口与尿道内口之间有一呈三角形的区域，黏膜光滑，无论在膀胱充盈或空虚时均无皱襞，称**膀胱三角**(trigone of bladder)(图5-16)。膀胱三角是膀胱肿瘤和炎症的好发部位，也是膀胱镜检查的定位标志。在两侧输尿管口之间有一横行黏膜皱襞称**输尿管间襞**，呈苍白色，膀胱镜检查时可作为寻找输尿管口的标志。肌层为较厚的平滑肌，统称为逼尿肌，大致呈外纵、中环、内纵三层交错排列。在尿道内口周围，环行平滑肌增厚，形成膀胱括约肌。外膜，在膀胱上面的部分为浆膜，其余部分为纤维膜。

二、膀胱的位置与毗邻

成人膀胱空虚时位于小骨盆腔内，居耻骨联合后方，膀胱尖不超过耻骨联合上缘。充盈时，膀胱上部可高出耻骨联合上缘而凸入腹腔。随膀胱的充盈，腹前壁下部的腹膜可随膀胱位置上升而被推挤向上，腹前壁与膀胱前壁直接相贴(图5-17)。此时，沿耻骨联合上缘进行膀胱穿刺或行膀胱手术，可不经腹膜腔而直接进入膀胱。

在男性，膀胱底与精囊、输精管壶腹和直肠相邻，膀胱颈与前列腺相邻(图5-18)。在女性，膀胱底与子宫颈和阴道相邻；膀胱颈直接与尿生殖膈相接。

第四节　尿　道

尿道(urethra)是膀胱与体外相通的管道，男女差异很大。

一、男性尿道

男性尿道(male urethra)为泌尿、生殖管道的末段，故在男性生殖系统描述。

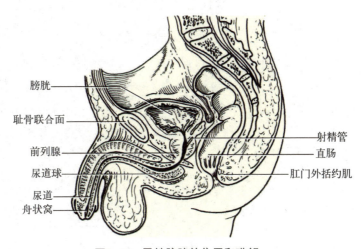

图5-18　男性膀胱的位置和毗邻

膀胱
耻骨联合面
前列腺
尿道球
尿道
舟状窝
射精管
直肠
肛门外括约肌

二、女性尿道

女性尿道(female urethra)起于尿道内口，穿尿生殖膈，以尿道外口开口于阴道前庭(图5-19)。尿道外口位于阴道口前方，距阴蒂约2～2.5cm。全长约3～5cm，直径0.6cm。女性尿道短、宽、直，易扩张，且尿道外口与阴道口和肛门均较近，故逆行性尿路感染以女性多见。

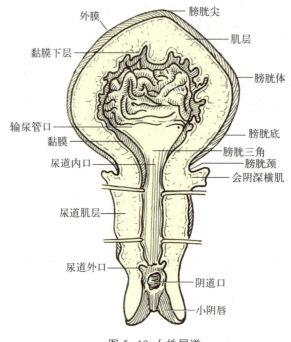

图 5-19 女性尿道

> ### 知识链接
>
> #### 耻骨上膀胱穿刺术
>
> 耻骨上膀胱穿刺适用于急性尿潴留导尿术未成功，而又急需排尿或送检尿标本者。
>
> 穿刺前常规的必要的术前准备：
>
> 穿刺时：穿刺针栓部接无菌橡皮管，并用止血钳夹紧橡皮管，左手拇、食指固定穿刺部位，右手持穿刺针垂直刺入膀胱腔，见尿后再进针1～2cm，然后在橡皮管末端套上50mL注射器，松开止血钳，开始抽吸，满50mL后夹管，将尿液注入量杯，如此反复操作。膀胱过度膨胀者，每次抽出尿液不得超过1000mL，以免膀胱内压降低，而导致出血或休克的发生。必要时留标本送验。
>
> 抽毕，用碘酒消毒穿刺点，盖以纱布，胶布固定，帮助病人卧床休息。整理床单位，清理用物，记录尿量及性质。

(夏传余)

第六章　生殖系统

生殖系统的功能是繁殖后代和形成并保持第二性征。男性生殖系统和女性生殖系统都可分为内生殖器和外生殖器两部分。内生殖器位于体内，由产生生殖细胞并分泌性激素的生殖腺、输送生殖细胞的管道和附属腺组成；外生殖器则露于体表，是两性交接的器官(图6–1)。

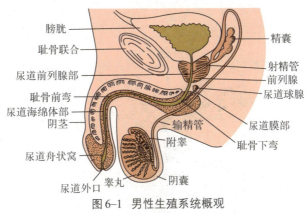

图 6–1　男性生殖系统概观

第一节　男性生殖器

一、内生殖器

(一) 睾丸

睾丸(testis)为男性生殖腺，是产生精子和分泌雄性激素的器官(图6–2)。

1. 位置和形态

睾丸位于阴囊内(图6–3)，左右各一，呈扁椭圆形，表面光滑，分前、后缘，上、下端和内、外侧两面。前缘游离；后缘有血管、神经和淋巴管出入，并与附睾相贴。上端

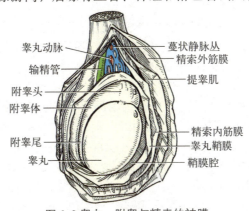

图 6–2 睾丸、附睾与精索的被膜

被附睾头遮盖，下端游离。内侧面较平坦，与阴囊隔相依，外侧面较隆凸，与阴囊壁相贴。睾丸随着性成熟迅速生长，老年人的睾丸随着性功能的衰退而萎缩变小。

　　2. 微细结构

　　睾丸表面有一层较厚的致密结缔组织膜，称为**白膜**。白膜在睾丸的后缘增厚，并突入睾丸内形成**睾丸纵隔**。从纵隔发出许多**睾丸小隔**，呈放射状伸入睾丸实质，将睾丸实质分为100～200个锥体形的睾丸小叶，每个小叶内含有2～4条盘曲的**生精小管**。生精小管汇合成**直精小管**，进入睾丸纵隔后交织成**睾丸网**。从睾丸网发出12～15条**睾丸输出小管**，经睾丸后缘上部进入附睾(图6–3)。

　　(1) **生精小管**：是一条细长的管道(成人直径约150～250μm，长约30～70cm)，高度盘曲于睾丸小叶内，是产生精子的场所。管壁的上皮由生精细胞和支持细胞构成(图6–4)。

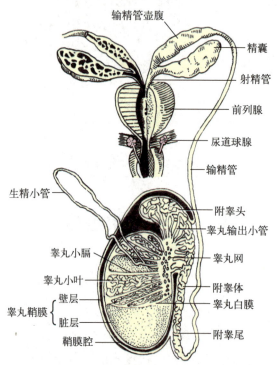

图6–3　睾丸、附睾的结构及排精途径模式图

　　1) **生精细胞**：是一系列不同发育阶段的男性生殖细胞的总称。包括精原细胞、初级精母细胞、次级精母细胞、精子细胞和精子。细胞多呈圆形，由基膜到管壁呈多层排列。①**精原细胞**是生精细胞的最幼稚阶段，靠近基膜排列。自青春期开始，在垂体促性腺激素作用下，精原细胞不断分裂增生，其中部分细胞经多次分裂后体积增大，离开基膜向腔面移动，形成初级精母细胞；②**初级精母细胞**位于精原细胞的内面。初级精母细胞完成第一次成熟分裂后，产生2个次级精母细胞；③**次级精母细胞**位于初级精母细胞的内面，更靠近管腔。次级精母细胞完成第二次成熟分裂后，产生2个精子细胞。④**精子细胞**：靠近管腔面，不再分裂，经过复杂的形态变化发育成为精子；⑤**精子**形似蝌蚪，全长约60μm，分头和尾两部(图6–5)。其头内主要为浓缩的细胞核，头的前2/3有顶体覆盖。顶体内含有许多水解酶，如顶体蛋白酶、透明质酸酶、酸性磷酸酶等。在受精过程

中，顶体释放顶体酶，溶解卵细胞外面的结构后，精子进入卵细胞使其受精。

2) **支持细胞**：呈长锥体形，细胞底部附着在基膜上，顶部伸至生精小管的腔面，侧面和顶部有各级生精细胞嵌入，对各级生精细胞有支持、营养和保护作用。

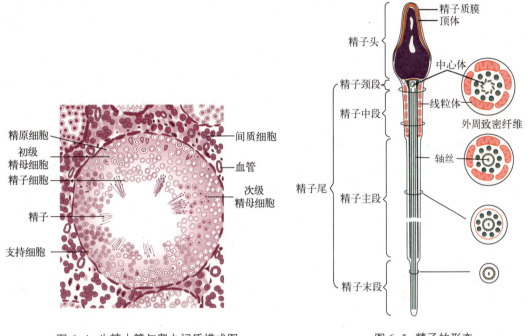

图6-4　生精小管与睾丸间质模式图　　　　　　图6-5　精子的形态

(2) **睾丸间质**：指位于精曲小管之间的疏松结缔组织，除富含血管和淋巴管外，还含有间质细胞。这种细胞呈圆形或多边形，单个或成群分布，能合成和分泌雄激素，有促进男性生殖器官发育、精子形成及激发男性第二性征形成的作用。

（二）**附睾**

附睾(epididymis)呈新月形，紧贴睾丸的上端和后缘(图6-3)。上端膨大为**附睾头**，中部为附睾体，下端狭细为附睾尾。睾丸输出小管进入附睾后，弯曲盘绕形成膨大的附睾头，末端汇合成一条**附睾管**。附睾管迂曲盘回沿睾丸后缘下降，形成**附睾体**和**附睾尾**，附睾尾向上弯曲移行为输精管。

附睾的功能除暂时储存精子外，其分泌的液体还供精子营养，促进精子发育成熟。

（三）**输精管和射精管**

输精管(ductus deferens)是附睾管的直接延续，平均长度约为31～32cm，管壁较厚而管腔细小。活体触摸时，呈坚实的圆索状。

输精管较长，全程可分为四部。①**睾丸部**：是输精管的起始段，最短，行程迂曲，自附睾尾沿睾丸后缘上行至睾丸上端进入精索。②**精索部**：介于睾丸上端与腹股沟管皮下环之间。此段输精管位置表浅，易于触及，为结扎输精管的首选部位。③**腹股沟管部**：位于腹股沟管内。疝修补术时，注意勿伤及输精管。④**盆部**：为最长的一段，由腹环出腹股沟管后，沿盆侧壁行向后下，经输尿管末端前方转至膀胱底的后面，在此两侧输精管逐渐接近，并形成**输精管壶腹**(图6-6)。输精管壶腹末端变细，与精囊的排泄管汇合成射精管。

射精管(ejaculatory duct)长约2cm，向前下穿前列腺实质，开口于尿道的前列腺部(图6–7)。

精索(spermatic cord) 为柔软的圆索状结构，从腹股沟管腹环穿经腹股沟管延至睾丸上端。精索内主要有输精管、睾丸动脉、输精管动、静脉、蔓状静脉丛、神经、淋巴管和鞘韧带等。精索表面包有三层被膜，从内向外依次为**精索内筋膜**、**提睾肌**和**精索外筋膜**。

（四）精囊

精囊(seminal vesicle)又称**精囊腺**，左右各一，呈长椭圆形，表面凹凸不平，位于膀胱底的后方，输精管壶腹的外侧，其排泄管与输精管壶腹的末端汇合成射精管。精囊分泌的液体参与精液的组成。

（五）前列腺

前列腺(prostate)是不成对的实质性器官，由腺组织、平滑肌和结缔组织构成，表面包有坚韧的前列腺囊。前列腺分泌乳白色液体参与组成精液。

前列腺位于膀胱与尿生殖膈之间，包绕尿道的起始部。前列腺底与膀胱颈、精囊腺和输精管壶腹相邻，前列腺的前方为耻骨联合，后方为直肠壶腹。

前列腺呈前后稍扁的栗子形，上端宽大称为**前列腺底**，邻接膀胱颈，有尿道穿入；下端尖细，称为**前列腺尖**，位于尿生殖膈上，有尿道穿出。底与尖之间的部分为**前列腺体**。体的后面平坦，正中有一纵行浅沟，称前列腺沟，活体直肠指诊可扪及此沟，患前列腺肥大时，此沟变浅或消失。近底的后缘处，有一对射精管穿入前列腺，开口于尿道前列腺部。前列腺的排泄管开口于尿道前列腺部的两侧。

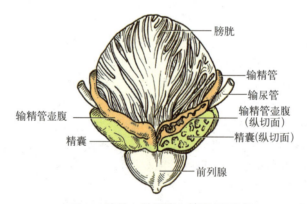

图6–6 膀胱、前列腺、精囊(后面观)

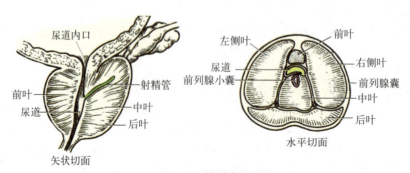

图 6–7 前列腺的分叶

前列腺一般分为5叶：**前叶、中叶、后叶和两侧叶**(图6-7)。前叶很小，位于尿道前方。中叶呈楔形，位于尿道前列腺部与射精管之间。左、右侧叶紧贴尿道前列腺部和中叶的两侧。后叶位于中叶和侧叶的后方，是前列腺肿瘤的易发部位。老年人因激素平衡失调，前列腺结缔组织增生而引起的前列腺肥大，常发生在中叶和侧叶，可压迫尿道，造成排尿困难甚至尿潴留。

（六）尿道球腺

尿道球腺(bulbourethral gland)是一对豌豆大的球形腺体，位于会阴深横肌内，以细长的排泄管开口于尿道球部，其分泌物参与精液的组成。

（七）精液

精液(spermatic fluid)由精子与输精管道各部及附属腺的分泌物组成。精液呈乳白色，弱碱性，适于精子的生存和活动。正常成年男性一次射精2～5ml，含精子3亿～5亿个。

> **知识链接**
>
> ### 结扎手术
>
> 输精管结扎后，阻断了精子的排出途径，但各附属腺分泌液的排出不受影响，因此射精时仍有无精子的精液排出体外。

二、外生殖器

（一）阴囊

阴囊(scrotum)是位于阴茎后下方的囊袋状结构。阴囊壁由**皮肤**和**肉膜**组成(图6-8)。阴囊的皮肤薄而柔软，成人生有少量阴毛，色素沉着明显。肉膜为浅筋膜，含有平滑肌纤维，可随外界温度的变化而舒缩，以调节阴囊内的温度，使其低于体温1～2℃，有利于精子的发育与生存。阴囊皮肤表面沿中线有纵行的**阴囊缝**，其对应的肉膜向深部发出**阴囊中隔**将阴囊分为左、右两腔，分别容纳左右睾丸、附睾及部分精索等。

肉膜深面有包被睾丸和精索的被膜，由外向内有：①**精索外筋膜**：为腹外斜肌腱膜

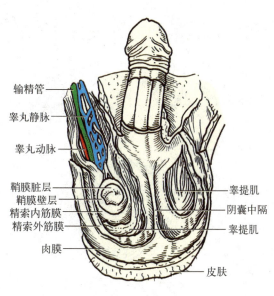

输精管
睾丸静脉
睾丸动脉
鞘膜脏层
鞘膜壁层
精索内筋膜
精索外筋膜
肉膜
睾提肌
阴囊中隔
睾提肌
皮肤

图6-8　阴囊的结构

的延续；②**提睾肌**：来自腹内斜肌和腹横肌的肌纤维束，可反射性地提起睾丸；③**精索内筋膜**：为腹横筋膜的延续；④**睾丸鞘膜**：来源于腹膜，分为**壁层**和**脏层**，壁层紧贴精索内筋膜内面，脏层紧贴睾丸和附睾表面。脏、壁两层在睾丸后缘互相移行，共同围成封闭的腔隙即为**鞘膜腔**(vaginal cavity)，内有少量浆液。鞘膜腔感染而发炎时，可形成**睾丸鞘膜积液**。

（二）阴茎

阴茎(penis)可分为头、体和根三部分(图6-9)。后端为**阴茎根**，固定于耻骨下支和坐骨支。中部为**阴茎体**，呈圆柱形，以韧带悬于耻骨联合的前下方。前端膨大，称**阴茎头**，头的尖端有较狭窄的尿道外口。头与体交界处较细的部分称**阴茎颈**。

阴茎主要由两条阴茎海绵体和一条尿道海绵体组成，外包筋膜和皮肤(图6-9)。**阴茎海绵体**(cavernous body of penis)，左、右各一，位于阴茎的背侧。左、右两侧紧密结合，向前伸延，尖端变细，嵌入阴茎头内面的凹陷内。阴茎海绵体的后端左、右分离，称**阴茎脚**，分别附于两侧的耻骨下支和坐骨支。**尿道海绵体**(cavernous body of urethra)位于阴茎海绵体的腹侧，尿道贯穿其全长。尿道海绵体中部呈圆柱形，前端膨大为阴茎头，后端膨大称为**尿道球**(bulb of urethra)。每个海绵体的外面都包有一层厚而致密的纤维膜，称**海绵体白膜**。海绵体由许多海绵体小梁和腔隙构成，腔隙与血管相通。当腔隙充血时，阴茎即变粗变硬而勃起。

三个海绵体的外面均包有深、浅筋膜和皮肤(图6-9)。阴茎的皮肤薄而柔软，富有伸展性。皮肤在阴茎颈的前方形成双层游离的环形皱襞，包绕阴茎头，称为**阴茎包皮**(prepuce of penis)。在阴茎头的腹侧中线处，包皮与尿道外口下端之间形成一条皮肤皱

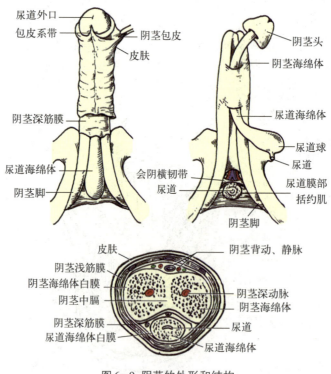

图6-9 阴茎的外形和结构

襞，称**包皮系带**(frenulum of prepuce)。

（三）男性尿道

男性尿道(male urethra)兼有排尿和排精的功能。起自膀胱的尿道内口，止于阴茎头的尿道外口，成年男性尿道长16～22cm，管径5～7mm。男性尿道全长可分三部分，即前列腺部、膜部和海绵体部。临床上称前列腺部和膜部为**后尿道**，海绵体部为**前尿道**(图6-10)。

知识链接

幼儿包皮过长

幼儿的包皮较长，包着整个阴茎头，包皮口也小。随着年龄的增长，包皮逐渐向后退缩，包皮口逐渐扩大，阴茎头显露于外。若包皮盖住尿道外口，但能够上翻露出尿道外口和阴茎头时，称包皮过长。若包皮口过小，包皮完全包着阴茎头不能翻开时，称包茎。在这两种情况下，包皮腔内易存留污垢而导致炎症，也可能成为阴茎癌的诱发因素，因此，应行包皮环切术。手术时需注意勿伤及包皮系带，以免术后影响阴茎正常的勃起。

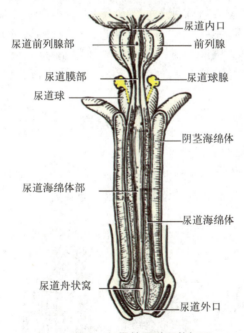

图6-10 男性尿道冠状切面

1. 前列腺部

前列腺部(prostatic part)为尿道穿过前列腺的部分，长约3cm，是尿道中最宽和最易扩张的部分。其后壁上有射精管和前列腺排泄管的开口。

2. 膜部

膜部(membranous part)为尿道穿过尿生殖膈的部分，长约1.5cm，是三部中最短的部分，其周围有尿道括约肌环绕，该肌为骨骼肌，有控制排尿的作用。膜部位置比较固定，当骨盆骨折时，易损伤此部。

3. 海绵体部

海绵体部(cavernous part)为尿道穿过尿道海绵体的部分，长约12～17cm，是尿道最长的一段。尿道球内的尿道最宽，称尿道球部，**尿道球腺**开口于此。阴茎头内的尿道扩大成**尿道舟状窝**。

男性尿道在行径中粗细不一，有三处狭窄、三处膨大和两个弯曲(图6-1)。三处狭窄分别位于尿道内口、尿道膜部和尿道外口，以外口最窄。尿道结石常易嵌顿在这些狭窄部位。三处膨大分别位于尿道前列腺部、尿道球部和舟状窝。两个弯曲是凸向后下方的**耻骨下弯**和凸向前上方的**耻骨前弯**。耻骨下弯是恒定的，位于耻骨联合后下方2cm处，包括尿道的前列腺部、膜部和海绵体部的起始段。耻骨前弯位于耻骨联合前下方，阴茎根与阴茎体之间，阴茎勃起或将阴茎向上提起时，此弯曲即可消失。临床上男性行膀胱镜检查或导尿时应注意这些解剖特点。

第二节　女性生殖器

女性内生殖器由生殖腺(卵巢)、输送管道(输卵管、子宫和阴道)以及附属腺(前庭大腺)组成。外生殖器即女阴(图6-11)。卵巢产生的卵子成熟后，即突破卵巢表面的生殖上皮排至腹膜腔，再经输卵管腹腔口进入输卵管，在输卵管内受精后移至子宫，植入子宫内膜发育成胎儿。成熟的胎儿在分娩时，出子宫口，经阴道娩出。卵子在输卵管内如未受精，即退化而被吸收。

一、内生殖器

（一）卵巢

卵巢(ovary)为女性生殖腺，是产生卵子和分泌女性激素的器官(图6-12)。卵巢左、右各一，位于子宫的两侧，骨盆腔的侧壁和髂总血管分叉处。

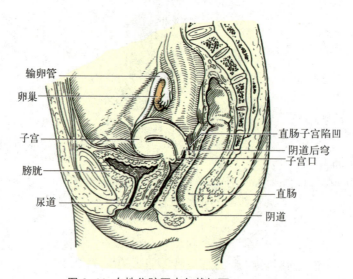

图6-11 女性盆腔正中矢状切面

1.卵巢的形态

卵巢呈扁卵圆形，可分为内、外侧两面，前、后两缘和上、下两端。内侧面朝向盆腔，外侧面与**卵巢窝**(相当于髂内、外动脉起始部之间的夹角处)相依。前缘借**卵巢系膜**连于子宫阔韧带，其中部有血管、神经和淋巴管等出入，称**卵巢门**(hilum of ovary)，后缘游离。上端借卵巢悬韧带连于盆壁，下端借卵巢固有韧带连于子宫底的两侧。成年女子的卵巢约4cm×3cm×1cm大小，重5～6g。

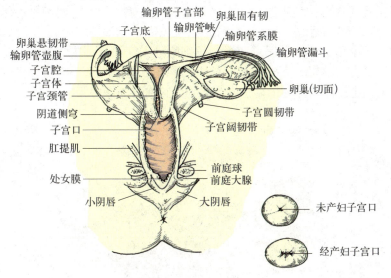

图6-12　女性内生殖器

卵巢的大小和形状随年龄的增长而变化：幼女的卵巢较小，表面光滑；性成熟期卵巢最大，此后由于多次排卵，卵巢表面形成瘢痕，显得凹凸不平；35～40岁卵巢开始缩小；50岁左右随月经停止而逐渐萎缩。

2.卵巢的固定装置

卵巢在盆腔内的正常位置主要靠韧带维持。**卵巢悬韧带**(suspensory ligament of ovary)是由腹膜形成的皱襞，起自小骨盆侧缘，向内下至卵巢的上端。韧带内含有卵巢血管、淋巴管、神经丛、少量结缔组织和平滑肌纤维，它是寻找卵巢动、静脉的标志。**卵巢固有韧带**(proper ligament of ovary)由结缔组织和平滑肌纤维构成，表面盖以腹膜，自卵巢下端连至输卵管与子宫结合处的后下方。此外，子宫阔韧带的后层覆盖卵巢和固有韧带，对卵巢也起固定作用。

3.卵巢的微细结构

卵巢表面的上皮在胚胎时期为立方上皮，成年后变为单层扁平上皮。上皮的深面有一层致密结缔组织，称**白膜**。白膜深面的实质分为外周的皮质和中央的髓质。皮质内含有不同发育阶段的卵泡(follicle)，而髓质由疏松结缔组织、血管、淋巴管和神经构成(图6-13)。

(1) 卵泡的发育：幼年的卵巢内只有原始卵泡，约30万～40万个，青春期开始时两侧卵巢共含原始卵泡约4万个。从青春期开始，每28天左右有15～20个原始卵泡生长发育，一般只有1个卵泡发育成熟并排卵，其余卵泡在不同发育阶段先后退化为闭锁卵泡。双侧卵巢交替排卵，人在一生共排卵400～500个。卵泡的发育，大致可归纳为三个阶段。

1) **原始卵泡**：出生时即有，它的中央有一个较大的**初级卵母细胞**，周围是一层小而扁平的**卵泡细胞**。初级卵母细胞是卵细胞的幼稚阶段，卵泡细胞对卵母细胞起支持和营养作用。

2) **生长卵泡**：生长卵泡分初级卵泡和次级卵泡。自青春期开始，在垂体促性腺激素的作用下，部分原始卵泡开始生长发育，卵泡细胞分裂增生，由一层变为多层，初级卵母细胞逐渐增大，并在其表面出现一层厚度均匀的嗜酸性膜，称**透明带**。随着卵泡细胞的不断增殖，卵泡细胞之间出现一些含液体的小腔隙，腔内液体称**卵泡液**，卵泡继续发育，这些小腔相互融合，最终形成一个半月形的**卵泡腔**。随着卵泡细胞的增多，初级卵母细胞透明带及周围的卵泡细胞被推到卵泡腔一侧，形成突入卵泡腔内的隆起，称**卵丘**。在卵泡腔的形成过程中，靠近初级卵母细胞的卵泡细胞逐渐变为柱状，围绕透明带呈放射状排列，称**放射冠**，其他的卵泡细胞主要构成了**卵泡壁**。随着卵泡的发育，卵泡周围的结缔组织也逐渐发生变化，形成富含细胞和血管的**卵泡膜**。

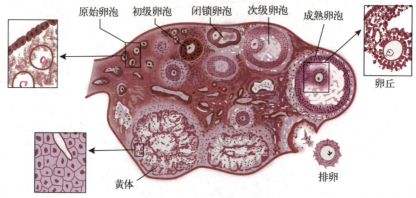

图6-13　卵巢微细结构模式图

3) **成熟卵泡**：是卵泡发育的最后阶段，卵泡细胞停止增殖，但卵泡液仍继续增多，卵泡体积显著增大，直径可达10mm，并向卵巢表面隆起，在排卵前36～48小时，初级卵母细胞完成第一次成熟分裂，产生一个**次级卵母细胞**和一个**第一极体**，位于次级卵母细胞与透明带之间的间隙内。

(2) 排卵(ovulation)：成熟卵泡内的卵泡液剧增，突出卵巢表面的那部分卵泡壁、白膜及其表面的卵泡上皮逐渐变薄，结构松散，最终破裂，次级卵母细胞连同放射冠、透明带和卵泡液，脱离卵巢，进入腹膜腔，这一过程称**排卵**。在生育年龄期，一般每隔28天排卵一次。排卵发生于月经周期的第12～16天，每次排出一个次级卵母细胞，排出2个或2个以上的较少见。

卵泡细胞和卵泡膜的细胞与雌激素的生成和分泌有密切关系。雌激素不但能刺激女性生殖器官的发育和第二性征的出现和维持，而且能促使子宫内膜增生。

(3) 黄体的形成与退化：成熟卵泡排卵后，残留的卵泡壁塌陷，卵泡膜和血管也随之陷入，在黄体生成素的影响下，逐渐发育成一个体积较大而富有血管的细胞团，新鲜时呈黄色，称**黄体**(corpus luteum)。黄体能分泌**孕酮**(黄体酮)及少量的雌激素。孕酮有促进子宫内膜增生、子宫腺分泌、乳腺发育和抑制子宫平滑肌收缩等作用。黄体维持的时间，取决于排出的卵是否受精，如排出的卵受精，黄体继续发育，大约维持到妊娠6个月后，才开始退化，这种黄体称**妊娠黄体**；如排出的卵未受精，黄体在排卵后两周即开始退化，这种黄体称月经黄体。黄体退化后，逐渐被结缔组织代替，称**白体**。

（二）输卵管

输卵管(uterine tube)是输送卵子的肌性弯曲管道，长约10～14cm，左、右各一(图6–12)。

1. 输卵管的位置和形态

输卵管位于子宫底的两侧，包裹在子宫阔韧带的上缘内。其内侧端以**输卵管子宫口**(uteine orifice of uterine)与子宫腔相通，外侧端以**输卵管腹腔口**(abdominal orifice of uterine tube)开口于腹膜腔。故女性腹膜腔经输卵管、子宫、阴道可与外界相通。

输卵管由内侧向外侧分为四部：①**输卵管子宫部**：为输卵管穿过子宫壁的部分，以输卵管子宫口开口于子宫腔；②**输卵管峡**：紧接子宫底外侧，短而细，壁较厚，水平向外移行为壶腹部。峡部是输卵管结扎术的常选部位；③**输卵管壶腹**：约占输卵管全长的2/3，粗而长，行程弯曲，卵细胞通常在此部受精，与精子结合后的受精卵经输卵管子宫口入子宫。若受精卵未能迁入子宫而在输卵管内发育，则为输卵管妊娠；④**输卵管漏斗**：为输卵管外侧端呈漏斗状膨大的部分。漏斗末端的中央有输卵管腹腔口开口于腹膜腔，卵巢排出的卵子即由此进入输卵管。输卵管漏斗末端的边缘形成许多细长的指状突起，称为**输卵管伞**，盖于卵巢表面，手术时常以此作为识别输卵管的标志。

2. 输卵管的微细结构

输卵管的管壁由黏膜、肌层和浆膜构成。黏膜的上皮为单层柱状上皮，上皮细胞多数有纤毛；肌层为平滑肌，大致可分内环、外纵两层；浆膜即腹膜，故输卵管为腹膜内位器官。输卵管平滑肌的节律性收缩和上皮细胞的纤毛向子宫腔方向的摆动，均有助于将受精卵推向子宫腔。

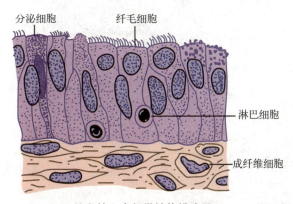

图6–14　输卵管上皮超微结构模式图

（三）子宫

子宫(uterus)为一壁厚腔小的肌性器官，胎儿在此发育生长。

1. 子宫的形态

成人未孕子宫呈前后稍扁倒置的梨形，长约7～9cm，最宽径约4～5cm，厚约2～3cm(图6–15)。子宫分为底、体、颈三部，**子宫底**(fundus of uterus)为两侧输卵管子宫口以上宽而圆凸的部分。**子宫颈**(neck of uterus)为下端呈细圆柱状的部分。成人的子宫颈长约2.5～3.0cm，由伸入阴道的**子宫颈阴道部**和阴道以上的**子宫颈阴道上部**组成。子宫颈为肿瘤的好发部位。子宫底与子宫颈之间为**子宫体**(body of uterus)。子宫与输卵管相接处称**子宫角**(horn of uterus)。子宫体与子宫颈阴道上部的上端之间较为狭细的部分称**子宫峡**(isthmus of uterus)。非妊娠时，子宫峡不明显，长约1cm；在妊娠期，子宫峡逐渐伸展变长，形成子宫下段，至妊娠末期，此部可延长至7~11cm，峡壁逐渐变薄，产科常在此处进行剖宫术，可避免进入腹膜腔，减少感染的机会。

子宫的内腔较为狭窄，可分为两部。上部由子宫底、体围成，称子宫腔(cavity of uterus)，呈倒置的三角形。底的两侧角通输卵管，尖端向下通子宫颈管。下部在子宫颈内，呈梭形，称子宫颈管(canal of cervix of uterus)。其上口通子宫腔，下口通阴道，称子宫口(orifice of uterus)。未产妇的子宫口为圆形，边缘光滑整齐；经产妇的则为横裂状，其前、后缘分别称为前唇和后唇，后唇较长，位置也较高。

2. 子宫的位置

子宫位于骨盆中央，膀胱与直肠之间，下端接阴道。子宫的两侧有输卵管和卵巢，临床上统称为**子宫附件**，附件炎即指输卵管炎和卵巢炎。成年未孕的子宫底位于小骨盆入口平面以下，朝向前上方，子宫颈的下端在坐骨棘平面稍上方。当膀胱空虚时，成年女性子宫的正常位置呈前倾前屈位，人体直立时，子宫体伏于膀胱上面，**前倾**指整个子宫向前倾斜，子宫的长轴与阴道的长轴形成一个向前开放的钝角。**前屈**指子宫体与子宫颈之间形成一个向前开放的钝角。子宫位置异常，是女性不孕的原因之一，常见为后倾后屈，即子宫后倒。但子宫有较大的活动性，膀胱和直肠的充盈程度可影响子宫的位置，临床上可经直肠检查子宫的位置和大小。

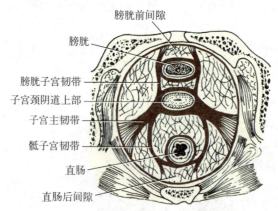

图 6-15 子宫的固定装置模式图

3. 子宫的固定装置

子宫的正常位置依赖于阴道、尿生殖膈、盆底肌的承托及周围韧带的牵拉和固定(图6-15)。

(1) **子宫阔韧带**(broad ligament of uterus)：位于子宫两侧(图6-16)，略呈冠状位，由子宫前、后面的腹膜自子宫侧缘向两侧延伸至盆侧壁和盆底的双层腹膜构成，其上缘游离，内包输卵管。阔韧带的前层覆盖子宫圆韧带，后层覆盖卵巢和卵巢固有韧带。两层之间有疏松结缔组织、子宫动、静脉、神经、淋巴管等。子宫阔韧带可限制子宫向两侧移位。

(2) **子宫圆韧带**(round ligament of uterus)：由结缔组织和平滑肌构成，呈圆索状。起于子宫体前面

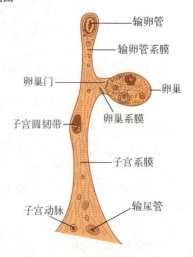

图 6-16 子宫阔韧带矢状断面

的上外侧，子宫角的下方，在阔韧带前层的覆盖下向前外侧弯行，经由腹环进入腹股沟管，出皮下环后分散为纤维束止于阴阜和大阴唇皮下。子宫圆韧带有淋巴管分布，子宫的恶性肿瘤可经此韧带转移至腹股沟浅淋巴结近侧群。子宫圆韧带是维持子宫前倾的主要结构。

(3) **子宫主韧带**(cardinal ligament of uterus)：位于子宫阔韧带的下部，从子宫颈两侧缘延至盆侧壁，由纤维结缔组织和平滑肌纤维构成，较强韧，它是维持子宫颈正常位置，防止其向下脱垂的重要结构。

(4) **子宫骶韧带**(uterosacral ligament)：由结缔组织和平滑肌纤维构成，从子宫颈后面向后绕过直肠的两侧，止于骶骨的前面。其表面盖以腹膜形成弧形的直肠子宫襞。此韧带向后上方牵引子宫颈，与子宫圆韧带协同维持子宫的前屈位。如果子宫的固定装置松弛或受损伤，可导致子宫位置异常，形成不同程度的子宫脱垂。

4. 子宫壁的微细结构

子宫壁很厚，由内向外可分为子宫内膜、肌层和子宫外膜三层(图6–17)。

(1) **子宫内膜**：即子宫的黏膜，由单层柱状上皮和固有层构成。固有层由增殖、分化能力较强的结缔组织构成，内含管状的**子宫腺**和高度蟠曲的**螺旋动脉**。子宫内膜分深、浅两层。浅层称**功能层**，自青春期至绝经期有周期性脱落的特点；深层称**基底层**，不发生周期性脱落，有增生、修复功能层的能力。

(2) **子宫肌层**：很厚，由分层排列的平滑肌组成，各层之间有较大的血管穿行。

(3) **子宫外膜**：大部分为浆膜，小部分为结缔组织膜。

5. 子宫内膜的周期性变化及其与卵巢周期性变化的关系

自青春期到绝经期，子宫内膜在卵巢分泌的激素的作用下，呈现周期性变化，表现为每28天左右，发生一次内膜脱落出血、增殖、修复过程(图6–18)，这种周期性变化，

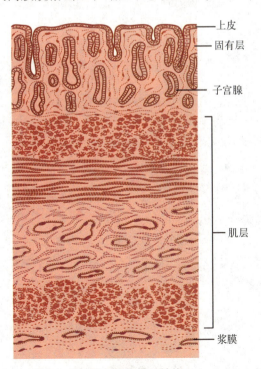

上皮
固有层
子宫腺
肌层
浆膜

图 6–17 子宫壁的微细结构

称**月经周期**。月经周期一般分为三期。

(1) **月经期**：为月经周期的第1～4天，一般历时3～5天。由于卵未受精，黄体退化，黄体酮和雌激素急剧减少，子宫内膜中的螺旋动脉持续收缩，导致内膜功能层缺血坏死，随后螺旋动脉又骤然充血扩张，毛细血管破裂出血，与坏死的功能层经阴道流出体外，成为月经。

(2) **增生期**：为月经周期的第5～14天。此期正值卵巢内的部分卵泡处于生长发育阶段，雌激素分泌量逐渐增多，在雌激素的作用下，脱落的子宫内膜的功能层由基底层增生修补，并逐渐增厚，子宫腺和螺旋动脉也逐渐增长和出现弯曲，至增生期末，卵巢内卵泡已趋于成熟、排卵。

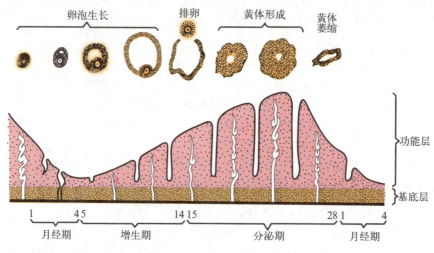

图6-18　子宫内膜周期性变化与卵巢周期性变化的关系示意图

知识链接

子宫肌瘤

　　子宫平滑肌瘤简称子宫肌瘤，是女性生殖器最常见的良性肿瘤，也是人体最常见的肿瘤之一。病因尚不明确，根据其好发于育龄期、绝经后停止生长、并逐渐萎缩的特点，可能与女性激素有关。雌激素可使子宫平滑肌细胞增生肥大，肌层变厚，子宫体积增大。按肌瘤所在部位分为宫体肌瘤(占92%)和宫颈肌瘤(占8%)两种。肌瘤始发于子宫肌层，根据肌瘤生长的方向与子宫肌壁的关系可分为肌壁间肌瘤、浆膜下肌瘤肌瘤和黏膜下肌瘤三种。肌壁间肌瘤位于子宫肌壁内，周围全部被肌层包裹，占60%～70%；浆膜下肌瘤，向子宫浆膜面的方向生长，突出于子宫表面，表面仅由子宫浆膜层覆盖，约占20%；黏膜下肌瘤，向子宫内膜的方向生长，突出于子宫腔，表面仅由子宫黏膜层覆盖，约占10%～15%。浆膜下或黏膜下肌瘤向腹腔或子宫腔方向生长时，由于重力的关系，瘤体从子宫壁逐渐突向腹膜腔或子宫腔，仅留有一蒂与子宫壁相连，称为带蒂肌瘤。子宫平滑肌瘤常无明显症状，往往在妇科体检时被发现。部分患者有月经改变、腹部肿块和白带增多。浆膜下肌瘤蒂扭转时可出现急性腹痛。下腹坠胀和腰酸背痛常见。肌瘤压迫邻近器官可出现相应的症状。

(3) **分泌期**：为月经周期第15～28天。此期内卵泡已排卵，黄体逐渐形成，孕酮分泌量逐渐增多，在孕酮和雌激素的共同作用下，子宫内膜继续增厚，螺旋动脉迂曲、充血，子宫腺腔内充满分泌物，固有层内液体增多。子宫内膜的上述变化，适于胚胎的植入和发育，如果妊娠成立，子宫内膜在孕酮的作用下，继续发育、增厚，否则随着黄体的退化，孕酮量急剧下降，子宫内膜则于第28天开始脱落，转入月经期。

6. 子宫的年龄变化

新生女婴的子宫高出小骨盆上口，输卵管和卵巢位于髂窝内，子宫颈较子宫体长而粗。性成熟前期，子宫迅速发育，壁增厚。性成熟期，子宫颈和子宫体的长度几乎相等。经产妇的子宫较大，壁厚，内腔也大，重量可增加一倍。绝经期后，子宫萎缩变小，壁也变薄。

（四）阴道

阴道(vagina)为前后略扁的肌性管道，连接子宫和外生殖器，是女性的交接器官，也是排出月经和娩出胎儿的管道。

1. 阴道的位置和形态

阴道有前壁、后壁和侧壁，前、后壁互相贴近。阴道下端以**阴道口**(vaginal orifice)开口于阴道前庭。处女的阴道口周围有**处女膜**附着，呈环形或半月形，处女膜破裂后，阴道口周围留有**处女膜痕**。阴道的上端宽阔，包绕子宫颈阴道部，两者之间的环形凹陷称**阴道穹**(fornix of vagina)。阴道穹分为前部、后部和侧部，以阴道穹后部最深，其后上方即为**直肠子宫陷凹**，两者间仅隔以阴道后壁和腹膜。临床上当直肠子宫陷凹内有积液或积血时，可经阴道后穹穿刺或引流。

阴道位于小骨盆中央，前邻膀胱和尿道，后邻直肠(图6-11)。如邻接部位损伤，可发生**尿道阴道瘘**或**直肠阴道瘘**，致使尿液或粪便进入阴道。阴道下部穿过尿生殖膈，膈内的尿道阴道括约肌和肛提肌均对阴道有括约作用。

2. 阴道黏膜的结构特点

阴道壁由黏膜、肌层和外膜组成，富于伸展性。阴道黏膜平时呈淡红色，形成许多横行皱襞，阴道下部的皱襞密而高，少女更为明显。黏膜上皮为复层扁平上皮，在雌激素的刺激下，发生周期性变化，当雌激素分泌量增高时，阴道上皮角化细胞增多。上皮细胞合成大量糖原，阴道浅层上皮也不断脱落更新，脱落细胞内的糖原，游离于阴道腔，在阴道杆菌的作用下转变为乳酸，使阴道内保持酸性，有防止细菌侵入和繁殖的作

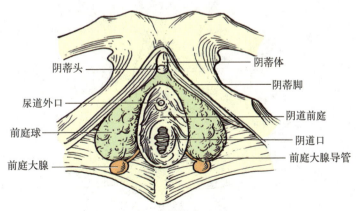

图6-19 阴蒂、前庭球和前庭大腺

用。老年人血液中雌激素的含量降低，上皮细胞内的糖原和阴道内的游离糖原均减少，可引起致病菌繁殖而感染。

（五）前庭大腺

前庭大腺(greater vestibular gland)，又称Bartholin腺，形如豌豆，位于前庭球后端的深面，其导管向内侧开口于阴道口与小阴唇之间的沟内(图6-19)。该腺相当于男性的尿道球腺，分泌物有润滑阴道口的作用。如因炎症导致导管阻塞，可形成前庭大腺囊肿。

二、外生殖器

女性外生殖器，即**女阴**(vulva)，包括阴阜、大阴唇、小阴唇、阴道前庭、阴蒂和前庭球等(图6-20)。

1. 阴阜

阴阜(mons pubis)为耻骨联合前方的皮肤隆起，皮下富有脂肪。性成熟期以后，生有阴毛。

2. 大阴唇

大阴唇(greater lips of pudendum)为一对纵长隆起的皮肤皱襞，富有色素并生有阴毛。大阴唇的前端和后端左右互相连合，形成**唇前连合**和**唇后连合**。

3. 小阴唇

小阴唇(lesser lips of pudendum) 位于大阴唇的内侧，为一对较薄的皮肤皱襞，表面光滑无阴毛。其前端延伸为**阴蒂包皮**和**阴蒂系带**，后端两侧互相会合，形成**阴唇系带**。

4. 阴道前庭

阴道前庭(vaginal vestibule)是位于两侧小阴唇之间的裂隙。其前部有较小的尿道外口，后部有较大的阴道口，阴道口两侧各有一个前庭大腺导管的开口。

5. 阴蒂

阴蒂(clitoris)位于尿道外口前方，由一对**阴蒂海绵体**组成，相当于男性的阴茎海绵体，亦分脚、体、头三部。**阴蒂脚**埋于会阴浅隙内，附于耻骨下支和坐骨支，两脚在前方结合成**阴蒂体**，表面盖有阴蒂包皮；阴蒂头露于表面，含有丰富的神经末梢，感觉敏锐。

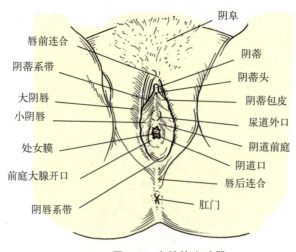

图6-20 女性外生殖器

6.前庭球

前庭球(bulb of vestibule)相当于男性的尿道海绵体，呈蹄铁形，分为较细小的中间部和较大的外侧部。中间部位于尿道外口与阴蒂体之间的皮下，外侧部位于大阴唇的皮下。

三、乳 房

乳房(mamma)为哺乳动物特有的结构。人的乳房为成对器官，男性乳房不发达，但乳头的位置较为恒定，平第4肋间隙或第4及第5肋，常作为定位标志。女性乳房于青春期后开始发育生长，妊娠和哺乳期有分泌活动。

（一）乳房的位置

乳房位于胸前部，胸大肌和胸筋膜的表面，上起第2～3肋，下至第6～7肋，内侧至胸骨旁线，外侧可达腋中线。胸大肌前面的深筋膜与乳腺体后面的包膜之间为**乳腺后间隙**，内有一层疏松的结缔组织，但无大血管存在，有利于隆乳术时将假体(如硅胶等)植入，使乳房隆起。有时也可将假体植入胸大肌后面的深筋膜与胸小肌之间的**胸大肌后间隙**。

（二）乳房的形态

成年未产妇女的乳房呈半球形，紧张而有弹性。乳房中央有**乳头**(mammary papilla)，其位置因发育程度和年龄而异，乳头顶端有输乳管的开口。乳头周围的皮肤色素较深，形成环形区域称**乳晕**(areola of breast)，表面有许多小隆起，其深面为**乳晕腺**，可分泌脂性物质滑润乳头(图6-21)。乳头和乳晕的皮肤较薄，易受损伤而感染。妊娠和哺乳期，乳腺增生，乳房增大；停止哺乳后，乳腺萎缩，乳房变小；老年时，乳房萎缩而下垂。

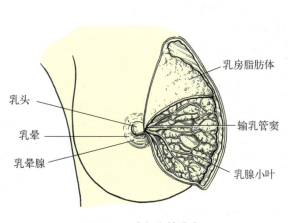

图6-21 成年女性乳房

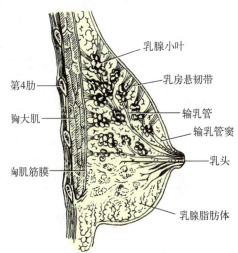

图6-22 女性乳房的结构(矢状面)

（三）乳房的结构

乳房由皮肤、皮下脂肪、纤维组织和乳腺构成。纤维组织主要包绕乳腺，并形成纤维隔嵌入乳腺内，将腺体分割成15～20个**乳腺叶**(lobes of mammary gland)。每个乳腺叶内有一条排泄管，称为**输乳管**(lactiferous ducts)，输乳管行向乳头，在近乳头处膨大为输乳管窦(lactiferous sinus)，其末端变细，开口于乳头。乳腺叶和输乳管均以乳头为中心呈放射状排列，乳房手术时宜做放射状切口，以减少对乳腺叶和输乳管的损伤。乳腺周围的纤维组织还发出许多小的纤维束，分别向深面连于胸筋膜，向浅面连于皮肤和乳头，对乳房起支持和固定作用，称为**乳房悬韧带**(suspensory ligament of breast)，或**cooper韧带**(图6–22)。当乳腺癌侵及此韧带时，纤维组织增生，韧带缩短，牵引皮肤向内凹陷，致使皮肤表面出现许多点状小凹，类似橘皮，临床上称橘皮样变，是乳腺癌早期的常见体征。

四、会 阴

会阴(perineum)有狭义和广义之分。狭义的会阴即**产科会阴**，指肛门与外生殖器之间狭小区域的软组织。由于分娩时此区承受的压力较大，易发生撕裂，助产时应注意保护此区。广义的会阴指封闭小骨盆下口的所有软组织，呈菱形，其前界为耻骨联合下缘；后界为尾骨尖；两侧为耻骨下支、坐骨支、坐骨结节和骶结节韧带。以两侧坐骨结节的连线为界，可将会阴分为前、后两个三角形的区域(图6–23)。

前方的是**尿生殖区**(urogenital region)，男性有尿道通过，女性有尿道和阴道通过；后方的是**肛区**(anal region)，其中央有肛管通过。

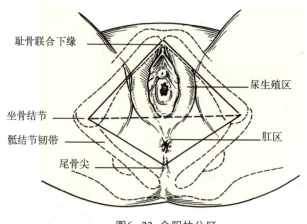

图6–23 会阴的分区

（张明军　李占生）

腹　膜

一、概　述

腹膜(peritoneum)为全身面积最大、配布最复杂的浆膜，由间皮及少量结缔组织构成，薄而光滑，呈半透明状，其中衬于腹、盆腔壁内面的腹膜称为**壁腹膜**或**腹膜壁层**；覆盖于腹、盆腔脏器表面的部分称为**脏腹膜**或**腹膜脏层**。脏腹膜与壁腹膜互相延续、移行，共同围成不规则的潜在性腔隙称为**腹膜腔**(peritoneal cavity)。男性腹膜腔为一封闭的腔隙；女性腹膜腔则藉输卵管腹腔口经输卵管、子宫、阴道与外界相通(腹膜图-1)。壁腹膜较厚，与腹、盆壁之间有一层疏松结缔组织，称为**腹膜外组织**；腹后壁及腹前壁下部的腹膜外组织中含有较多脂肪，临床上也称为**腹膜外脂肪**。脏腹膜紧贴覆于脏器表面，可视为器官的一部分。

腹腔和腹膜腔是两个不同的概念。腹腔是指盆膈以上，由腹壁和膈围成的腔；而腹膜腔是脏、壁腹膜间的潜在性腔隙，腔内仅含少量滑液。腹腔内的器官实际上均位于腹膜腔之外。

腹膜可产生少量滑液，湿润和减少脏器间磨擦，腹膜还具有吸收、防御、修复和再生等多种功能，所形成的韧带、系膜等结构还有固定和支持脏器的作用。腹膜能吸收腹膜腔内的液体和空气等。上腹部腹膜的吸收能力强于下腹部，故腹膜炎或腹部手术后的患者多采取半卧位，使炎性渗出液积于下腹部，以延缓或减少腹膜对毒素的吸收。腹膜腔内浆液中有大量巨噬细胞和纤维素，前者可以吞噬细菌和有害物质，后者的粘连作用可促使伤口愈合和使炎症局限化。但手术操作粗暴，也可因此作用而造成肠袢纤维性粘连等后遗症。

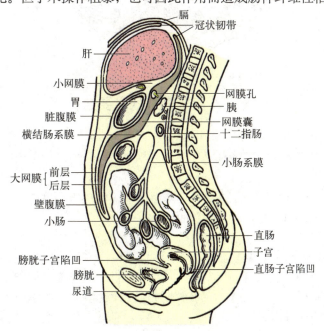

腹膜图-1 腹正中矢状切面

二、腹膜与腹盆腔脏器的关系

根据腹盆腔器官被腹膜覆盖的范围大小分为三类，即腹膜内位器官、腹膜间位器官和腹膜外位器官(腹膜图-2)。

1. 腹膜内位器官

腹膜内位器官指表面几乎都被腹膜所覆盖的器官，如胃、十二指肠上部、空肠、回肠、盲肠、阑尾、横结肠、乙状结肠、脾、卵巢和输卵管等。

2. 腹膜间位器官

腹膜间位器官指表面大部分被腹膜覆盖的器官，如肝、胆囊、升结肠、降结肠、直肠上段、子宫和膀胱等。

3. 腹膜外位器官

腹膜外位器官是指仅一面被腹膜覆盖的器官，如肾、肾上腺、输尿管、胰、十二指肠降部和水平部、直肠中、下段等。

了解腹膜与器官的关系有重要的临床意义。如进行腹膜内位器官手术时，必须通过腹膜腔；而肾、输尿管等腹膜外位器官的手术则不必打开腹膜腔，以避免腹膜腔感染和术后粘连。

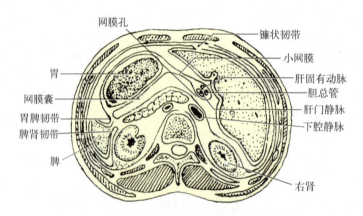

腹膜图-2　腹膜与脏器的关系

三、腹膜形成的主要结构

腹膜从腹盆壁移行于器官，或由一个器官移行到另一个器官，其移行的部分常形成许多腹膜结构，包括网膜、系膜、韧带等，对器官起支持、固定作用。

(一) 网膜

网膜(omentum)由双层腹膜构成，薄而透明，两层腹膜间夹有血管、神经、淋巴管及结缔组织等。包括小网膜、大网膜等(腹膜图-3)。

1. 小网膜

小网膜(lesser omentum)是自肝门向下移行至胃小弯和十二指肠上部的双层腹膜结构其左侧部从肝门至**胃小弯**，称**肝胃韧带**；小网膜的右侧连接肝门与十二指肠上部，称**肝十二指肠韧带**，其内走行着出入肝的重要管道，即右前方的胆总管、左前方的肝固有动脉和两者后方的肝门静脉等。小网膜游离缘后方为**网膜孔**，通过网膜孔可进入胃后方的**网膜囊**。

2. 大网膜

大网膜(greater omentum)是自胃大弯和横结肠垂向下方，形似围裙覆盖于空、回肠和横结肠前方，其左缘与胃脾韧带相连续。大网膜由前两层和后两层组成，前两层是由胃前、后壁的脏腹膜自**胃大弯**和十二指肠上部下垂而成，降至腹下部后反折向上形成后两层，附着于横结肠。成人大网膜前两层和后两层通常愈着，使前两层上部直接从胃大弯连至横结肠形成**胃结肠韧带**。大网膜内含有丰富的脂肪组织、血管和巨噬细胞，有重要的防御功能。当腹膜腔内有炎症时，大网膜能包裹、粘连而限制炎症的扩散，手术时可根据其移动的位置探查病变部位。小儿大网膜较短，当阑尾炎穿孔或其他下腹部炎症时，病灶难以被大网膜包裹，常造成弥漫性腹膜炎。

3. 网膜囊

网膜囊(omental bursa)是位于小网膜和胃后方的扁窄间隙，又称**小腹膜腔**。网膜囊上壁为肝尾状叶及膈下方的腹膜；前壁由上向下依次为小网膜、胃后壁腹膜和大网膜前两层；下壁为大网膜返折处；后壁由下向上依次为大网膜后两层、横结肠及其系膜以及覆盖胰、左肾、左肾上腺等处的腹膜；左侧为脾、胃脾韧带和脾肾韧带；右侧借网膜孔与腹膜腔其余部分相通。网膜孔上界为肝尾状叶，下界为十二指肠上部，前界为肝十二指肠韧带，后界为覆盖在下腔静脉表面的腹膜。网膜囊位置较深，胃后壁穿孔时，胃内容物常积聚在囊内，给早期诊断带来一定困难(腹膜图-3)。

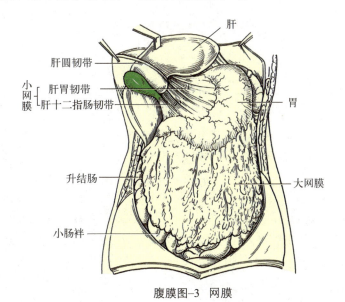

腹膜图-3　网膜

（二）系膜

系膜是壁、脏腹膜相互延续移行形成的将器官连至腹后壁的双层腹膜结构，其内含有进出器官的血管、神经、淋巴管及淋巴结等。主要的系膜有肠系膜、阑尾系膜、横结肠系膜和乙状结肠系膜等(腹膜图-4)。

1. 肠系膜

肠系膜(mesentery)是将空、回肠连于腹后壁的双层腹膜结构，其附着于腹后壁的部分称为肠系膜根，长约15cm，自第2腰椎左侧起，斜向右下跨过脊柱及其前方结构，止于右骶髂关节前方。肠系膜长而宽阔，空、回肠的活动性大，活动异常时易发生肠扭转、肠套叠等急腹症。肠系膜内含有肠系膜上动脉、静脉及其分支和属支、淋巴管、淋巴结、神经和脂肪等。

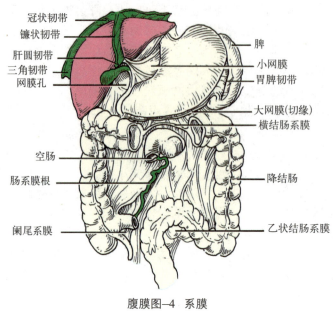

冠状韧带
镰状韧带
肝圆韧带
三角韧带
网膜孔
空肠
肠系膜根
阑尾系膜

脾
小网膜
胃脾韧带
大网膜(切缘)
横结肠系膜
降结肠
乙状结肠系膜

腹膜图-4　系膜

2. 阑尾系膜

阑尾系膜(mesoappendix)呈三角形，将阑尾连于肠系膜下方。阑尾的血管、淋巴管、神经走行于系膜的游离缘内，故阑尾切除时，应从系膜游离缘进行血管结扎。

3. 横结肠系膜

横结肠系膜(transverse mesocolon)是将横结肠系连于腹后壁的双层腹膜结构，其根部自结肠右曲起始，止于结肠左曲。系膜内含有横结肠血管、淋巴管、淋巴结和神经丛等。

4. 乙状结肠系膜

乙状结肠系膜(sigmoid mesocolon)是将乙状结肠固定于左下腹的双层腹膜结构，其根部附着于左髂窝和骨盆左后壁。 该系膜较长，乙状结肠活动度较大，易发生肠扭转。系膜内含有乙状结肠血管、直肠上血管、淋巴管、淋巴结和神经丛等。

（三）韧带

韧带是连于腹、盆壁与器官之间或相邻器官间的腹膜结构，对器官有固定作用。

1. 肝的韧带

肝的下方有肝胃韧带和肝十二指肠韧带；上方有镰状韧带、冠状韧带和左、右三角韧带(腹膜图-4)。

（1）**镰状韧带**(falciform ligament)：是位于膈穹窿下方和肝上面之间矢状位的双层腹膜结构，位于前正中线右侧，其下缘游离、增厚，内含肝圆韧带。侧面观呈镰刀状 。脐以上腹壁正中切口需向下延长时，应偏向中线左侧，以避免损伤肝圆韧带及伴行的附脐静脉。

（2）**冠状韧带**(coronary ligament)：呈冠状位，分前、后两层，由膈下及肝上面的腹膜移行而成，前层向前与镰状韧带相延续，前、后两层间肝表面未被腹膜覆盖的区域称为**肝裸区**。冠状韧带左、右两端处，前、后两层彼此粘合增厚形成左、右三角韧带。

2. 脾的韧带

脾的韧带主要有胃脾韧带和脾肾韧带等(腹膜图-2，腹膜图-4)。

(1) **胃脾韧带**(gastrosplenic ligament)：是连于胃底和脾门之间的双层腹膜结构，向下与大网膜左侧部连续，韧带内含胃短血管和胃网膜左血管起始段及脾和胰的淋巴管、淋巴结等。

(2) **脾肾韧带**(splenorenal ligament)：是自脾门至左肾前面的双层腹膜结构，韧带内含胰尾及脾血管、淋巴管、神经丛等。

(3) **膈脾韧带**(phrenicosplenic ligament)：是脾肾韧带向上连于膈下面的结构，由膈与脾之间的腹膜构成。

(四) 皱襞、腹膜隐窝和陷凹

皱襞是腹、盆壁与器官间或器官与器官之间腹膜形成的隆起。其深部常有血管走行。在皱襞间或皱襞与腹盆壁间形成的腹膜凹陷称隐窝，而较大的隐窝则称陷凹。

1. 腹后壁的皱襞和隐窝

常见的皱襞和隐窝有：**十二指肠上皱襞**位于十二指肠升部左侧，相当于第2腰椎水平，呈半月形，下缘游离。**皱襞**深面为口朝下的十二指肠上隐窝(国人出现率50%)，此窝下方为三角形的十二指肠下皱襞，其上缘游离。此皱襞的深面为口朝上的**十二指肠下隐窝**(国人出现率75%)。盲肠后隐窝位于盲肠后方，盲肠后位的阑尾常在其内。**乙状结肠间隐**窝位于乙状结肠左后方、乙状结肠系膜与腹后壁之间，后壁内有输尿管经过。**肝肾隐窝**(hepatorenal recess)位于肝右叶与右肾之间，其左界为网膜孔和十二指肠降部，右界为右结肠旁沟。仰卧时为腹膜腔最低处，腹膜腔内积液易积聚于此。

2. 腹前壁的皱襞和隐窝

腹前壁脐下内面有5条腹膜皱襞(腹膜图-5)：脐与膀胱尖之间为**脐正中皱襞**，内含**脐正中韧带**。一对**脐内侧皱襞**位于**脐正中皱襞**的两侧，内含**脐内侧韧带**。一对**脐外侧皱襞**分别位于脐内侧皱襞的外侧，内含腹壁下动脉和静脉。在**腹股沟韧带**的上方，上述5条皱襞间形成3对浅凹，由中线向外侧依次为**膀胱上窝、腹股沟内侧窝**和**腹股沟外侧窝**。腹股沟内侧窝和腹股沟外侧窝分别与腹股沟管皮下环和腹环的位置相对应。在腹股沟韧带的下方，有

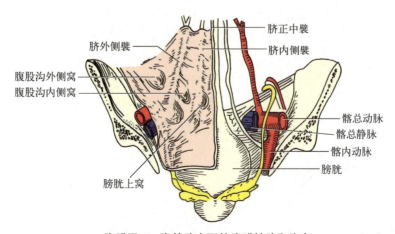

腹膜图-5 腹前壁内面的腹膜皱襞和隐窝

与腹股沟内侧窝相对应的浅窝，称**股凹**(femoral fossa)，是易发生股疝的部位。

3. 腹膜陷凹

主要位于盆腔内，由腹膜在盆腔器官间移行返折而成。男性在膀胱和直肠之间有直肠**膀胱陷凹**(rectovesical pouch)，凹底距肛门约7.5cm(腹膜图–6)。女性在膀胱与子宫之间有**膀胱子宫陷凹**(vesicouterine pouch)，在直肠与子宫之间有直肠子宫陷凹(rectouterine pouch)，后者又称Douglas腔，较深，凹底距肛门约3.5cm，与阴道穹后部仅隔以阴道后壁和腹膜。站立或半卧位时，男性的直肠膀胱陷凹和女性的直肠子宫陷凹是腹膜腔最低部位，故积液多存在于这些陷凹内，临床上可进行直肠穿刺或阴道穹后部穿刺以进行诊断和治疗(腹膜图–6)。

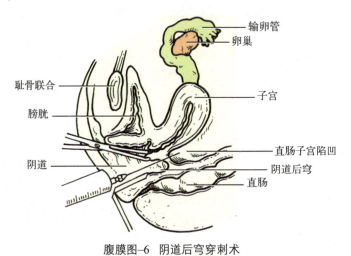

腹膜图–6　阴道后穹穿刺术

（闫文升　　张宏）

第七章　脉管系统

脉管系统是一系列连续而封闭的管道系统，由心血管系统和淋巴系统组成。心血管系包括心、动脉、毛细血管和静脉，其内有循环流动的血液。淋巴系统包括淋巴管道、淋巴组织和淋巴器官。淋巴管道内有向心流动的淋巴，最后汇入静脉，所以淋巴管道被视为静脉的辅助管道。

脉管系统的主要功能是物质运输，一方面把消化系统吸收的营养物质和呼吸系统吸收的O_2运送到组织和细胞，同时将组织和细胞产生的代谢产物和CO_2运送至肾、肺和皮肤排出体外。内分泌器官和分散在体内各处的内分泌细胞分泌的激素等也通过血液运送至靶器官和靶细胞，调节其活动。

第一节　心血管系统

一、概述

（一）心血管系统的组成

心血管系统由心、动脉、毛细血管和静脉组成。

1. 心

心(heart)是一个中空的肌性器官，是连接动脉、静脉的枢纽和心血管系统的"动力泵"。心内部被房间隔和室间隔分为互不相通的左、右两半，左半流动着动脉血，右半流动着静脉血。每半又分为心房和心室两部分，同侧心房和心室借房室口相通。所以心共有右心房、右心室、左心房和左心室四个腔。心房接受静脉，心室发出动脉。

2. 动脉

动脉(artery)是运送血液离心的管道，自左、右心室发出，在行程中反复分支，越分越细，直至毛细血管。

3. 静脉

静脉(vein)是引导血液回心的管道，静脉始于毛细血管，在回心的途中不断接受属支，逐渐汇合成中静脉、大静脉，最终注入心房。

4. 毛细血管

毛细血管(capillary)是连接动、静脉末梢间的管道，互连成网，分布广泛，除毛发、软骨、角膜、晶状体、牙釉质和被覆上皮外的全身各部。毛细血管数量多、管壁薄、通透性大，管内血流缓慢，是血液与组织液进行物质交换的场所。

（二）血液循环

血液由心室射出，流经动脉、毛细血管、静脉，再返回心房，这种周而复始的流动称**血液循环**。根据途径和功能的不同，血液循环分为体循环和肺循环(图7-1)。两个循环同时进行，彼此相通。

1. 体循环

体循环(systemic circulation)又称**大循环**(greater circle)。携带O$_2$和营养物质的血液自左心室射入主动脉，再经主动脉各级分支流向全身各处毛细血管，在此进行物质交换，O$_2$和营养物质透过毛细血管壁进入组织间隙，供组织和细胞所利用；同时组织和细胞的代谢产物和CO$_2$进入血液，这样使鲜红的动脉血变成了暗红的静脉血，再经各级静脉，最后由上、下腔静脉和冠状窦回到右心房。体循环的特点是：途径长，流经范围广，压力高，完成了物质交换。

2. 肺循环

肺循环(pulmonary circulation)又称**小循环**(lesser circle)。由体循环回心的静脉血从右心房进入右心室，自右心室射入肺动脉，经肺动脉各级分支至肺泡周围的毛细血管，在此进行气体交换，暗红的静脉血变成鲜红的动脉血。经肺的各级静脉，最后由左、右肺静脉流回左心房。肺循环的特点是：途径短，只经过肺，压力相对较低，完成了气体交换。

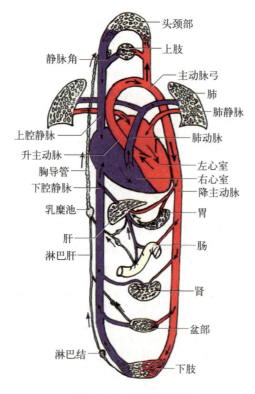

图7-1 血液循环示意图

二、心

（一）心的位置与外形

心(heart)位于胸腔中纵隔内，约2/3位于正中线的左侧，1/3位于正中线的右侧。心的前面大部分被肺和胸膜所遮盖，只有前下方一小部分与胸骨体下半和左侧4～6肋软骨直接相邻。心的后方与食管、迷走神经和胸主动脉相邻。心的两侧与纵隔胸膜和肺相邻。

心下方与膈相贴，上方与出入心的大血管相连(图7-2)。

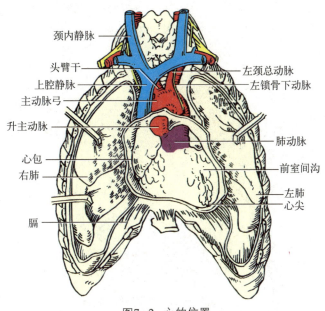

图7-2　心的位置

　　心呈前后略扁的倒置圆锥形，大小相当于本人的拳头，具有一尖、一底、两面、三缘和四条沟(图7-3、图7-4)。

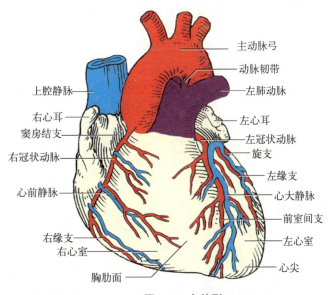

图7-3　心外形

　　心尖钝圆，朝向左前下方，其体表投影在左侧第5肋间隙锁骨中线内侧1～2cm处，此处可以摸到心尖搏动。

　　心底朝向右后上方，由大部分左心房和小部分右心房组成。上、下腔静脉分别从上、下方注入右心房，左、右肺静脉分别从两侧注入左心房。心底后面隔心包后壁邻食管、左主支气管、左迷走神经和胸主动脉等。

　　胸肋面(前面)朝向前上方，大部分由右心房和右心室构成，小部分由左心室和左心耳组成。该面大部分被胸膜和肺遮盖；小部分隔心包与胸骨体下部和左侧第4～6肋软骨相邻。心的下面较平，与膈相贴，又称**膈面**。膈面大部分由左心室，小部分由右心室构成。

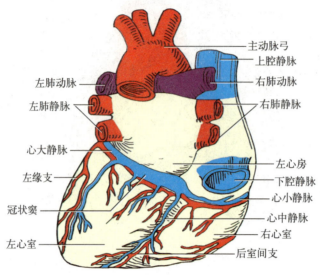

左肺动脉

左肺静脉

心大静脉

左缘支

冠状窦

左心室

主动脉弓
上腔静脉
右肺动脉

右肺静脉

左心房
下腔静脉
心小静脉
心中静脉
右心室
后室间支

图7-4　心外形(膈面)

　　心右缘垂直钝圆，主要由右心房构成。**心左缘**钝圆，大部分由左心室构成，小部分为左心耳。**心下缘**较锐利，介于膈面和胸肋面之间，近水平位，主要由右心室和心尖构成。

　　心的表面有四条沟，是四个心腔的表面分界标志。**冠状沟**又称房室沟，是心房与心室在心表面的分界标志，位于心底部，近似环形，前方被肺动脉干所中断。**前室间沟**和**后室间沟**是左、右心室在心表面的分界标志，分别位于心室的胸肋面和膈面，均从冠状沟走向心尖，交汇于心尖的右侧并稍凹陷，此处称**心尖切迹**。在心底部，右心房与右肺上、下肺静脉交界处的浅沟，称**房间沟**，是左、右心房在心后面的分界标志。房间沟、后室间沟与冠状沟的交汇处，称**房室交点**，是左、右心房和左、右心室在心后面的邻接处。

> **知识链接**
>
> ### 临床解剖要点
>
> 　　心的胸肋面大部分被肺和胸膜遮盖，小部分与左侧第4～6肋软骨相邻，因此心内注射常在左侧第4肋间隙近胸骨左缘处进行，一般不会伤及肺和胸膜。
>
> 　　在近心底处有一条不完整的环形沟称冠状沟，是心房和心室在心表面的分界标志。在胸肋面和膈面各有一条自冠状沟至心尖稍右侧的纵行沟，分别称前室间沟和后室间沟，是左、右心室在心表面的分界标志。前、后室间沟在心尖稍右侧的汇合处略凹陷，称心尖切迹。冠状沟及前、后室间沟内均有血管和脂肪充填。

（二）心各腔的形态

1. 右心房

右心房(right atrium)位于心的右上部，壁薄而腔大，分前、后两部分。前部由原始心房衍变而来，称固有心房；后部称腔静脉窦。两部之间以纵行于右心房表面的界沟为界。与界沟相对应的心内面有一纵行的肌隆起，称**界嵴**(图7-5)。

(1)固有心房　构成右心房的前部，其向前上方呈锥体形突出的部分，称**右心耳**。固有心房内面有许多大致平行排列的肌束，称**梳状肌**。

(2)腔静脉窦　位于右心房的后部，内壁光滑，无肌性隆起。上、下方分别有**上腔静脉口**和**下腔静脉口**，下腔静脉口和右房室口之间有**冠状窦口**。

右心房的后内侧壁为房间隔，在房间隔右侧面下部有一卵圆形浅窝称**卵圆窝**，为胚胎时期卵圆孔闭锁后的遗迹，此处薄弱，是房间隔缺损的好发部位。

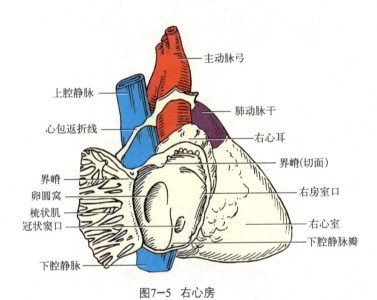

图7-5　右心房

2. 右心室

右心室(right ventricle)位于右心房左前下方，构成心胸肋面的大部分。室腔呈尖端向前下的锥体形，借**室上嵴**可将右心室分为流入道(窦部)和流出道(漏斗部)两部分(图7-6)。

(1) 流入道：室壁有多条纵横交错的肌性隆起，称肉柱。乳头肌是突入室腔的锥状肌隆起，分前、后、隔侧三群。右心室内有一起自室间隔连至右室前壁的肌束，其内有心传导系纤维通过，称**隔缘肉柱**，又称**节制索**，可防止心室过度扩张。

流入道的入口为右房室口，呈卵圆形，口的周缘有三个三角形的帆状瓣膜，称三尖瓣。右房室口纤维环、三尖瓣、腱索和乳头肌合称**三尖瓣复合体**，其作用是防止血液逆流。

(2) 流出道：又称**动脉圆锥**或漏斗部，位于右心室前上部，室壁光滑，呈锥体状，上端为肺动脉口，口周缘有三个彼此相连的肺动脉瓣。当心室收缩时，血液冲开肺动脉瓣，流入肺动脉干；心室舒张时，肺动脉窦被返流的血液充盈，三个瓣彼此相互靠拢，使肺动脉口封闭，防止血液逆流回右心室。

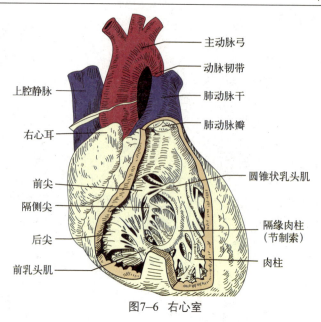

图7-6 右心室

3. 左心房

左心房(left atrium)位于右心房的左后方，构成心底的大部分，是最后方的心腔。前方有升主动脉和肺动脉，后方直接与食管相贴邻。临床上通过食管X线钡餐造影以间接判断左心房是否有病理性扩大。左心房可分为前部的**左心耳**和后部的**左心房窦**。左心耳内面亦有梳状肌。左心房窦又称固有心房，后壁两侧各有一对肺静脉口，前下部借左房室口，通向左心室(图7-7)。

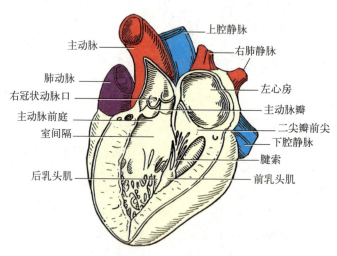

图7-7 左心房和左心室

4. 左心室

左心室(left ventricle)位于右心室的左后方，呈圆锥形，锥底被左房室口和主动脉口占据。左室壁为右室壁厚的三倍。左心室以二尖瓣前尖为界，分为左后方的流入道和右前方的流出道两部分(图7-7)。

(1) **流入道**：又称**左心室窦部**，位于二尖瓣前尖的左后方，入口为左房室口。口周缘有左房室口纤维环、二尖瓣、腱索和乳头肌合称**二尖瓣复合体**，其作用是防止血液逆流。

(2) **流出道**：又称**主动脉前庭**，位于左心室前内侧，室壁光滑，流出道的上界为主动脉口，位于左房室口的右前方。口周缘有三个半环形的主动脉瓣，分别排列在主动脉口的左、右及后方，与每个瓣膜相对应的主动脉壁向外膨出，形成**主动脉窦**，分为左、右及后三个，其中主动脉左、右窦分别有左、右冠状动脉的开口。

（三）心壁的构造

心壁从内向外依次由心内膜、心肌层和心外膜构成(图7-8)。

1. 心内膜

心内膜(endocardium)是衬于心腔内表面的一层光滑薄膜，包括内皮、内皮下层和心内膜下层三层结构。内皮为单层扁平上皮，衬贴于心腔的内面，表面光滑，有利于血液的流动。内皮下层位于内皮基膜的外面，由细密结缔组织构成，含有少量平滑肌纤维。心内膜下层位于心内膜最外层，由疏松结缔组织构成，内含血管、神经、淋巴管及心传导系统的分支。心内膜在房室口和动脉口向心腔折叠形成心瓣膜，心瓣膜和心内膜都是风湿性疾病容易侵犯的部位。

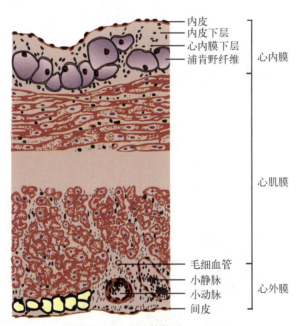

图7-8　心壁的构造

2. 心肌层

心肌层(myocardium)构成心壁的主体，由心肌纤维和结缔组织构成，其间有丰富的毛细血管。心肌纤维包括心房肌和心室肌。心房肌较薄，心室肌较厚。左心室肌层最厚，约为右心室肌层的三倍。心肌纤维集合成束，呈螺旋状环绕，根据其走行方向可大致分为内纵、中环和外斜行三层。心房肌的肌纤维比心室肌的肌纤维短而细，电镜下，可见部分心房肌肌纤维内有分泌颗粒，称心房特殊颗粒，颗粒内含心房钠尿肽，又称心钠素。该激素具有很强的利尿、排钠、扩张血管及降低血压的作用。

结缔组织在左、右房室口、肺动脉口和主动脉口周缘分别形成4个纤维环，在纤维环之间形成左、右纤维三角，它们共同组成心纤维骨骼。心房肌和心室肌不相连续，分别附于心纤维骨骼上，故心房肌和心室肌不会同时收缩(图7-9)。

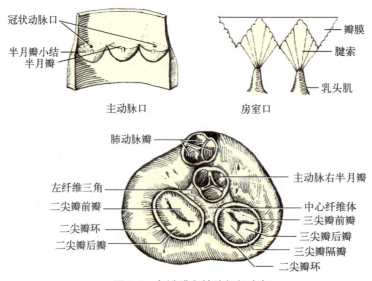

图7—9　心瓣膜和结缔组织支架

3. 心外膜

心外膜(epicardium)为心壁外的浆膜。表面为间皮，间皮深面为疏松结缔组织，含血管神经、淋巴管及脂肪细胞等。

4. 房间隔和室间隔

(1)**房间隔**(interatrial septum)：位于左、右心房之间，由两层心内膜夹少量心房肌和结缔组织构成。卵圆窝是房间隔最薄弱处，易发生房间隔缺损。

(2)**室间隔**(interventricular septum)：位于左、右心室之间，分为肌部和膜部(图7–10)。室间隔缺损多发于膜部。

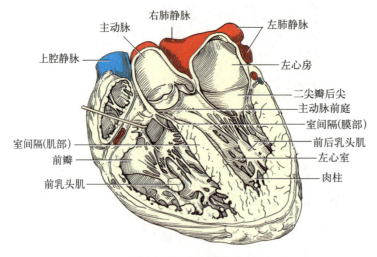

图7—10　房间隔和室间隔

（四）心的传导系统

心的传导系统由特殊分化的心肌纤维构成。其主要功能是产生和传导兴奋，维持心的正常节律性搏动。包括窦房结、结间束、房室结、房室束及其分支(图7–11)。

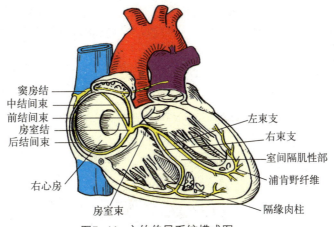

图7-11 心的传导系统模式图

1. 窦房结

窦房结(sinuatrial node)呈长椭圆形，位于上腔静脉与右心房交界处的心外膜深面，能有节律地产生兴奋，自律性最高，是心的正常起搏点。

2. 结间束

窦房结是心的正常起搏点，窦房结产生的冲动经何种途径传至左右心房和房室结，长期以来一直未定论。20世纪60年代初，James等提出窦房结和房室结之间有特殊传导束相连，但迄今尚无充分的形态学证据。结间束有三条：前结间束、中结间束和后结间束。

3. 房室结

房室结(atrioventricular node)呈扁椭圆形，位于冠状窦口前上方的心内膜深面。其主要功能是将窦房结传来的冲动传向心室，但传导速度较慢，形成房室延搁，保证心房收缩完成后心室再开始收缩。

4. 房室束及其分支

房室束(atrioventricular bundle)又称His束，由房室结前端发出，向下行经室间隔膜部，至室间隔肌部上缘分为左、右束支。左、右束支沿室间隔肌部两侧心内膜深面下行，至乳头肌根部，分成许多细小的浦肯野氏纤维与心室肌相连。

窦房结发出的冲动，先传导到心房肌，引起心房肌兴奋和收缩，同时经房室结、房室束、左束支和右束支、浦肯野氏纤维传到心室肌，从而引起心室肌兴奋和收缩。

5. 心传导系的细胞

心传导系的细胞有以下三种。

(1) **起搏细胞**(pacemaker cell)：简称P细胞，分布于窦房结和房室结中心。P细胞体积比普通心肌细胞小，多呈梭形或多边形，胞质内细胞器较少，肌浆网不发达，有少量肌原纤维，含糖原较多，染色浅淡。P细胞是心肌兴奋的起搏点。

(2) **移行细胞**(transitional cell)：主要分布于窦房结和房室结周边及房室束，细胞结构介于起搏细胞与心肌纤维之间，比普通心肌纤维细而短，胞质内肌原纤维较P细胞略多，肌质网较发达。起传导冲动的作用。

(3) **浦肯野纤维**(Purkinje fiber)：或称束细胞，是组成房室束及其分支的传导细胞，房室束分支末端的浦肯野纤维与心室普通心肌纤维相连，将冲动传导到心室各处的肌纤维。胞体比普通心肌纤维短而粗，细胞核小，胞质着色浅；胞质中肌原纤维较少，多位于细胞周边。相邻细胞间有缝管连接。浦肯野纤维能快速传导冲动到各部心肌，引发心肌同步收缩。

（五）心的血管

1. 心的动脉

营养心的动脉有左冠状动脉和右冠状动脉(图7-3、图7-4、图7-12)。

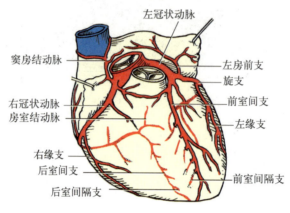

图7-12　冠状动脉

（1）**右冠状动脉**(right coronary artery)：起始于主动脉右窦，经右心耳与肺动脉干之间进入冠状沟，沿冠状沟绕心右缘至膈面，在房室交点附近发出后室间支和左室后支。右冠状动脉主要分布于窦房结、房室结、右心房、右心室、室间隔后下1/3和左室后壁一部分。

1)**后室间支**：较粗，为主干的延续，亦向左、右侧和深面发出分支，分布于后室间沟两侧的心室壁和室间隔的后下1/3。

2)**左室后支**：向左行，分支分布于左心室后壁(膈面)。

（2）**左冠状动脉**(left coronary artery)：起始于主动脉左窦，主干粗短，在左心耳与肺动脉干之间左行，随即分出两支，前室间支和旋支。左冠状动脉主要分布于左心房、左心室、右心室前壁和室间隔前上部。

1)**前室间支**：也称前降支，可视为左冠状动脉主干的延续，沿前室间沟走行，绕过心尖切迹，与后室间支吻合。前室间支向左侧、右侧和深部发出三组分支，分布于左心室前壁、右心室前壁的一部分和室间隔前上2/3部。

2)**旋支**：自左冠状动脉主干发出后，走行于左侧冠状沟内，绕心左缘至左心室膈面，多数在心左缘与后室间沟之间的中点附近分支而终止。旋支主要分布于左心房和左心室的侧壁和后壁。

知识链接

冠心病

冠心病是冠状动脉粥样硬化性心脏病的简称，可造成冠状动脉所分布区域心肌坏死，即心肌梗死。心肌梗死的范围基本上与动脉的分布区一致。冠状动脉任何一支阻塞，还可引起心传导系不同部分供血障碍，从而导致心绞痛或心律失常。

2. 心的静脉

心的静脉血可经三条途径回流。

(1) **心最小静脉**：是位于心壁内的小静脉，自心壁肌层的毛细血管网开始，直接开口于心房或心室腔。

(2) **心前静脉**：1～4支，起于右心室前壁，向上越过冠状沟直接注入右心房。

(3) **冠状窦**：心的静脉大多汇入冠状窦(coronary sinus)，注入右心房。冠状窦位于心膈面，左心房与左心室之间的冠状沟内，其右端以冠状窦口开口于右心房，开口处常有一个半月形瓣膜。其主要属支有：**心大静脉**、**心中静脉**、**心小静脉**(图7-13)。

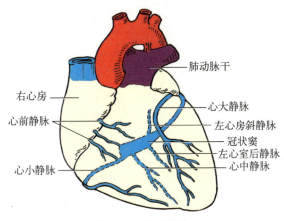

图7-13 心的静脉

（六）心包

心包(pericardium)是包在心和出入心的大血管根部的囊状结构，分外层的纤维心包和内层的浆膜心包。**纤维心包**为结缔组织囊，上方与出入心的大血管外膜相延续，下方与膈的中心腱相愈着。纤维心包厚而坚韧，能防止心过度扩大，以保持循环血量的相对稳定。**浆膜心包**分壁层和脏层，壁层衬于纤维心包内面，脏层即心外膜，覆于心肌层表面。脏、壁两层在出入心的大血管根部互相移行，围成的潜在性腔隙称心包腔。心包腔内有少量浆液，可减少心搏动时的摩擦(图7-14)。

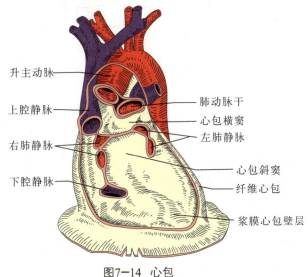

图7-14 心包

　　浆膜心包脏、壁两层反折处的间隙，称**心包窦**，包括心包横窦、心包斜窦和心包前下窦。**心包横窦**位于升主动脉和肺动脉的后方、上腔静脉和左心房的前方；**心包斜窦**位于左心房后壁与心包后壁之间；**心包前下窦**位于心包腔前下部，即心包胸肋部与膈部转折处。人体直立时，心包前下窦位置最低。临床上，经左剑肋角行心包穿刺，可较安全地进入此窦。

（七）心的体表投影

1. 心外形体表投影

　　心在胸前壁的体表投影，可用以下四点及其向外侧略凸的弧形连线来表示(图7-15)。

　　(1) 左上点：在左侧第2肋软骨的下缘，距胸骨左缘1.2cm处。

　　(2) 右上点：在右侧第3肋软骨的上缘，距胸骨右缘约1cm处。

　　(3) 左下点：在左侧第5肋间隙，左锁骨中线内侧1～2cm处，或距前正中线7～9cm。

　　(4) 右下点：在右侧第7胸肋关节处。

　　左、右上点连线为心的上界，左、右下点连线为心的下界，右上点与右下点之间微向右凸的弧线为心的右界，左上点与左下点之间微向左凸的弧线为心的左界。

2. 心瓣膜的体表投影

　　(1) 肺动脉瓣(肺动脉口)：在左侧第3胸肋关节的稍上方，部分位于胸骨之后。

　　(2) 主动脉瓣(主动脉口)：在胸骨左缘第3肋间隙，部分位于胸骨之后。

　　(3) 二尖瓣(左房室口)：在左侧第4肋关节处及胸骨左半的后方。

　　(4) 三尖瓣(右房室口)：在第4肋间隙胸骨正中线的后方。

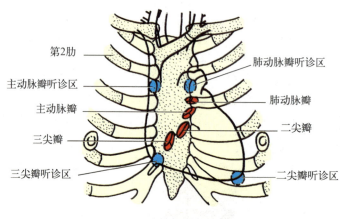

图7-15　心的体表投影

（张宏　刘扬）

三、血管概述

（一）血管的吻合及侧支循环

　　人体内的血管除经动脉—毛细血管—静脉相连通外，在动脉和动脉之间，静脉和静脉之间，甚至动脉和静脉也可借吻合支彼此连通，形成广泛的**血管吻合**(anastomosis vasculosa)。

　　(1) **动脉间吻合**：在人体许多部位存在动脉间吻合形式，如脑底动脉环、空肠与回肠的动脉弓和膝关节动脉网等。这些吻合的意义在于缩短血液循环时间和调节血液流量。

(2) **静脉间吻合**：静脉间吻合远比动脉间吻合丰富。如手背静脉网、足背静脉弓和直肠静脉丛等，以保证静脉回流畅通。

(3) **动静脉吻合**：在体内许多部位，如耳郭、指尖和唇等处，小动脉和小静脉可借动静脉吻合直接连通，动静脉吻合意义在于缩短循环路径，调节局部血流量和体温。

(4) **侧支吻合**：有的血管主干在行程中发出与其平行的侧支，与发自主干远端的侧支相吻合称侧支吻合。正常状态下，侧支较细，血流量小，当主干阻塞时，侧支血流量加大而增粗，以保证主干阻塞以后远端的血液供应，这种通过侧支吻合而建立的血液循环称**侧支循环**。侧支循环的建立对保证病理状态下器官的血液供应有重要意义(图7-16)。

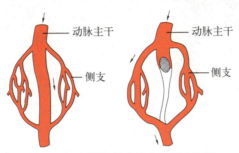

图7-16　血管的侧支吻合与侧支循环

(二) 血管壁的微细结构

1.动脉

根据管径的大小，动脉可分为大动脉、中动脉、小动脉和微动脉，但其间没有明显的界限。大动脉是指接近心的动脉，管径最粗，如主动脉和肺动脉等。除大动脉外，凡管径在1mm以上的动脉均属中动脉，如肱动脉和尺动脉等。管径在1mm以下至0.3mm以上的动脉属于小动脉。管径在0.3mm以下的动脉称微动脉。所有的动脉管壁均由内膜、中膜和外膜三层结构构成，其中以中动脉管壁的结构最典型。

(1) **内膜**(tunica intima)：位于血管壁的最内层，最薄，由内皮和内皮下层构成。内皮衬于血管腔面，光滑，有利于血液的流动。内皮下层位于内皮深面，由薄层结缔组织构成。在内皮下层之外尚有由弹性纤维组成的内弹性膜，可作为内膜与中膜的分界。中动脉的内弹性膜最明显，在切片上呈波浪状，其余动脉则不十分明显。

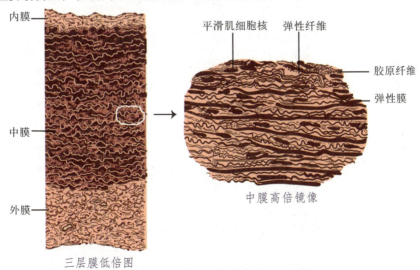

图7-17　大动脉管壁的微细结构

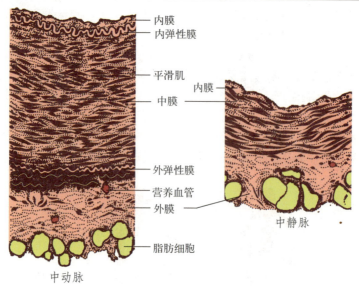

内膜
内弹性膜
平滑肌
中膜
外弹性膜
营养血管
外膜
脂肪细胞
中动脉

内膜
中静脉

图7-18 中动脉和中静脉管壁的微细结构

(2) 中膜(tunica media)：最厚，由平滑肌和弹性纤维构成。大动脉的中膜主要由弹性纤维构成(图7-17)，具有很好的弹性，故又称弹性动脉。中动脉和小动脉的中膜主要由平滑肌构成(图7-18)，故又称肌性动脉。小动脉管壁平滑肌舒缩可直接影响血流的外周阻力，从而影响血压，故称为外周阻力血管(图7-19)。

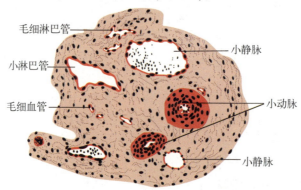

毛细淋巴管
小淋巴管
毛细血管
小静脉
小动脉
小静脉

图7-19 小动脉、小静脉管壁的微细结构

(3)外膜(tunica adventitia)：由疏松结缔组织构成，较薄。中动脉的外膜与中膜交界处有明显的外弹性膜，其他动脉则不明显。大动脉的外膜内含有小血管、淋巴管和神经等。

2. 静脉

静脉也根据管径大小分为大静脉、中静脉、小静脉和微静脉。大静脉管径在10mm以上，如上、下腔静脉等。中静脉管径在2~9mm，除大静脉外，凡有解剖学名称的静脉都属于中静脉，如肘正中静脉和大隐静脉等。小静脉管径达200μm以上。微静脉官腔不规则，管径在50~200μm。

与伴行动脉比较，静脉管壁薄，管腔大而不规则。静脉管壁也分内、中、外三层膜，但三层分界不明显。内膜由内皮和内皮下层组成，一般较薄，在有些部位内膜折叠成静脉瓣。静脉瓣向心开放，有防止血液逆流的作用。中膜仅有数层平滑肌。外膜最厚，由结缔组织构成，内含小血管和神经。大静脉的外膜还含有较多的纵行平滑肌束。

3. 毛细血管

毛细血管分布广泛，管径细，管壁薄，仅由一层内皮及外周的基膜构成。电镜下，毛细血管可分为连续毛细血管、有孔毛细血管和血窦三类(图7-20)。

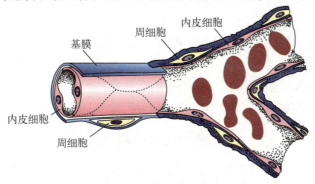

图7-20 毛细血管模式图

(1) **连续毛细血管**(continuous capillary)：连续毛细血管的内皮细胞相互连续，细胞间有紧密连接。基膜完整。胞质中有许多吞饮小泡。吞饮小泡在细胞的游离面或基底面形成，然后转运到对侧，以胞吐的方式释放内容物。连续毛细血管多分布于结缔组织、肌组织、中枢神经系统和肺等处。连续毛细血管通过吞饮小泡完成物质交换。

(2) **有孔毛细血管**(fenestrated capillary)：有孔毛细血管的内皮细胞不含核的部分很薄，有许多直径约60~80nm，贯穿胞质的小孔，称内皮窗孔。有的小孔有隔膜封闭。内皮外有连续的基膜。有孔毛细血管多见于胃肠黏膜、肾血管球和某些内分泌腺等处。有孔毛细血管通过窗孔完成物质交换。

(3) **血窦**(sinusoid)：又称窦状毛细血管，其内皮细胞间隙大，有的内皮细胞有窗孔。基膜可以是连续的，也可以不完整或缺如。血窦多分布于肝、脾、骨髓和一些内分泌腺中。血窦腔大壁薄，形状不规则。窦状毛细血管通过窗孔和细胞间隙完成物质交换。

4. 微循环

微循环(microcirculation)是指微动脉与微静脉之间的血液循环，是血液循环的基本功能单位，一般包括微动脉、中间微动脉、真毛细血管、直捷通路、动静脉吻合和微静脉六部分(图7-21)。

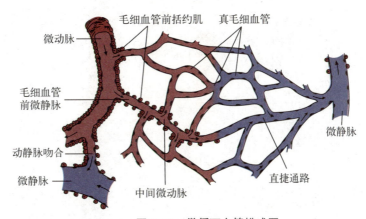

图7-21 微循环血管模式图

四、肺循环的血管

（一）肺循环的动脉

肺动脉干(pulmonary trunk)起于右心室，向左后上方斜行至主动脉弓的下方，分为左、右肺动脉(图7-13)，经肺门入肺。在肺动脉干分叉处稍右侧与主动脉弓下缘之间，有一短的结缔组织索，称**动脉韧带**，是胚胎时动脉导管闭锁后的遗迹。若出生后6个月动脉导管仍不闭锁，称**动脉导管未闭**，是常见的先天性心脏病之一。

（二）肺循环的静脉

肺静脉(pulmonary vein)起自肺泡周围的毛细血管网，逐级汇合，每侧肺的静脉在肺门处汇合成上、下两条肺静脉，穿过心包注入左心房。

五、体循环的动脉

体循环的动脉分布有以下规律：①大多数动脉呈对称性分布。②动脉走行时常与静脉、神经伴行，并被结缔组织包裹，形成血管神经束。③动脉从主干发出后，一般以最短距离到达所分布的器官。④多数动脉干走行在身体屈侧或隐蔽安全的部位。⑤动脉的管径和数目与所分布器官新陈代谢的旺盛程度相关，并非取决于器官的大小，如肾动脉比一般器官的动脉粗大(图7-22)。

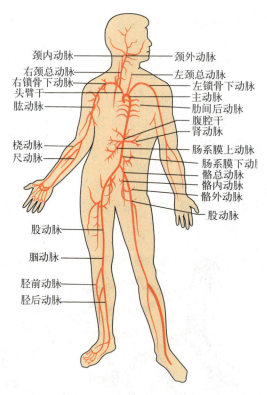

图7-22 全身的动脉分布

体循环的动脉包括从左心室发出的主动脉及其各级分支，是输送动脉血至全身各组织器官的血管。

主动脉(aorta)是体循环的动脉主干，据其行程可分为升主动脉、主动脉弓和降主动脉。**升主动脉**起自左心室的主动脉口，然后斜向右上侧第2胸肋关节处移行于**主动脉弓**，继而呈弓形弯向左后，沿脊柱左前下方行至第4胸椎下缘移行为**降主动脉**。降主动脉以膈为界分为胸主动脉和腹主动脉。胸主动脉沿脊柱左前下行，平第12胸椎体前方穿膈的主动脉裂孔进入腹腔移行为**腹主动脉**。腹主动脉下行至第4腰椎体下缘水平分为**左、右髂总动脉**。

升主动脉起始部分别发出左、右冠状动脉。主动脉弓上缘自右向左依次发出**头臂干、左颈总动脉和左锁骨下动脉**。头臂干上行至右侧胸锁关节后方，分为右颈总动脉和右锁骨下动脉。

在主动脉弓壁内有能感受血压变化的压力感受器；在主动脉弓的下方有2～3个粟粒样小体称**主动脉小球**，为化学感受器，能感受血液中CO_2浓度的变化。

(一) 头颈部的动脉

头颈部的动脉主干是**颈总动脉**(common carotid artery)。左颈总动脉直接起自主动脉弓，右颈总动脉起自头臂干，二者均经胸锁关节后方，沿气管、喉和食管的两侧上行，至甲状软骨上缘平面分为颈内动脉和颈外动脉。

颈总动脉末端和颈内动脉起始处管径稍膨大，称**颈动脉窦**，其壁内有压力感受器，当血压升高时，可反射性的引起心跳减慢，外周血管扩张，使血压下降。

在颈总动脉分叉处后方连有一扁椭圆形小体，称**颈动脉小球**，属化学感受器，可感受血液中CO_2浓度的变化，反射性的调节呼吸运动。

1. 颈外动脉

颈外动脉(external carotid artery)由颈总动脉发出后，上行穿腮腺实质，至下颌颈平面分为颞浅动脉和上颌动脉两个终支(图7–23)。沿途主要分支有：

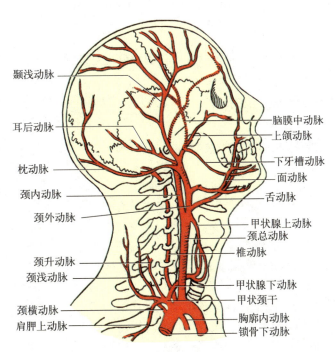

图7–23 头颈部的动脉

(1) **甲状腺上动脉**：由颈外动脉起始处发出，行向前下，分支布于甲状腺上部和喉。

(2) **舌动脉**：平舌骨大角处分出，行向前内，经舌骨舌肌深面，分布于舌、舌下腺和腭扁桃体等。

(3) **面动脉**：约平下颌角高度发自颈外动脉，经下颌下腺深面，在咬肌前缘越过下颌骨下缘至面部，沿口角和鼻翼外侧上行达眼内眦处，改名为**内眦动脉**。面动脉沿途分支布于面部、下颌下腺和腭扁桃体。在咬肌前缘与下颌骨下缘交界处，面动脉位置表浅，可摸到其搏动。

(4) **上颌动脉**：经下颌颈深面行向前内，沿途分支布于口腔、鼻腔、咀嚼肌和硬脑膜等处。上颌动脉的主要分支为**脑膜中动脉**，向上穿棘孔入颅腔，分前、后两支，布于硬脑膜和颅骨。其前支较粗大，行于翼点的内面，骨折时易伤及此动脉，形成硬膜外血肿。

(5) **颞浅动脉**：在腮腺实质内上行，经耳屏前方、颧弓根部至颞区，分支布于腮腺和额部、颅顶、颞部。颞浅动脉在耳屏的前方及颧弓根部位置表浅，可摸到其搏动。当颅顶浅层出血时，可在此进行压迫止血。

表 7-1 头颈部动脉主要分支简表

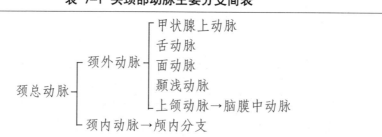

2. 颈内动脉

颈内动脉(internal carotid artery)由颈总动脉分出后垂直上行，穿颅底颈动脉管入颅腔，分支布于脑和视器。颈内动脉在颈部无分支。

（二）锁骨下动脉和上肢的动脉

1. 锁骨下动脉

左锁骨下动脉(subclavian artery)直接起自主动脉弓，右锁骨下动脉起自头臂干，二者经胸锁关节后方斜向外至颈根部，呈弓形向外行，至第1肋外侧缘移行为腋动脉。主要分支如图7-24。

(1) **椎动脉**：由锁骨下动脉上壁发出，向上穿6～1颈椎横突孔，经枕骨大孔入颅腔，分支布于脑和脊髓。

(2) **胸廓内动脉**：起自锁骨下动脉下壁，下行进入胸腔，经第1～6肋软骨后面下行，进入腹直肌鞘移行为腹壁上动脉。胸廓内动脉沿途分支布于胸前壁、胸膜、心包、膈和乳房等。

(3) **甲状颈干**：为一短干，自锁骨下动脉发出后，立即分为数支。主要分支为甲状腺下动脉，分支布于甲状腺下部、喉、食管和气管等。

2. **上肢的动脉**

(1) **腋动脉**(axillary artery)：在第1肋的外侧缘续于锁骨下动脉，经腋窝行向外下，至

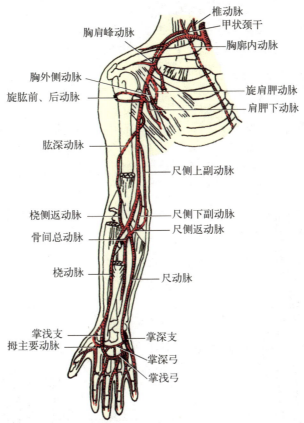

图7-24　上肢的动脉

大圆肌下缘移行为肱动脉(图7-25)，其主要分支有胸肩峰动脉、胸外侧动脉、肩胛下动脉和旋肱前、后动脉等，分布于肩部、胸前外侧壁、乳房和肩关节等处。

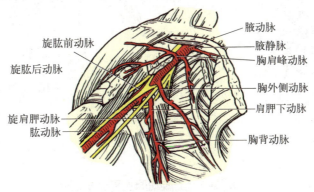

图7-25　上肢的动脉

(2) **肱动脉**(brachial artery)：在大圆肌下缘续于腋动脉，沿肱二头肌内侧缘下行至肘窝，平桡骨颈处分为桡动脉和尺动脉。肱动脉的主要分支是肱深动脉，伴桡神经沿桡神经沟行向下后外。肱动脉沿途分支布于臂部肌肉、肱骨和肘关节。在肘窝稍上方、肱二头肌肌腱内侧可摸到肱动脉的搏动，是临床测量血压常选的部位。当前臂、手外伤出血时，可在臂中部将该动脉压向肱骨止血。

(3) **桡动脉**(radial artery)：桡动脉始于肱动脉，沿前臂前面桡侧下行，绕桡骨茎突远侧穿第1掌骨间隙至手掌。桡动脉沿途分支布于前臂桡侧诸肌、肘关节和腕关节。其主要分支有**拇主要动脉和掌浅支**。桡动脉的终支与尺动脉掌深支吻合成掌深弓(图7-26)。桡动脉下段在前臂前面桡侧，桡腕关节上方，肱桡肌腱和桡侧腕屈肌腱之间位置表浅，可触及其搏动，是临床计数脉搏和切脉的常用部位。

(4) **尺动脉**(ulnar artery)：由肱动脉分出后，在前臂前面尺侧下行至手掌。其主要分支有骨间总动脉和掌深支，其终支与桡动脉的掌浅支吻合成掌浅弓。

(5) **掌浅弓和掌深弓**：掌浅弓位于掌腱膜深面，由尺动脉的终支和桡动脉掌浅支吻合而成。掌深弓位于指屈肌腱深面，由桡动脉终支与尺动脉掌深支吻合而成。掌浅弓和掌深弓除分支布于手掌外，还发出指掌侧固有动脉行于手指掌面的两侧缘，当手指出血时可在手指两侧压迫止血(图7-27)。

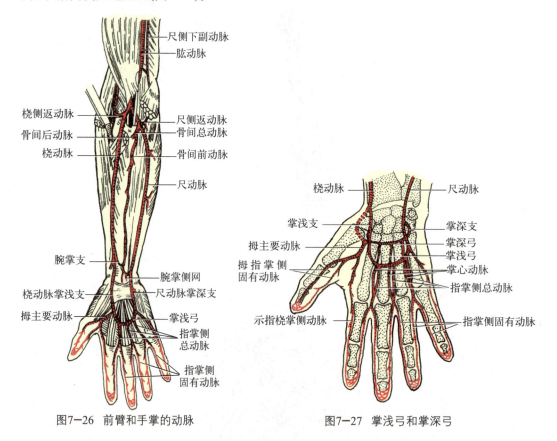

图7-26　前臂和手掌的动脉　　　　　　图7-27　掌浅弓和掌深弓

表 7-2　上肢动脉主要分支简表

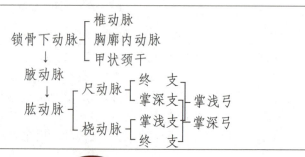

（三）胸部的动脉

胸部的动脉主干是**胸主动脉**(thoracic aorta)，其分支有脏支和壁支两种。

1. 脏支

脏支细小，包括支气管支、食管支和心包支，分支布于同名各器官。

2. 壁支

壁支较粗大，共10对，上9对位于第3～11对肋间隙内，称**肋间后动脉**(第1、第2肋间后动脉发自锁骨下动脉)，最后1对走行于第12肋的下缘，称**肋下动脉**。肋间后动脉和肋下动脉由胸主动脉后壁发出后，在脊柱两侧分为前、后两支，后支小，分布于脊髓及其被膜、背部皮肤和肌肉；前支在相应肋沟内前行，并与胸廓内动脉分支吻合，分布于第3肋间以下胸壁和腹壁上部(图7-28)。

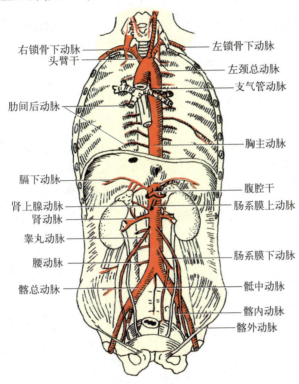

右锁骨下动脉 —— 头臂干
肋间后动脉
膈下动脉
肾上腺动脉
肾动脉
睾丸动脉
腰动脉
髂总动脉

左锁骨下动脉
左颈总动脉
支气管动脉
胸主动脉
腹腔干
肠系膜上动脉
肠系膜下动脉
骶中动脉
髂内动脉
髂外动脉

图7-28　胸主动脉和腹主动脉

（四）腹部的动脉

腹部的动脉主干是**腹主动脉**(abdominal aorta)，有壁支和脏支两类分支。

1. 壁支

壁支细小，主要有4对**腰动脉**(lumbar artery)，起自腹主动脉后壁，向外侧走行，分支布于腹后壁、背肌和脊髓等处。

2. 脏支

脏支较多且粗大，可分为不成对的脏支和成对的脏支。

(1)不成对的脏支：有腹腔干、肠系膜上动脉和肠系膜下动脉。

1) **腹腔干**(celiac trunk)：短而粗，在主动脉裂孔稍下方由腹主动脉前壁发出，随即分为胃左动脉、肝总动脉和脾动脉(图7-29)。

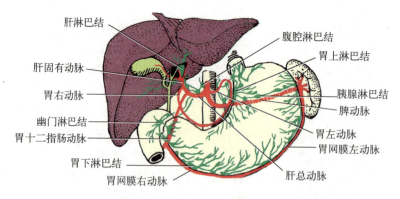

图7-29 腹腔干及上腹部器官淋巴结

胃左动脉(left gastric artery)自腹腔干发出后，向左上行至胃的贲门，沿胃小弯右行与胃右动脉吻合，分支布于食管下段、贲门和胃小弯侧的胃壁。

肝总动脉(common hepatic artery)由腹腔干发出，向右上方至十二指肠上部上方，分为肝固有动脉和胃十二指肠动脉。**肝固有动脉**上行至肝门附近分为左、右肝支经肝门入肝，肝右支在入肝门前发出**胆囊动脉**分布于胆囊。肝固有动脉在其起始段还发出**胃右动脉**，沿胃小弯左行与胃左动脉吻合，分支布于胃小弯侧的胃壁。**胃十二指肠动脉**在十二指肠上部后方下行，分为胃网膜右动脉和胰十二指肠上动脉。**胃网膜右动脉**沿胃大弯左行与胃网膜左动脉吻合，分支布于胃大弯侧的胃壁和大网膜，**胰十二指肠上动脉**分支布

表7-3 腹部动脉主要分支简表

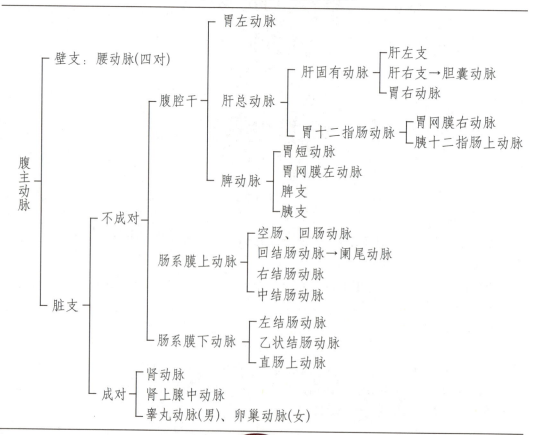

于十二指肠和胰头。

    脾动脉(splenic artery)为腹腔干最大的分支，沿胰的上缘左行，至脾门处分数支入脾，其沿途发出数条**胰支**，布于胰。脾动脉在入脾门前还发出3～4条胃短动脉和胃网膜左动脉，**胃短动脉**布于胃底，**胃网膜左动脉**沿胃大弯右行与胃网膜右动脉吻合，分支布于胃大弯侧的胃壁和大网膜。

    2) **肠系膜上动脉**(superior mesenteric artery)：约平第1腰椎平面由腹主动脉前壁发出，经胰和十二指肠水平部之间下行入肠系膜根，呈弓形向右下至右髂窝(图7-30)，分支布于十二指肠、空肠、回肠、盲肠、升结肠和横结肠。其主要分支有：**空肠动脉**和**回肠动脉**、**回结肠动脉**、**右结肠动脉**和**中结肠动脉**。

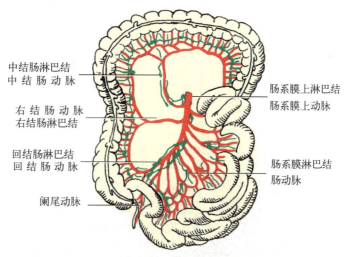

中结肠淋巴结
中结肠动脉

右结肠动脉
右结肠淋巴结

回结肠淋巴结
回结肠动脉

阑尾动脉

肠系膜上淋巴结
肠系膜上动脉

肠系膜淋巴结
肠动脉

图7-30 肠系膜上动脉及肠系膜淋巴结

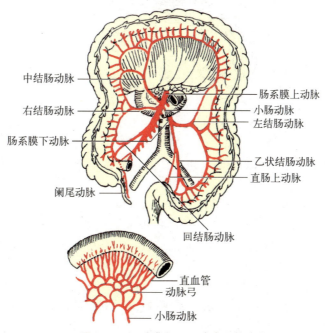

中结肠动脉

右结肠动脉

肠系膜下动脉

阑尾动脉

肠系膜上动脉
小肠动脉
左结肠动脉

乙状结肠动脉
直肠上动脉

回结肠动脉

直血管
动脉弓

小肠动脉

图7-31 肠系膜上、下动脉及其分支

3) **肠系膜下动脉**(inferior mesenteric artery)：平第3腰椎高度起自腹主动脉前壁，在腹膜后方行向左下(图7-31)，分支布于降结肠、乙状结肠和直肠上部。其主要分支有：**左结肠动脉、乙状结肠动脉**和**直肠上动脉**。

(2) 成对脏支：主要有肾上腺中动脉、肾动脉、睾丸(卵巢)动脉。

1) **肾上腺中动脉**(middle suprarenal artery)：约平第1腰椎平面起于腹主动脉，向外行分布于肾上腺。

2) **肾动脉**(renal artery)：约平第2腰椎高度起自腹主动脉的侧壁，向外横行，分数支经肾门入肾。

4) **睾丸动脉**(testicular artery)：于肾动脉起始处稍下方由腹主动脉前壁发出，沿腰大肌前面斜行向外下，经腹股沟管进入阴囊，分布于睾丸和附睾。女性为卵巢动脉(ovarian artery)，分布于卵巢和输卵管。

（五）盆部的动脉

腹主动脉在第4腰椎下缘平面分为左、右髂总动脉，髂总动脉(common iliac artery)沿腰大肌内侧下行，至骶髂关节前方，分为髂内动脉和髂外动脉(图7-32)。

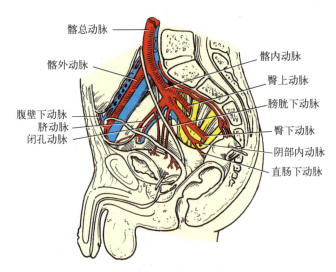

图7-32 髂内动脉及其分支

1. 髂内动脉

髂内动脉(internal iliac artery)为一短干，沿盆侧壁下行，发出壁支和脏支。

(1) 壁支：

1) **闭孔动脉**(uterine artery)：沿盆腔侧壁行向前下，穿闭孔出盆腔，分支布于大腿内侧肌群和髋关节。

2) **臀上动脉**：经梨状肌上孔出盆腔，分支布于臀中、小肌和髋关节。

3) **臀下动脉**：经梨状肌下孔出盆腔，分支布于臀大肌、臀部和股后部皮肤。

(2) 脏支：

1) **膀胱下动脉**：分支布于膀胱底、精囊腺、前列腺和输尿管下段。

2) **直肠下动脉**：分支布于直肠下部。

3) **子宫动脉**：行于子宫阔韧带内，在子宫颈外侧约2cm处，越过输尿管的前方，分支布于子宫、阴道、输卵管和卵巢(图7-33)。

4) **阴部内动脉**：经梨状肌下孔出盆腔，绕坐骨棘进入会阴深部，主要分支有**肛动脉、会阴动脉、阴茎(阴蒂)动脉**，分布于肛门、会阴、外生殖器。

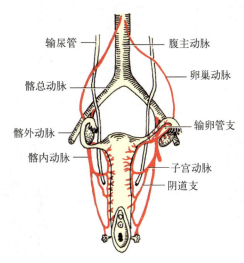

图7-33　子宫动脉

表 7-4　盆部、下肢动脉主要分支简表

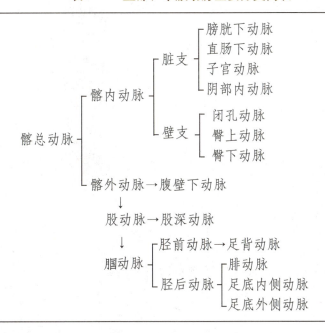

2. 髂外动脉

髂外动脉(internal iliac artery)沿腰大肌内侧缘下行，经腹股沟韧带中点深面入股三角，移行为股动脉。髂外动脉在腹股沟韧带稍上方发出腹壁下动脉，向内上进入腹直肌鞘，与腹壁上动脉吻合，分布于腹直肌。

（六）下肢的动脉

1. 股动脉

股动脉(femoral artery)续于髂外动脉，在股三角内下行，经收肌管进入腘窝，移行为**腘动脉**(图7-34)。股动脉的主要分支为**股深动脉**，在腹股沟韧带下方2～5cm处起自股动脉，行向后内下，沿途发出旋股内侧动脉，分布于大腿内侧肌群及髋关节；旋股外侧动脉，分布于大腿前群肌及膝关节；穿动脉(3～4条)，分布于大腿后、内侧群肌及股骨。

在腹股沟韧带中点下方，股动脉位置表浅，可摸到其搏动，当下肢远侧外伤出血，可在此向后内将股动脉压向耻骨进行压迫止血。临床亦可作股静脉穿刺的定位标志。

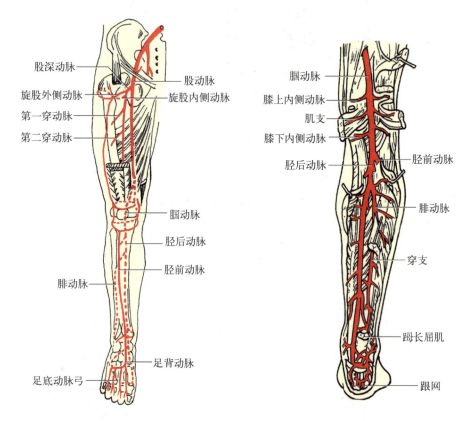

図7-34 下肢的动脉　　　　　　　　　图7-35 小腿后部的动脉

> **知识链接**
>
> ### 股动脉穿刺术的应用解剖
>
> 　　部位选择：穿刺点一般选在腹股沟韧带中点下方2～3cm处，股动脉搏动最明显处。
>
> 　　体位：病人取仰卧位，髋关节伸直并稍外展外旋。
>
> 　　穿经层次：穿刺针需穿经皮肤、浅筋膜、阔筋膜、股鞘达股动脉。
>
> 　　进针技术与失误防范：在腹股沟韧带中点稍下方摸到搏动的股动脉，以左手固定好股动脉后，穿刺针与股动脉呈45°角刺入，缓慢进针直到有股动脉搏动的感觉继续进针穿入股动脉，见到鲜红色血液喷出说明针已在股动脉里，要注意刺入的方向和深度，以免穿透股动脉。

2. 腘动脉

腘动脉(popliteal artery)经腘窝深部下行，至腘窝下部分为胫前动脉和胫后动脉。腘动脉分支布于膝关节及其附近的肌肉。

3. 胫前动脉

胫前动脉(anterior tibial artery)向前穿小腿骨间膜，沿小腿前群肌之间下行，至踝关节前方移行为足背动脉。分支布于小腿前群肌及小腿前面的皮肤。

4. 胫后动脉

胫后动脉(posterior tibial artery)在小腿肌后群浅深两层之间下行，经内踝后方进入足底，分为**足底内侧动脉**和**足底外侧动脉**两条终支(图7-35、图7-36)。前者沿足底内侧前行，分布于足底内侧。后者沿足底外侧前行，至第5跖骨底，转向内达第1跖骨间隙与足背动脉的足底深支吻合。胫后动脉在其上部还发出腓动脉。胫后动脉分支布于胫骨、腓骨、小腿后群肌、小腿外侧群肌及足底肌等。

5. 足背动脉

足背动脉(dorsal artery of foot)在踝关节前方续胫前动脉，行至第1跖骨间隙处分为**足底深支及第1跖背动脉**两终支。前者穿第1跖骨间隙至足底与足底外侧动脉吻合，足背动脉分支布于足背、足趾和附近的皮肤。

6. 足底动脉弓

足背动脉的足底深支在足底与足底外侧动脉吻合，形成足底动脉弓。由弓发出4条跖足底动脉，向前分支布于第1~5趾的两侧。

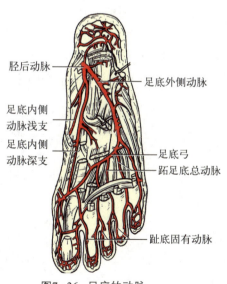

图7-36 足底的动脉

（刘秀敏）

六、体循环的静脉

静脉始于毛细血管，由小静脉逐渐汇合成较大的静脉，最后形成上、下腔静脉连于右心房。静脉在结构和配布上与动脉相比，有以下特点：

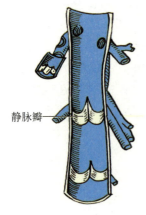

图7—37　静脉瓣

1.管径大、管壁薄、数量多
静脉容量超过动脉系的一倍以上。

2.有浅、深静脉之分
浅静脉位于皮下浅筋膜内称**皮下静脉**，一般不与动脉伴行，在活体上透过皮肤多能看到，故是静脉注射、输液和采血的常用部位。深静脉多与动脉同名同行，收集同名动脉分布区的静脉血，故又称**伴行静脉**。在四肢远侧部伴行静脉的数目多于动脉，往往有两条伴行静脉。

3.吻合丰富
浅静脉在浅筋膜内吻合成静脉网，深静脉则在某些器官周围和骨腔(如椎管)内吻合成静脉丛。浅、深静脉之间以及两者的属支之间有广泛的交通，如果静脉受压或脏器扩张，血液可通过丰富的静脉吻合而回流。

4.有静脉瓣
静脉瓣由静脉内膜折叠形成，形似半月形小袋，大多成对存在，是防止血液倒流的装置。静脉瓣以四肢为多，下肢多于上肢(图7-37)。

5.特殊结构的静脉
(1) **硬脑膜窦**(sinuses of dura mater)：是由硬脑膜围成的腔隙，管壁无平滑肌，内表贴附一层内皮，无静脉瓣。窦腔常保持开放状态，利于颅内血液回流；破裂时往往出血不止，常需开颅止血。

(2) **板障静脉**(diploic vein)：是布于颅顶诸骨板障内交织成网的静脉，并借无瓣膜的导血管(沟通颅内、外静脉的交通支)与颅内硬脑膜窦和颅外的头皮静脉相通，参与调节脑的血流量。

体循环的静脉包括上腔静脉系、下腔静脉系(包括肝门静脉系)和心静脉系，最后都回流入右心房。

（一）上腔静脉系
由上腔静脉及其属支组成(图7-38)，收集头颈、上肢和胸部(心除外)的静脉血。**上腔静脉**(superior vena cava)由左、右头臂静脉(无名静脉)在右侧第1胸肋结合处的后方汇合而成，沿升主动脉右侧下行，在右侧第3胸肋关节下缘处注入右心房，注入前有奇静脉汇入。

头臂静脉(brachiocephalic vein)分别由同侧的颈内静脉和锁骨下静脉在胸锁关节后方汇合而成，汇合处所形成的夹角称**静脉角**。左头臂静脉较右侧的长，斜向右下；右头臂静脉短，垂直下行。头臂静脉除收集颈内静脉和锁骨下静脉的血液外，还收纳甲状腺下静脉、椎静脉和胸廓内静脉等静脉血液。

1.头颈部的静脉
主要为颈内静脉和颈外静脉(图7-38，图7-39)

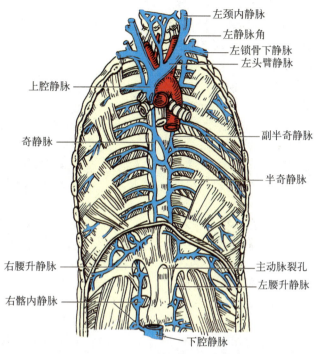

图7-38 上腔静脉和下腔静脉

（1）**颈内静脉**(internal jugular vein)：在颅底颈静脉孔处续于颅内的乙状窦，收集脑、脑膜、视器和颅骨等处的静脉血。颈内静脉在颈部先后与颈内动脉和颈总动脉伴行，在颈部的属支收集范围大致与颈外动脉供应的范围相当，其属支主要有：

1）**面静脉**：与面动脉伴行，至下颌角下方与下颌后静脉的前支汇合后下行至舌骨大角处注入颈内静脉(图7-39)。面静脉通过内眦静脉经眼上静脉与颅内海绵窦相交通，经

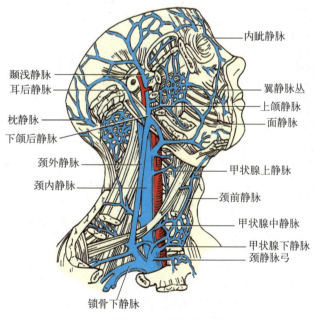

图7-39 头颈部的静脉

眼下静脉和翼静脉丛也与海绵窦相通，为颅内、外静脉的重要交通。面静脉在口角平面以上缺乏静脉瓣，因此，面部鼻根至两侧口角的三角区(危险三角)内发生化脓性感染时，若处理不当(如挤压等)，可导致颅内感染。

知识链接

"危险三角区"

面静脉在口角平面以上面静脉一般无静脉瓣，并借内眦静脉、眼静脉与颅内海绵窦相交通。因此当面部，尤其是鼻根至两侧口角间的三角区内发生感染时，若处理不当，病菌可经上述途径侵入颅内，导致颅内感染。故称此区为面部"危险三角区"。

2) **下颌后静脉**：由颞浅静脉和上颌静脉在腮腺内汇合而成，沿下颌支后方下行，在腮腺下端分为前、后两支，前支向前下方与面静脉汇合，后支与耳后静脉及枕静脉合成颈外静脉。上颌静脉起于颞下窝内的静脉丛(翼丛)，后者通过卵圆孔及破裂孔等处的静脉与颅内的海绵窦相吻合，并借面深静脉与面静脉相吻合，构成颅内、外静脉的另一重要交通。

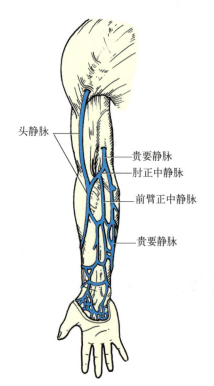

头静脉
贵要静脉
肘正中静脉
前臂正中静脉
贵要静脉

图7-40 上肢的浅静脉

(2) **颈外静脉**(external jugular vein)：为浅静脉，由耳后静脉、枕静脉和下颌后静脉的后支合成，沿胸锁乳突肌浅面斜行向下，至该肌后缘处注入锁骨下静脉或静脉角。颈外静脉位置浅表，临床上常在此处作静脉穿刺。右心衰竭的病人，因静脉回流不畅，体表可见颈外静脉充盈的轮廓称颈静脉怒张。

(3) **锁骨下静脉**(subclarian vein)(图7-39)：是腋静脉的延续，伴同名动脉走行，在胸锁关节后方与颈内静脉汇合成头臂静脉。锁骨下静脉与颈部筋膜以及第1肋骨膜紧密结合，位置恒定，利于静脉穿刺和心血管造影等。

2.上肢的静脉

上肢的深静脉与同名动脉伴行，浅静脉主要有头静脉、贵要静脉和肘正中静脉(图7-40)。

(1) **头静脉**(cephalic vein)：起于手背静脉网的桡侧，逐渐转至前臂桡侧，沿肱二头肌外侧沟上升，经三角胸大肌间沟，于锁骨外下方穿深筋膜注入腋静脉或锁骨下静脉。

(2) **贵要静脉**(basilic vein)：起于手背静脉网的尺侧，逐渐转至前臂尺侧上行，至臂中部穿过深筋膜注入肱静脉或腋静脉。

(3) **肘正中静脉**(median cubital vein)：斜行于肘前部皮下，连接头静脉和贵要静脉，并借交通支与深静脉相连。肘正中静脉是临床输血、采血和药物注射的常用部位。

3.胸部的静脉

主要为奇静脉、半奇静脉、副半奇静脉和肋间后静脉等(图7–29)。右腰升静脉位于脊柱腰段的右侧，下端接髂总静脉，上端穿过膈进入胸腔，即延续为**奇静脉**(azygos vein)。奇静脉沿脊柱胸段右前方上行，沿途收集右侧的肋间后静脉、食管静脉、支气管静脉及半奇静脉，至第4胸椎高度，向前钩绕右肺根上方，注入上腔静脉。**半奇静脉**为左腰升静脉穿膈后的延续，收集左侧下部肋间后静脉，至第8胸椎高度向右弯行汇入奇静脉。**副半奇静脉**收集左侧上部肋间后静脉的血液，常汇入半奇静脉。

奇静脉是沟通上、下腔静脉的重要通道之一。

4.椎静脉丛

包括**椎外静脉丛**和**椎内静脉丛**
(图7–41)。椎外静脉丛位于脊柱周围，收集椎体及附近诸肌的静脉血。椎内静脉丛位于椎管内骨膜与硬脊膜之间，收纳椎骨和脊髓的静脉血。椎静脉丛借椎静脉向上与颅内静脉窦相交通，借肋间后静脉和腰静脉与胸腔和腹腔的静脉相交通，向下与盆腔的静脉丛相交通，因此椎静脉丛是沟通上、下腔静脉的重要途径之一。椎静脉丛无静脉瓣，故胸、腹及盆腔的感染和肿瘤可通过椎静脉丛转移至颅内或其他远位器官。

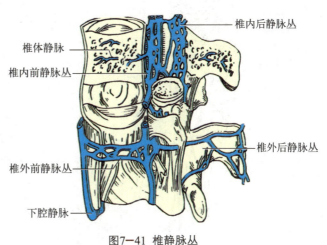

图7–41 椎静脉丛

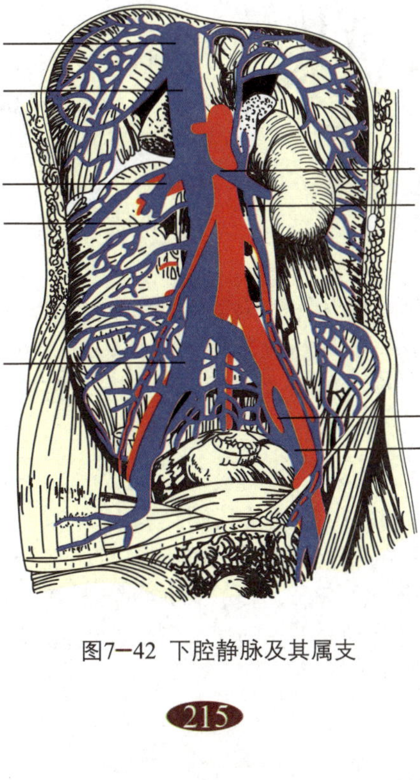

图7–42 下腔静脉及其属支

（二）下腔静脉系

由下腔静脉及其属支组成(图7-42)，收集下肢、盆部和腹部的静脉血。**下腔静脉**(inferior vena cava)是人体最粗大的静脉，于第5腰椎高度由左、右髂总静脉合成，沿腹主动脉右侧上行，穿膈的腔静脉孔入胸腔，注入右心房。**髂总静脉**(common iliac vein)由髂内静脉和髂外静脉在骶髂关节前方合成，收集同名动脉分布区的血液。

1.下肢的静脉

下肢的静脉有浅、深两种，均有丰富的静脉瓣，浅、深静脉借许多交通支吻合。下肢的深静脉与伴行的动脉同名。下肢的浅静脉主要有大隐静脉和小隐静脉(图7-43)。

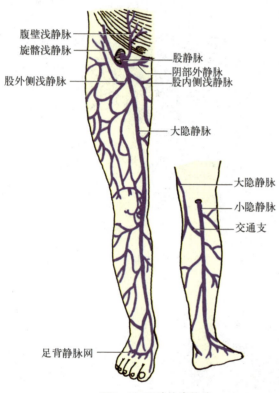

图7-43 下肢的浅静脉

（腹壁浅静脉、旋髂浅静脉、股外侧浅静脉、股静脉、阴部外静脉、股内侧浅静脉、大隐静脉、大隐静脉、小隐静脉、交通支、足背静脉网）

（1）**大隐静脉**(great saphenous vein)：是全身最长的浅静脉，起自足背静脉弓的内侧，经内踝前方沿小腿内侧上行，绕过股骨内侧髁后方转向大腿前内侧，约在耻骨结节外下方3cm处穿**隐静脉裂孔**注入股静脉。大隐静脉在股部有5支较为恒定的属支：①**腹壁浅静脉**，源于脐部，收纳脐以下腹前壁的浅静脉血；②**旋髂浅静脉**，起于髂前上棘附近，收纳腹股沟区的浅静脉血；③**阴部外浅静脉**，收纳外阴部及附近区域的浅静脉血；④**股内侧浅静脉**；⑤**股外侧浅静脉**。股内侧浅静脉和股外侧浅静脉分别收纳股内侧和股外侧区域的浅静脉血。当高位结扎大隐静脉以治疗大隐静脉曲张时，应同时结扎5条属支。大隐静脉在内踝前方的一段位置表浅，且较恒定，临床上常在此作静脉穿刺或静脉切开。

（2）**小隐静脉**(small saphenous vein)：起于足背静脉弓的外侧，经外踝后方，沿小腿后面上行至腘窝下角处，穿过深筋膜注入腘静脉。

2.盆部的静脉

盆部的静脉主要汇入髂内静脉。**髂内静脉**(internal iliac vein)在坐骨大孔上方伴髂内动脉上行，至骶髂关节前方与髂外静脉汇合。**髂外静脉**(external iliac vein)是股静脉的延续。盆部静脉几乎都收集同名动脉分布范围的血液，其脏支均于脏器壁内或周围形成静脉丛。

3.腹部的静脉

腹部静脉包括下腔静脉和肝门静脉及其属支。

（1）**下腔静脉**：下腔静脉的属支分壁支和脏支两种，多数与同名动脉伴行。

1）壁支：主要有膈下静脉和腰静脉。腰静脉共4对，直接注入下腔静脉，各腰静脉间纵行相连成腰升静脉，左、右腰升静脉向上分别注入半奇静脉和奇静脉，向下注入髂总静脉。

2) 脏支(图7-42)：①**睾丸静脉**(testicular vein)，起自睾丸和附睾，形成蔓状静脉丛，缠绕睾丸动脉，右侧者以锐角注入下腔静脉，左侧者以直角注入左肾静脉，故临床精索静脉曲张多发生于左侧。在女性，该静脉称**卵巢静脉**(ovarian vein)，起自卵巢，其回流同男性。②**肾静脉**(renal vein)，位于肾动脉前方，注入下腔静脉，由于下腔静脉偏向脊柱右侧，故左肾静脉长度几乎是右肾静脉长度的三倍。左肾静脉收纳左睾丸(卵巢)静脉和左肾上腺静脉。③**肾上腺静脉**(suprarenal vein)，左侧者注入左肾静脉，右侧者注入下腔静脉。④**肝静脉**(hepatic vein)，源自肝血窦内静脉血在肝小叶形成中央静脉，至肝的腔静脉沟处汇合成肝左、中及右静脉直接注入下腔静脉，引流肝的血液。

(2) 肝门静脉系：由肝门静脉及其属支组成，收集腹盆部消化道(包括食管腹段，但齿状线以下肛管除外)、脾、胰和胆囊的静脉血。起始端和末端与毛细血管相连，无瓣膜。

肝门静脉(hepatic portal vein)为一短粗的静脉，长约5～7cm，一般由肠系膜上静脉和脾静脉在胰颈或胰头后方汇合而成，斜向右上经十二指肠上部后方进入肝十二指肠韧带，在肝固有动脉和胆总管的后方行至肝门分为左、右两支入肝，在肝内反复分支，最后汇入肝血窦(肝内的毛细血管)。肝门静脉收纳腹腔除肝以外的不成对脏器的静脉血(图7-44)。

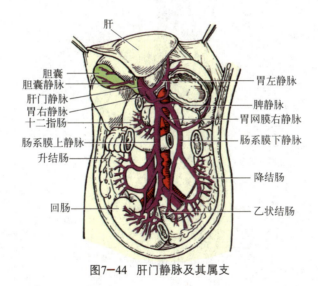

图7-44　肝门静脉及其属支

肝门静脉的属支有：

a.**脾静脉**：较粗，由脾门起始，在胰尾和胰体的后方脾动脉的下方行向右。

b.**肠系膜上静脉**：在小肠系膜根内位于同名动脉的右侧上行。

c.**肠系膜下静脉**：在同名动脉的左侧伴行，上行至胰体后方注入脾静脉。

d.**胃左静脉**：沿胃小弯与胃左动脉伴行，在肝胃韧带内行向右侧，注入肝门静脉。胃左静脉在胃贲门附近与食管下段的静脉丛吻合，后者经奇静脉和半奇静脉回流到上腔静脉。因此，食管静脉丛是肝门静脉与上腔静脉之间的重要通道。

e.**胃右静脉**：沿胃小弯与胃右动脉伴行，注入肝门静脉，并与胃左静脉吻合。胃右静脉还接受幽门前静脉，后者是手术时区别胃与十二指肠分界处的标志。

f.**附脐静脉**：为数条细小的静脉，起自脐周静脉网，沿肝圆韧带上行注入肝门静脉。

g.胆囊静脉：汇入肝门静脉或其右支。

肝门静脉及其属支将消化道吸收入血液的营养物质运送入肝，在肝细胞内分解、合成、解毒后储存于肝，同时通过肝的静脉输送到体循环。因此，肝门静脉是肝的功能性血管，占入肝血流量的75%；而肝固有动脉为肝的营养性血管，营养肝本身的结构和组织，占入肝血流量的25%。肝门静脉系统除了其血液中含有丰富的营养物质和两端都是毛细血管之外，还有无静脉瓣和吻合多等特点。

肝门静脉与上、下腔静脉的交通：

主要有四条途径(图7-45)：

a.通过食管静脉丛与上腔静脉交通。

b.通过直肠静脉丛与下腔静脉交通。

c.通过脐周静脉丛与上、下腔静脉交通。

d.通过腹后壁属于肝门静脉系的肠系膜上、下静脉和脾静脉的小属支与属于腔静脉系的下位肋间后静脉、腰静脉、膈下静脉的小属支互相吻合。

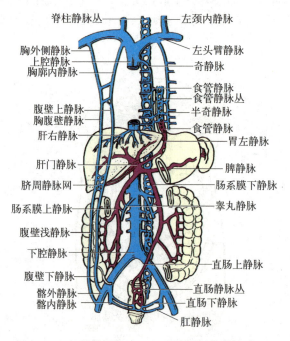

图7-45 肝门静脉系与上、下腔静脉系间的吻合

在正常情况下，肝门静脉与上、下腔静脉之间的吻合支细小，血流量较少，各自按原来流向汇入所属静脉。但是，当肝硬化、肝肿瘤、血吸虫病及其他一些原因致使肝门静脉回流受阻时，肝门静脉内的压力增高(门脉高压症)，其血液就可通过上述吻合建立侧支循环，此时由于吻合部位小静脉的血流量剧增，就会造成静脉的曲张甚至破裂出血，食管静脉丛的曲张破裂引起呕血，直肠静脉丛的曲张破裂引起便血，脐周静脉网曲张出现腹壁静脉曲张。门脉高压症还造成脾肿大和腹水。

（刘　扬　王庆林）

表 7-5　肝门静脉系与上、下腔静脉的吻合途径简表

肝门静脉	肝门静脉	肝门静脉	
↓	↓	↓	
胃左静脉	脾静脉	附脐静脉	
↓	↓	↓	
食管静脉丛	肠系膜下静脉	**脐周静脉网**	
↓	↓	↙　　　　↘	
食管静脉	直肠上静脉	胸腹壁静脉	腹壁浅静脉
↓	↓	↓	↓
奇静脉	**直肠静脉丛**	腹壁上静脉	腹壁下静脉
↓	↓	↓	↓
上腔静脉	直肠下静脉、肛静脉	胸外侧静脉	大隐静脉
	↓	↓	↓
	髂内静脉	胸廓内静脉	股静脉
	↓	↓	↓
	髂总静脉	腋静脉、锁骨下静脉	髂外静脉
	↓	↓	↓
	下腔静脉	上腔静脉	下腔静脉

知识链接

静脉输液

△静脉输液的目的:

补充水分和电解质，以纠正水、电解质紊乱，维持酸碱平衡。常用于各种原因导致的脱水、酸碱平衡失调等病人。

补充营养，供给热能。常用于慢性消耗性疾病、不能经口进食等病人。

输入药物，达到控制感染、治疗疾病的目的。常用于各种中毒、严重感染病人。

补充血容量，改善微循环，维持血压。常用于抢救严重烧伤、大出血、休克等病人。

输入脱水剂，降低颅内压，达到利尿消肿的目的。

△选择静脉:

常选取的静脉有手背静脉网、贵要静脉、头静脉、足背静脉弓、大隐静脉，婴幼儿常选取头皮静脉。

△操作方法:

协助病人取舒适体位，选好输液部位，垫小垫枕，扎止血带，选择静脉，确定穿刺点，注意避开关节及静脉瓣，松开止血带。

消毒穿刺部位皮肤，备输液贴，在穿刺点上方6 cm处扎止血带，嘱病人握拳，使静脉充盈。

进行静脉穿刺，见回血再将针头平行进入少许，固定针柄，"三松"(松开止血带和调节器，嘱病人松拳)。如输液通畅，即可用输液贴固定。

表7-6 全身静脉回流简表

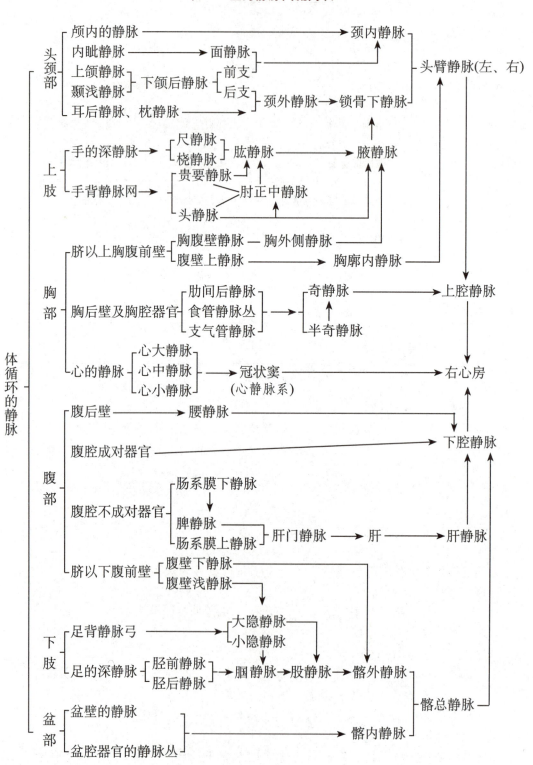

第二节　淋巴系统

　　淋巴系统由淋巴管道、淋巴组织和淋巴器官组成。淋巴管道内流动着淋巴(图7-46)。

　　血液流经毛细血管动脉端时，部分血浆成分经毛细血管壁滤出到组织间隙，形成组织液。组织液与细胞进行物质交换后，大部分从毛细血管静脉端回到血液，小部分则进入毛细淋巴管成为淋巴，经淋巴管道向心流动，最终汇入静脉。淋巴管道是心血管系统的辅助部分，协助静脉引导组织液回流。此外，淋巴组织和淋巴器官还具有产生淋巴细胞、过滤淋巴液和参与免疫应答的功能。如果淋巴回流受阻，可致组织间隙内存留过多的液体，形成水肿。

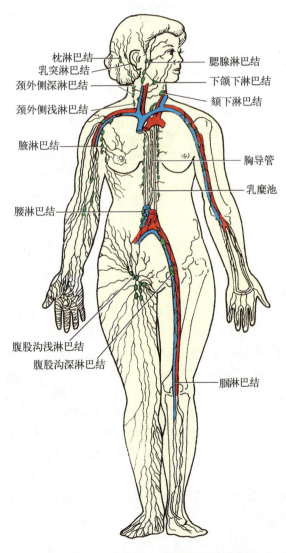

枕淋巴结
乳突淋巴结
颈外侧深淋巴结
颈外侧浅淋巴结
腋淋巴结
腰淋巴结
腹股沟浅淋巴结
腹股沟深淋巴结

腮腺淋巴结
下颌下淋巴结
颏下淋巴结
胸导管
乳糜池
腘淋巴结

图7-46 全身浅、深淋巴管和淋巴结

一、淋巴管道

根据其结构和功能的不同，淋巴管道分为毛细淋巴管、淋巴管、淋巴干和淋巴导管。

（一）毛细淋巴管

毛细淋巴管(lymphatic capillary)是淋巴管道的起始部分，以膨大的盲端起始于组织间隙，彼此吻合成毛细淋巴管网(图7-47)。除上皮、脑、脊髓、晶状体、角膜、牙釉质等处外，毛细淋巴管遍布全身。毛细淋巴管管壁由单层内皮细胞构成，内皮呈叠瓦状扣合，其间有间隙，基膜不完整，故通透性较大。组织液中的一些大分子物质，如蛋白质、细菌和癌细胞等不易进入毛细血管，但容易进入毛细淋巴管。

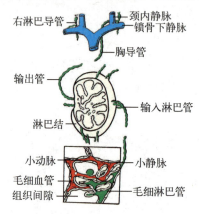

图7-47 淋巴管道示意图

（二）淋巴管

淋巴管(lymphatic vessel)由毛细淋巴管汇合而成，管壁的结构和静脉相似，但管壁较薄，管径较细。淋巴管内有丰富的瓣膜，具有防止淋巴逆流的功能。淋巴管在向心走行的过程中，通常要经过一个或多个淋巴结。淋巴管亦可分为浅、深两种，二者之间存在广泛的交通。

（三）淋巴干

全身各部的浅、深淋巴管经过一系列淋巴结群后，最后一群淋巴结的输出淋巴管汇合成较大的**淋巴干**(lymphatic trunk)。淋巴干共有九条，即左、右颈干，左、右锁骨下干，左、右支气管纵隔干和1条肠干。左、右颈干收集头颈部的淋巴；左、右锁骨下干收集上肢及胸腹壁浅层的淋巴；左、右支气管纵隔干收集胸腔脏器和胸腹壁深层的淋巴；左、右腰干收集左、右下肢、盆部、腹后壁和腹腔内成对脏器的淋巴；肠干收集腹腔内不成对脏器的淋巴。

（四）淋巴导管

淋巴导管(lymphatic duct)由全身9条淋巴干最后汇合而成，共有2条，即胸导管和右淋巴导管，分别注入左、右静脉角(图7-48)。

1. 胸导管

胸导管(thoracic duct)是全身最大的淋巴导管，在第1腰椎体前方起自乳糜池。**乳糜池**为胸导管起始处的膨大，由左、右腰干和肠干汇合而成。胸导管向上经膈的主动脉裂孔进入胸腔，在食管后方沿脊柱右前方上行，至第5胸椎高度向左侧斜行，沿脊柱左前方上行，至颈根部呈弓状弯向前下，注入左静脉角。在注入左静脉角之前，接受左颈干、左锁骨下干和左支气管纵隔干汇入。胸导管收集两下肢、盆部、腹部、左胸部、左上肢和左头颈部的淋巴，即全身3/4的淋巴。

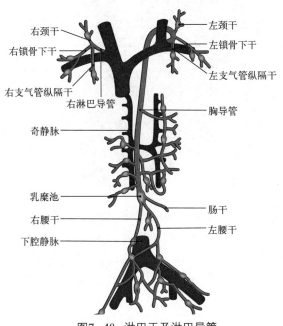

右颈干　　　　　　　　左颈干
右锁骨下干　　　　　　左锁骨下干
　　　　　　　　　　　左支气管纵隔干
右支气管纵隔干
右淋巴导管
　　　　　　　　　　　胸导管
奇静脉

乳糜池
　　　　　　　　　　　肠干
右腰干
　　　　　　　　　　　左腰干
下腔静脉

图7-48　淋巴干及淋巴导管

2. 右淋巴导管

右淋巴导管(right lymphatic duct)为一短干，由右颈干、右锁骨下干和右支气管纵隔干汇合而成，注入右静脉角。右淋巴导管收集右头颈部、右上肢、右胸部的淋巴，即全身右上1/4的淋巴。

二、淋巴器官

淋巴器官包括淋巴结、脾、胸腺和扁桃体等。

（一）淋巴结

1. 淋巴结的形态

淋巴结(lymph node)为大小不等的圆形或椭圆形灰红色小体，质软。一侧隆凸，有数条输入淋巴管进人；一侧凹陷称**淋巴结门**，有1~2条输出淋巴管及血管、神经出入。

2. 淋巴结的微细结构

淋巴结表面有薄层结缔组织构成的被膜，结缔组织伸入实质形成小梁，淋巴结的实质可分为浅层的皮质和深层的髓质两部分(图7-49)。

(1)皮质：由浅层皮质、副皮质区和皮质淋巴窦构成。

浅层皮质位于被膜深面，主要由淋巴小结及弥散淋巴组织构成。淋巴小结为椭圆形小体，主要由B淋巴细胞聚集而成。副皮质区是位于皮质与髓质交界区的弥散淋巴组织，主要由T淋巴细胞构成，也称胸腺依赖区。皮质淋巴窦位于被膜深面和小梁周围，

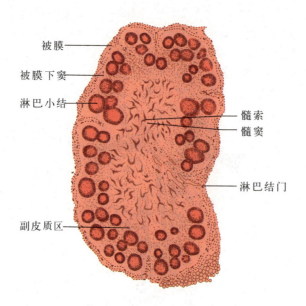

图7-49 淋巴结的微细结构

是淋巴流经的通道，窦腔内含巨噬细胞，可清除淋巴内的细菌和异物。

(2)髓质：位于淋巴结的深部，由髓索和髓窦构成。髓索是相互连接的索条状淋巴组织，主要有浆细胞、B淋巴细胞和巨噬细胞等。髓窦腔较宽大，内含巨噬细胞，故有较强的滤过功能。

3.淋巴结的功能

淋巴结主要有滤过淋巴，产生淋巴细胞，参与机体免疫应答等功能。

4.全身主要淋巴结群

淋巴结常成群分布于血管周围，并接受相应区域或器官的淋巴，当人体某一区域或器官发生炎症或肿瘤时，细菌或肿瘤细胞可沿淋巴管到达相应部位的淋巴结，引起局部淋巴结肿大，甚至可继续沿淋巴管道蔓延扩散。因此，了解淋巴结的位置、收集范围及流注方向，对诊断和治疗某些疾病有重要意义。

(1)头颈部的淋巴结：

1)**头部的淋巴结**：多位于头、颈交界处，主要有**下颌下淋巴结**，位于下颌下腺的周围，收集面部和口腔的淋巴。其输出淋巴管注入颈外侧浅淋巴结及颈外侧深淋巴结。

2)**颈部的淋巴结**：主要有颈外侧浅淋巴结和颈外侧深淋巴结。**颈外侧浅淋巴结**沿颈外静脉排列，收纳颈浅部、耳后部、枕部和腮腺的淋巴，其输出淋巴管注入颈外侧深淋巴结。**颈外侧深淋巴结**沿颈内静脉排列，为一条纵行的淋巴结链，其上端的部分淋巴结位于鼻咽部后方，又称**咽后淋巴结**，鼻咽癌多首先转移到该淋巴结；其下端的淋巴结向外侧延伸，沿锁骨下动脉和臂丛排列，称**锁骨上淋巴结**。颈外侧深淋巴结主要引流头颈部、胸壁上部、乳房上部及部分腋尖淋巴结的淋巴管，其输出淋巴管合成颈干。颈干注入淋巴导管处通常缺少瓣膜，患胃癌或食管癌时，癌细胞可经胸导管上行，再逆流入左颈干，转移到左锁骨上淋巴结，使其肿大。

(2)**上肢的淋巴结**：主要为腋淋巴结，位于腋窝疏松结缔组织内，沿腋动、静脉排列，数目较多，按位置可分五群，**外侧淋巴结、胸肌淋巴结、肩胛下淋巴结、中央淋巴**

结、**尖淋巴结**。收集上肢、胸前外侧壁、乳房和腹壁上部等处淋巴(图7-50)，其输出淋巴管合成**锁骨下干**。乳腺癌常转移到腋淋巴结。

(3) **胸部的淋巴结**：胸壁的浅淋巴管主要注入**腋淋巴结**。深淋巴管主要注入**胸骨旁淋巴结**和**肋间淋巴结**。胸骨旁淋巴结沿胸廓内血管排列，肋间淋巴结在肋小头附近沿肋间后血管排列，输出管分别注入支气管纵隔干和胸导管。

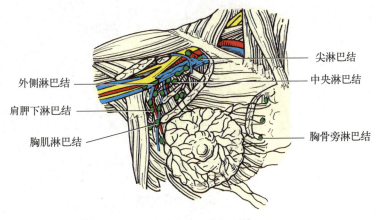

图7-50 腋淋巴结

胸腔脏器的淋巴结主要有**支气管肺门淋巴结**，位于肺门处，收集肺的淋巴管，其输出管注入**气管支气管淋巴结**和**气管旁淋巴结**，后者的输出管和纵隔前淋巴结的输出管汇合成**支气管纵隔干**(图7-51)。

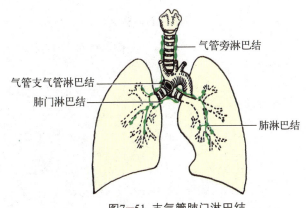

图7-51 支气管肺门淋巴结

(4) **下肢的淋巴结**：主要有腹股沟浅、深淋巴结，**腹股沟浅淋巴结**沿腹股沟韧带下方和大隐静脉末端排列，收集腹前壁下部、臀部、会阴、外生殖器和下肢大部分浅淋巴管，输出管注入腹股沟深淋巴结。**腹股沟深淋巴结**沿股静脉周围排列，收集下肢深淋巴管，并接受腹股沟浅淋巴结的输出管，其输出管注入**髂外淋巴结**。

(5) **盆部的淋巴结**：沿髂内、外血管和髂总血管排列，分别称**髂外淋巴结**、**髂内淋巴结**和**髂总淋巴结**，引流同名动脉分布区的淋巴，经髂总淋巴结的输出管注入**腰淋巴结**(图7-52)。

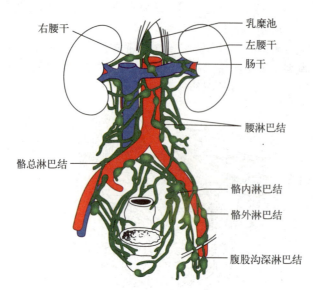

图7-52　腹、盆部淋巴结

（6）**腹部的淋巴结**：主要有腰淋巴结、腹腔淋巴结和肠系膜上、下淋巴结。**腰淋巴结**位于腹主动脉和下腔静脉周围，收集髂总淋巴结和腹腔成对器官淋巴结的输出管、腹后壁深层淋巴管。腰淋巴结输出管合成左、右腰干，注入乳糜池。**腹腔淋巴结和肠系膜上、下淋巴结**沿同名动脉及其分支排列，收集同名动脉分布区域的淋巴，其输出管汇合成单一的肠干，注入乳糜池。

知识链接

临床解剖要点

下颌下淋巴结：位于下颌下腺的附近，面部和口腔有炎症或肿瘤时，常引起该处淋巴结肿大及压痛。

颈外侧深淋巴结：其上端的部分淋巴结位于鼻咽部后方，又称咽后淋巴结，鼻咽癌多首先转移到该淋巴结；其下端的淋巴结，称锁骨上淋巴结。胃癌或食管癌时，癌细胞可经胸导管上行，再逆流入左颈干，转移到左锁骨上淋巴结，使其肿大。

肺门淋巴结：儿童或青少年该处淋巴结肿大时，常提示患有肺门淋巴结核。

腋淋巴结：乳腺癌患者，癌细胞经乳房淋巴管首先注入腋淋巴结，引起该群淋巴结肿大。这是乳腺癌早期转移的主要途径。

腹股沟浅淋巴结：当下肢感染时，常引起该群淋巴结肿大。临床亦常取此处淋巴结作活检，协助疾病的诊断和治疗。

（二）脾

1. 脾的位置、形态和功能

脾(spleen)是人体最大的淋巴器官，位于左季肋区，与第9～11肋相对，其长轴与第10肋一致，正常时在左肋弓下缘不能触及(图7-53)。

脾为暗红色实质性器官，扁椭圆形，质软而脆，在左季肋区受暴力打击时，易导致脾破裂。脾分为内、外两面，前、后两端和上、下两缘。内侧面凹陷，又称**脏面**，近中央处有脾门，是血管和神经出入的部位。外侧面平滑隆凸，与膈相对，又称**膈面**。上缘较薄，前部有2～3个脾切迹，是临床触诊脾的标志。

脾的主要功能是造血、储血、滤血及参与机体免疫应答。

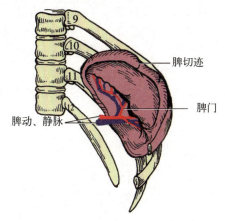

图7-53　脾外形(脏面)

2. 脾的微细结构

脾表面是由致密结缔组织构成的被膜，结缔组织伸入实质后形成脾小梁，构成脾的支架。脾实质可分为白髓、边缘区和红髓三部分(图7-54)。

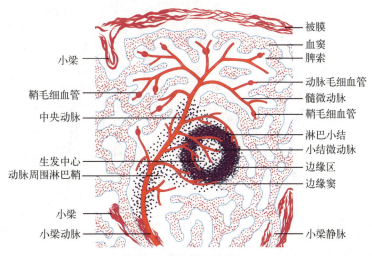

图7-54　脾的微细结构

(1) **白髓**(white pulp)：由淋巴小结和动脉周围淋巴鞘构成。淋巴小结又称脾小体，位于动脉周围淋巴鞘与边缘区之间，主要含B淋巴细胞，偏一侧有1～2条中央动脉。健康人脾内淋巴小结很少，当体内抗原引起体液免疫应答时，脾小结大量增多且明显增大。动脉周围淋巴鞘是围绕在中央动脉周围的弥散淋巴组织，主要含大量T细胞和少量巨噬细胞及交错突细胞构成，相当于淋巴结的副皮质区，为胸腺依赖区，细胞免疫应答时，该区明显增大。

(2) **边缘区**(marginal zone)：位于白髓和红髓交界区。含有T细胞、B细胞及较多的巨噬细胞，并混有少量红细胞。中央动脉分支形成的一些毛细血管末端在白髓和边缘区之间膨大形成小血窦，称边缘窦，是血液及淋巴细胞进入脾淋巴组织的重要通道。边缘区也是脾内最早接触抗原、捕获抗原、识别抗原和诱发免疫应答的重要部位。

(3) **红髓**(red pulp)：占脾实质的2/3，位于白髓和边缘区及脾小梁的周围，因含大量血细胞而呈红色。红髓由脾索和脾窦构成。脾索为富含血细胞的索状淋巴组织，相互连接成网，含T细胞、B细胞、浆细胞、巨噬细胞和血细胞，是脾进行滤血的主要场所。脾窦又称脾血窦，位于脾索之间，为腔大、不规则的血窦，并相互连接成网。窦壁由一层长杆状内皮细胞构成，沿血窦长轴平行排列，内皮细胞间有较宽的间隙，基膜不完整，外由网状纤维环绕，形成多孔隙的栅栏。脾索内的血细胞可以穿越窦壁内皮间隙进入血窦。

（三）胸腺

1.胸腺的位置、形态和功能

胸腺(thymus)位于胸骨柄后方，上纵隔前部，分为大小不对称的左、右两叶，色灰红，质柔软。新生儿及幼儿时期的胸腺相对较大，至青春期可达25～40g，后逐渐萎缩，成人胸腺常被脂肪组织所代替(图7-55)。

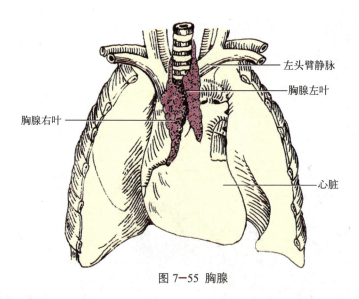

左头臂静脉

胸腺左叶

胸腺右叶

心脏

图 7-55 胸腺

胸腺既是淋巴器官，又有内分泌功能，主要产生T淋巴细胞及分泌胸腺素。

2.胸腺的微细结构

胸腺表面有薄层结缔组织被膜，结缔组织伸入实质形成小叶间隔，将胸腺分隔成许多不完整的胸腺小叶。每个小叶可分为周边的皮质和中央的髓质两部分，相邻小叶的髓质互相连通(图7-56)。

(1) **胸腺皮质**(cortex)：以胸腺上皮细胞构成网状支架，间隙内含有大量胸腺细胞和少量巨噬细胞。

(2) **胸腺髓质**(medulla)：含大量胸腺上皮细胞和少量成熟胸腺细胞和巨噬细胞。胸腺上皮细胞是分泌胸腺激素的主要细胞。部分胸腺上皮细胞呈扁平形，以同心圆状排列构成胸腺小体。胸腺小体又称哈塞尔小体(Hassall's corpuscles)，小体为椭圆形或不规则形，散在分布于髓质内，是胸腺结构的重要特征。胸腺小体上皮从外向内逐渐角质化，外周的上皮细胞较幼稚，中心的上皮则完全角质化，呈强嗜酸性染色，中心还可见巨噬细胞、嗜酸性粒细胞和淋巴细胞。胸腺小体的功能未明，但缺乏胸腺小体的胸腺不能培育出T细胞。

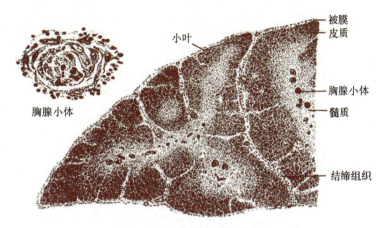

图7-56 胸腺光镜结构模式图

(3) **血-胸腺屏障**：血液内的大分子物质不易进入胸腺皮质内，说明皮质的毛细血管及其周围结构具有屏障作用，称为血-胸腺屏障(blood-thymus barrier)，它由以下5层结构组成：①连续性毛细血管内皮；②连续的基膜；③血管周隙，内有巨噬细胞；④胸腺上皮细胞的基膜；⑤连续的胸腺上皮细胞(图7-57)。血液中的抗原物质和药物不易透过此屏障进入胸腺皮质，起到保证胸腺细胞正常发育的作用。

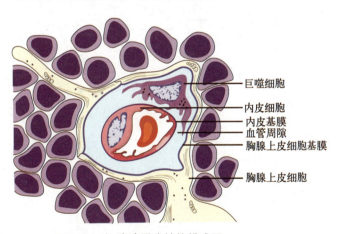

图7-57 血-胸腺屏障结构模式图

表 7-7　全身淋巴流注示意图

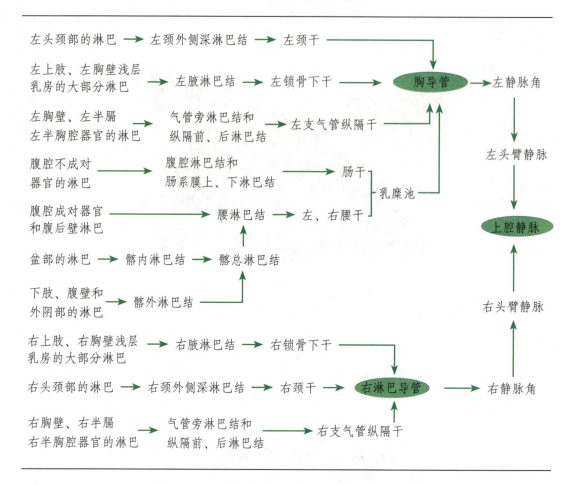

（刘秀敏　张献彩）

第八章 感觉器

感受器(receptor)是接受刺激并将刺激转化为神经冲动的结构。感受器的形式多种多样，简单的感受器仅由感觉神经末梢构成，如游离神经末梢，感受痛觉、粗触觉和温度觉；有被囊的感受器包括触觉小体、环形小体和肌梭，感受触觉、压觉、震动觉和张力的变化；而特殊感受器周围有较复杂的附属结构，特殊感受器及其附属结构总称**感觉器**(sensory organs)，如感受光波的视器和感受声波等的前庭蜗器。

皮肤具有感觉功能，也在本章叙述。

第一节 视 器

视器(visual organ)，俗称"眼"，由眼球和眼副器组成。

一、眼 球

眼球(eyeball)近似球形，位于眶内，由眼球壁和眼球内容物组成。借结缔组织连于眶壁，后方借视神经连于脑。

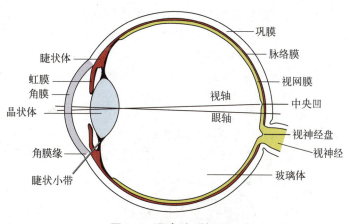

图8-1 眼球(水平切面)

（一）眼球壁

眼球壁由外向内依次分为纤维膜、血管膜和视网膜三层(图8-1)。

1.纤维膜

纤维膜即外膜。分为前1/6的角膜和后5/6的巩膜两部分。

(1) **角膜**(cornea)：微向前凸，无色透明，具有折光作用。角膜无血管，但富含感觉神经末梢，故感觉灵敏。角膜从前向后分为5层(图8-2)。

1) 角膜上皮：为未角化的复层扁平上皮，细胞排列整齐。上皮内有丰富的游离神经末梢及较强的再生能力。

2) 前界层：为无细胞的均质层，含胶原原纤维核基质，对外伤和感染具有较强的抵

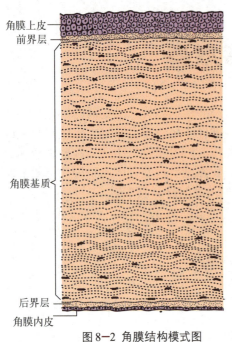

图8-2 角膜结构模式图

（图中标注）
角膜上皮
前界层
角膜基质
后界层
角膜内皮

抗力，破坏后不能再生。

3）角膜基质：约占整个角膜全层厚度的9/10，主要由与表面平行的胶原板层组成。角膜基质不含血管，其营养由房水和角膜缘的血管供应。角膜基质结构特点是保证角膜透明的重要因素之一。

4）后界层：为一透明的均质膜，比前界层薄，是由角膜内皮的分泌物所形成，随年龄增长而增厚，破坏后可以再生。

5）角膜内皮：为单层扁平上皮，呈多边形。有参与物质运输和合成及分泌蛋白质的功能。

(2) **巩膜**(sclera)：呈乳白色，厚而坚韧，由致密结缔组织构成。巩膜与角膜交界处的深部有一环行的小管称**巩膜静脉窦**，为房水回流的通道。

2. 血管膜

血管膜即中膜。含有丰富的血管和色素细胞，呈棕黑色。由前向后依次为虹膜、睫状体和脉络膜三部分。

(1) **虹膜**(iris)：为一圆盘状的膜性结构，位于角膜的后方，中央有孔称**瞳孔**。虹膜的颜色因人种而异，黄种人多呈棕黑色。虹膜内以瞳孔为中心，有两种不同排列方向的平滑肌分布。呈环形排列的称**瞳孔括约肌**，呈放射状排列的称**瞳孔开大肌**。它们随视物的远近和光线的强弱而舒缩，借以缩小和扩大瞳孔，以调节进入眼内光线的多少。如在强光下或看近物时，瞳孔括约肌收缩，使瞳孔缩小；在弱光下或看远物时，瞳孔开大肌收缩，使瞳孔开大。虹膜与角膜交界处围成的夹角称**虹膜角膜角**，房水可经此渗入巩膜静脉窦。

(2) **睫状体**(ciliary body)：是血管膜增厚的部分，位于虹膜的后方，前部有向内突出呈放射状排列的**睫状突**，借睫状小带与晶状体囊相连。睫状体内的平滑肌称**睫状肌**，该肌的收缩或舒张，可使睫状小带松弛或紧张，从而调节晶状体的曲度(图8-3)。

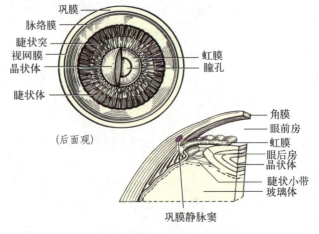

（图中标注）
巩膜
脉络膜
睫状突
视网膜
晶状体
睫状体
虹膜
瞳孔
（后面观）
角膜
眼前房
虹膜
眼后房
晶状体
睫状小带
玻璃体
巩膜静脉窦

图8-3 眼球前半部

(3) **脉络膜**(choroid)：约占血管膜的后2/3，富含血管和色素细胞，有营养眼球壁和吸收眼球内散射光线的作用。

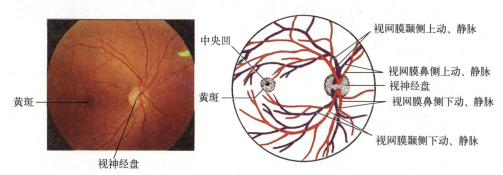

图8-4 右眼眼底示意图、参考照片

3.视网膜

视网膜(retina)即内膜。自前向后可分为盲部和视部两部分。**盲部**位于虹膜和睫状体内面，无感光功能；视部具有感光功能。视网膜后面正中偏鼻侧有一灰白色的盘状结构称**视神经盘**(optic disc)(图8-4)，该处无感光功能，为生理性盲点。视神经盘颞侧约3.5mm处有一黄色的斑块状结构称**黄斑**(macula lutea)，黄斑中央的凹陷称**中央凹**(fovea centralis)。中央凹处有丰富的视锥细胞，是感光和辨色最敏锐的部位。

视网膜由色素上皮层和神经层两层结构组成(图8-5)。

(1) 色素上皮层：位于外层。为一层含黑色素的细胞，可吸收光线，保护感光细胞免受过强光线的刺激。

(2) 神经层：位于内层。由外向内分为三层，即视细胞层、双极细胞层和节细胞层。视细胞层由**视锥细胞**(cone cell)和**视杆细胞**(rod cell)组成。视锥细胞能感受强光和辨色；视杆细胞只能感受弱光，不能辨色。双极细胞(bipolar cell)接受来自视细胞的冲动，并传给节细胞(ganglion cell)，节细胞的轴突向视神经盘集中汇合成视神经。

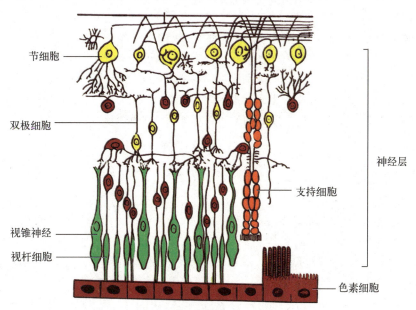

图8-5 视网膜结构示意图

知识链接

临床解剖要点

视网膜的内、外层连接较疏松，若玻璃体支撑作用减弱，两层可发生分离，临床上称为视网膜剥离症。

若房水循环通道阻塞(如虹膜与晶状体粘连，或虹膜角膜角狭窄)，引起眼内压升高，致使视力受损，临床上称青光眼。

晶状体若因代谢或创伤等原因而变混浊称白内障。

如玻璃体发生混浊，影响视力，可出现"飞蚊症"。

(二) 眼球内容物

眼球内容物包括房水、晶状体和玻璃体，具有折光作用，与角膜合称为眼的屈光系统(图8-1，图8-3)。

1. 房水

房水(agueous humor)充满于眼房内，为无色透明的液体。

眼房(chamber of eyeball)是角膜和晶状体之间的间隙，被虹膜分为前房和后房，前、后房借瞳孔相通。房水由睫状体产生，由后房经瞳孔流入前房，最后经虹膜角膜角渗入巩膜静脉窦，回到静脉系统。房水不断循环更新，具有折光、营养角膜、晶状体及维持眼内压的功能。房水循环障碍时，则滞于眼房内，引起眼内压增高，可致视力受损，临床上称之为青光眼。

2. 晶状体

晶状体(lens)位于虹膜与玻璃体之间，透明而有弹性，呈双凸透镜状。晶状体外的弹性薄膜称**晶状体囊**，其周缘借睫状小带连于睫状突。睫状小带的松紧可随睫状肌的舒缩而改变，从而调节晶状体的曲度，改变其折光能力。当视近物时晶状体的曲度变大，其折光性增强；视远物时，其曲度变小，折光性减弱。晶状体若因疾病或创伤而变混浊，称之为白内障。

3. 玻璃体

玻璃体(vitreous body)是一个无色透明的胶状球体，填充于视网膜和晶状体之间，既具有折光性，又具有支撑视网膜的作用。若支撑力减弱，可导致视网膜剥离。

外界物体的光线经过眼的屈光系统后，在视网膜上呈现清晰的物像，称为**正视**。若眼轴过长或屈光系统的屈光率过大，物像落在视网膜前方，称**近视**(myopia)。若眼轴过短或屈光系统的屈光率过小，物像落在视网膜后方，称**远视**(hypermetropia)。

二、眼副器

眼副器由眼睑、结膜、泪器和眼球外肌等构成，对眼球有支持、保护和运动眼球等作用。

(一) 眼睑

眼睑(eyelids)俗称"眼皮"，位于眼球的前方，对眼球有保护作用。分**上睑**和**下睑**，上、下睑之间的裂隙称**睑裂**。睑裂的内侧角称**内眦**(medial angle of eye)，外侧角称**外眦**(lateral angle of eye)。在内眦处，上、下睑缘内侧端各有一小孔，称为**泪点**(lacrimal punctum)，是泪小管的开口，泪液由此进入泪道。上、下睑的游离缘称为**睑缘**，生有睫毛，有遮挡灰尘和减少强光照射的作用。在睫毛的根部，有分泌脂质的腺体称为**睑缘腺**，此腺的急性炎症即称**麦粒肿**。

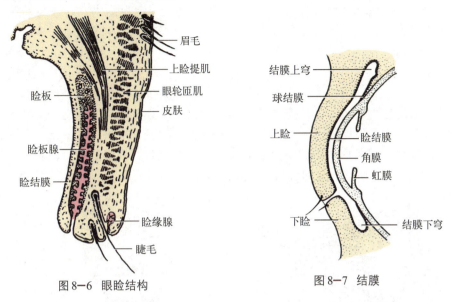

图8-6　眼睑结构　　　　　　　　　图8-7　结膜

眼睑共由五层结构组成，由外向内依次为皮肤、皮下组织、肌层、睑板和睑结膜。①皮肤，较薄而柔软。②皮下组织，比较疏松，易发生水肿。③肌层，为骨骼肌，主要是眼轮匝肌，上睑还有上睑提肌。这些肌的收缩和舒张能开闭睑裂，完成睁眼和闭眼的动作。④睑板(tarsus)，为致密结缔组织构成的半月形板状结构，内有睑板腺，其开口于睑缘，分泌物能润滑睑缘和防止泪液外溢。一旦腺导管阻塞，则形成睑板腺囊肿，称为**霰粒肿**。⑤睑结膜，位于睑的最内层，为一菲薄的黏膜。

（二）结膜

结膜(conjunctiva)为一层透明而光滑的薄膜，富含血管，衬于眼睑的内表面和巩膜的前面。可分为三部：①**睑结膜**(palpebral conjunctiva)，衬于眼睑的内表面，其深部富含血管，使结膜呈现红色，贫血时则苍白，为临床诊断贫血的观察部位。②**球结膜**(bulbar conjunctiva)，覆盖于巩膜的前面，除在角膜缘处与巩膜紧密相连外，其余部分连接疏松易于推动，常在此部行结膜下注射。③**结膜穹窿**(conjunctival fornix)，为睑结膜与球结膜的移行处，包括结膜上穹和结膜下穹。眼睑闭合时，结膜围成的囊状腔隙称**结膜囊**(conjunctival sac)，经睑裂与外界相通(图8-7)。

（三）泪器

泪器由泪腺和泪道组成(图8-8)。

1. 泪腺

泪腺(lacrimal gland)位于泪腺窝内，居眼球外上方，其排泄管开口于结膜上穹的外侧。泪腺分泌泪液，泪液具有冲洗异物和湿润角膜的作用。

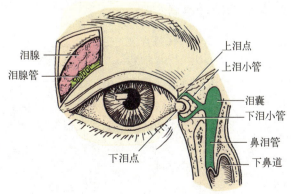

图8-8　泪器

2. 泪道

泪道包括泪点、泪小管、泪囊和鼻泪管。泪小管上、下各一条，起于泪点，向上或向下走行不远即呈近似直角转向内，注入泪囊。泪囊位于泪囊窝内，往下移行为鼻泪管，开口于下鼻道。

（四）眼球外肌

眼球外肌分布于眼球的周围，一共有七块，其中运动眼球的肌包括4块直肌和2块斜肌。**上直肌**可使眼球转向内上方，**下直肌**可使眼球转向内下方，**上斜肌**使眼球转向外下方，**下斜肌**使眼球转向外上方，**内直肌**使眼球转向内侧，**外直肌**使眼球转向外侧。有一块不与眼球相连，称**上睑提肌**，能上提上睑(图8-9)。两眼向某一方向的转动，并非是单一肌肉的收缩作用，而是由两眼数条肌协同完成。如俯视时，两眼的下直肌和上斜肌同时收缩；侧视时，一侧眼的外直肌和另一侧眼的内直肌同时收缩。

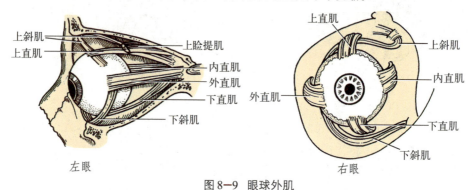

图8-9 眼球外肌

三、眼的血管

（一）动脉

供应眼的血管是**眼动脉**(ophthalmic artery)，为颈内动脉在颅内的分支，经视神经管入眶，分支布于眼球及眼副器。眼动脉最重要的分支是**视网膜中央动脉**(central artery of retina)，随视神经入眼球，至视神经盘后分为**视网膜颞侧上、下小动脉**和**视网膜鼻侧上、下小动脉**，分支分布于视网膜(图8-4)。

（二）静脉

静脉与同名动脉伴行，穿出视神经管后注入眼静脉。眼静脉收纳眼球及眶内其他结构的静脉血液，最后注入海绵窦。眼静脉向前与内眦静脉及面静脉相沟通，故面部的感染如处理不当可蔓延到颅内。

知识链接

红眼病

红眼病是指传染性结膜炎，常见的致病菌为肺炎双球菌、kochweeks杆菌，患者自觉患眼刺痒如异物感，严重时有眼睑沉重、畏光流泪及灼热感。有时因分泌物附着在角膜表面瞳孔区，造成暂时性视物不清，冲洗后即可恢复视力。由于炎症刺激产生大量黏液脓性分泌物，患者早晨醒来时会发觉上下睑被分泌物粘连在一起。当病变侵及角膜时，畏光、疼痛及视力减退等症状明显加重。少数患者可同时有上呼吸道感染或其他全身症状。

第二节 前庭蜗器

前庭蜗器(vestibulocochlear organ)又称位听器,俗称"耳",由外耳、中耳和内耳组成。外耳和中耳具有收集和传导声波的作用,内耳含位置觉和听觉感受器,它们分别能感受身体位置的变化和接受声波的刺激。

一、外 耳

由耳郭、外耳道和鼓膜组成(见图8-10)。

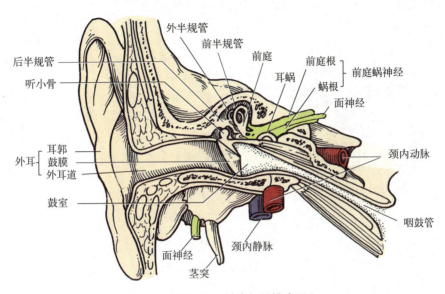

图8-10 前庭蜗器模式图

(一) 耳郭

耳郭(auricle)位于头部两侧,呈半个向前外开放的喇叭形,由弹性软骨构成支架,表面被以皮肤而成。耳郭下部无软骨的悬垂部分称**耳垂**。耳郭中部稍偏前有一孔称**外耳门**,其前方的突起称为**耳屏**(图8-11)。

(二) 外耳道

外耳道(external acoustic meatus)是外耳门至鼓膜的管道,其外1/3为软骨部,走向前内上;内2/3为骨部,走向前内下。故检查外耳道和鼓膜时应将耳郭拉向后上方。儿童的外耳道短、宽、直,鼓膜接近水平位,故须将耳郭拉向后下方。两部交界处较狭窄称**外耳道峡**。

外耳道的皮肤内有一种特殊的腺体称**耵聍腺**,能分泌耵聍,具有保护作用。

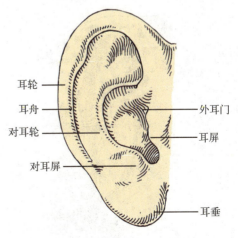

图8-11 耳郭外形

知识链接

临床解剖要点

　　耳垂血管丰富，是临床上采血最常选用的部位。

　　由于外耳道并非一条笔直的管道，成人行外耳道检查时，向后上方牵拉耳郭，使外耳道变直，方可观察外耳道深部和鼓膜。婴幼儿外耳道的软骨部和骨部未发育完全，故较短而窄，行外耳道检查时，需向后下方牵拉耳郭。

　　外耳道皮下组织较少，神经末梢丰富，皮肤与骨膜或软骨膜的连接紧密，故炎症时较为疼痛。

　　光锥是检查鼓膜的一个标志性结构，光锥消失是鼓膜内陷的标志。

（三）鼓膜

　　鼓膜(tympanic membrane)介于外耳道与中耳之间，较薄，呈半透明的卵圆形，在外耳道底呈倾斜位，其外侧面向前、向下、向外倾斜。鼓膜中部向内凹陷称**鼓膜脐**(umbo of tympanic membrane)，其内面有锤骨柄末端附着；上1/4颜色浅红，称**松弛部**，下3/4颜色苍白，称**紧张部**；紧张部的前下方有一三角形的反光较强的区域称**光锥**(cone of light)。鼓膜具有传导声波的作用(图8-12)。

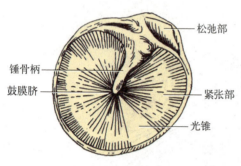

图8-12 鼓膜(右侧外面)

二、中耳

　　中耳介于外耳与内耳之间，由鼓室、咽鼓管、乳突窦和乳突小房组成。

（一）鼓室

　　鼓室(tympanic cavity)为鼓膜和内耳之间的含气空腔，位于颞骨岩部内，内衬黏膜。

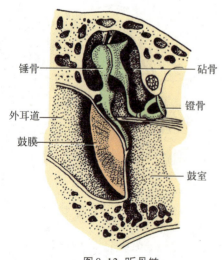

图8-13 听骨链

鼓室有六个壁。上壁称鼓室盖，为分隔鼓室与颅中窝的薄骨板，鼓室炎症可经此侵入颅内。下壁称颈静脉壁，为分隔鼓室与颈静脉窝的薄骨板。其前壁称颈动脉壁，为颈动脉管的后壁，上方有咽鼓管的开口，幼儿的咽鼓管相对短而粗，走向较水平，故咽部感染易经咽鼓管侵入鼓室。后壁为乳突壁，有乳突窦的开口，向后连于乳突小房，鼓室黏膜与乳突小房的黏膜相互延续，故炎症也可相互蔓延。如中耳炎经乳突窦蔓延到乳突小房引起乳突炎。开口稍下方有一锥形隆起，称**隆锥体**(pyramidal eminence)，内有镫骨肌。外侧壁为鼓膜壁；内侧壁为迷路壁，上有**前庭窗**

(fenestra vestibuli)和**蜗窗**(fenestracochleae)。前庭窗位于后上，蜗窗位于后下，两者分别覆以镫骨底和第二鼓膜，在前庭窗的后上方有一弓形隆起，称**面神经管凸**(prominence of facial canal)，管内有面神经通过。面神经管凸骨壁菲薄或缺如，中耳炎或实施中耳内手术时易侵犯面神经。

鼓室内有三块听小骨(图8-13)，由外侧向内侧依次为**锤骨**(malleus)、**砧骨**(incus)和**镫骨**(stapes)，相互借关节连结成听骨链。锤骨柄紧贴鼓膜内面，镫骨底周缘借韧带连于前庭窗的边缘。当声波振动鼓膜时，听骨链随之运动使镫骨底在前庭窗上来回振动，将声波从鼓膜传至内耳。

（二）咽鼓管

咽鼓管(pharyngotympanic tube)是连通鼓室和鼻咽部的管道，长约3.5~4.0cm，内衬黏膜，借咽鼓管鼓室口和咽鼓管咽口通鼓室和鼻咽部。平时咽鼓管咽口呈闭合状态，当吞咽或尽力张口时开放，空气进入鼓室，平衡鼓膜两侧压力、有利于鼓膜振动。

（三）乳突窦和乳突小房

乳突窦(mastoid antrum)和**乳突小房**(mastoid cells)是鼓室向后的延伸，乳突窦是鼓室与乳突小房间的小腔，向前开口于鼓室，向后与乳突小房相通连。乳突小房为颞骨乳突内许多含气小腔，内衬黏膜，经乳突窦开口于鼓室，对声音有共鸣作用。中耳炎经乳突窦可蔓延到乳突小房引起乳突炎。

三、内 耳

位于颞骨岩部之内，结构极其复杂，故又称**迷路**(labyrinth)，由外面的骨迷路和套在其内的膜迷路组成。骨迷路和膜迷路之间含有外淋巴，膜迷路内含有内淋巴，内、外淋巴互不相通。

（一）骨迷路

骨迷路(bony labyrinth) 由后外向前内依次由骨半规管、前庭和耳蜗组成。

1. 骨半规管

骨半规管(bony semicircular canals)由三条相互垂直的"C"形管道组成。按其位置可分为前骨半规管、后骨半规管和外骨半规管。**外骨半规管**凸向外方，呈水平位，故又称**水平半规管**。每个半规管均有两骨脚，一个为**单骨脚**，一个为**壶腹骨脚**，壶腹骨脚上有**骨壶腹**。其中前骨半规管和后骨半规管的单骨脚合成**总骨脚**，故三个骨半规管只有五个脚连于前庭。

2. 前庭

前庭(vestibule)为介于骨半规管和耳蜗之间的一不规则骨性膨大，向后连骨半规管，向前通耳蜗，其外侧壁为鼓室的内侧壁。

3. 耳蜗

耳蜗(cochlea)位于前内侧，为**蜗螺旋管**(cochlear spiral canal)绕蜗轴盘绕约两圈半而成的结构，形似蜗牛壳，故名耳蜗。由耳蜗的蜗轴发出骨螺旋板伸入蜗螺旋管内。

（二）膜迷路

膜迷路(menbranous labyrinth)位于骨迷路内，由后外向前内依次为膜半规管、椭圆囊和球囊、蜗管，分别位于骨半规管、前庭和耳蜗之内(图8-14)。

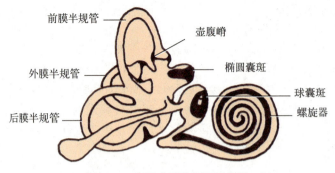

图8-14 内耳感受器位置示意图

1. 膜半规管

膜半规管(membranous semicircular canals)形状与骨半规管相似，分别套在同名骨半规管内。与骨壶腹相对应的膨大称膜壶腹，壶腹壁内面的隆起称为壶腹嵴，是位置觉感受器，能感受旋转变速运动的刺激。

2. 椭圆囊和球囊

椭圆囊(utricle)和**球囊**(saccule)是位于前庭内的两个互相连通的膜性囊，并分别与膜半规管和蜗管相通。囊壁内面的斑块状结构分别称椭圆囊斑和球囊斑，也是位置觉感受器，能感受直线变速运动的刺激。

3. 蜗管

蜗管(cochlear duct)位于耳蜗内(图8-15)，介于骨螺旋板和蜗螺旋管外侧壁之间，与骨螺旋板一起将蜗螺旋管分为**前庭阶**和**鼓阶**，两者在耳蜗顶部借蜗孔相通。耳蜗内共有三条管道，即上方的前庭阶，下方鼓阶，位于外侧的蜗管。蜗管的横切面为三角形，上壁称为前庭膜，下壁称为基底膜，外侧壁即蜗螺旋管的内骨膜。基底膜上面有听觉感受器称**螺旋器**(spiral organ)，又称Corti器，能感受声波的刺激。

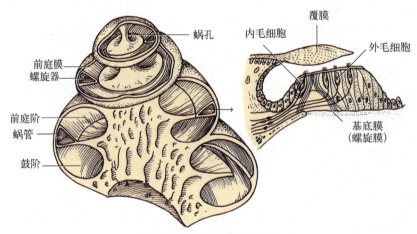

图8-15 耳蜗切面示意图

声波正常情况下以空气传导为主，声波经外耳、中耳传入内耳后，致外淋巴和内淋巴振动，刺激螺旋器，产生的冲动由蜗神经传入脑，引起听觉(图8-16)。其传导途径如下：

声波→外耳道→鼓膜 →听骨链 →前庭窗→内耳外淋巴→蜗管内淋巴→基底膜螺旋器→蜗神经→听觉中枢。

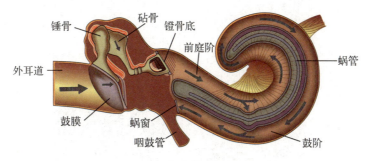

图8-16 声波传导示意图

第三节 皮 肤

皮肤被覆于人体表面，具有保护、吸收、分泌、排泄、调节体温和感觉等功能。

一、皮肤的微细结构

皮肤(skin)由表皮和真皮两个部分组成(见图8-17)。

（一）表皮

表皮(epidermis)位于皮肤最浅层，由复层扁平上皮组成。表皮由浅入深依次为角质层、透明层、颗粒层、棘层和基底层等五层组成。

1. 基底层

基底层(stratum basale)位于表皮最深层，由一层矮柱状细胞沿基膜排列而成，具有较强的分裂增殖能力，胞质富含黑色素，能吸收紫外线，使深部组织免受损伤。

2. 棘层

棘层(stratum spinosum)大约由4~10层多边形的棘细胞组成。

3. 颗粒层

颗粒层(stratum granulosum)由2~3层梭形细胞组成，细胞质内含有粗大的透明角质颗粒。

4. 透明层

透明层(stratum lucidum)由几层扁平细胞组成，细胞质呈均质透明状，细胞核已消失。

5. 角质层

角质层(stratum corneum)为多层角质细胞(horne cell)组成。角质层浅层细胞不断脱落形成皮屑。角质层具有较强的抗酸、抗碱和抗摩擦的作用，并能防止病源生物的侵入和体内物质丢失。

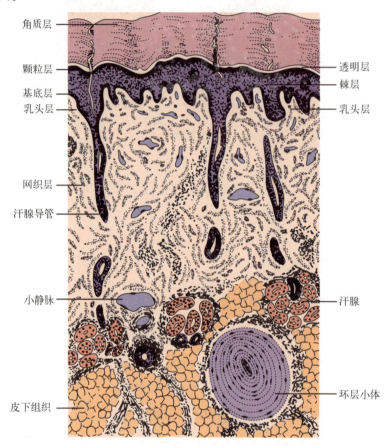

图8—17 手掌皮肤

（二）真皮

真皮(dermis)在表皮的深面，由致密结缔组织构成，由浅入深分为乳头层和网织层。

1. 乳头层

乳头层(papillary layer)借基膜与表皮基底层相邻，呈乳头状突向表皮层，故称乳头层。该层含有丰富的毛细血管和神经末梢，如触觉小体和游离神经末梢等，能感受触觉、痛觉和温度觉等刺激。

2. 网织层

网织层(reticular layer)位于乳头层深面，结构致密，含有较多的胶原纤维和弹性纤维，使皮肤具有良好的韧性和弹性。内含有血管和淋巴管以及较多的环层小体、毛囊、汗腺和皮脂腺等。

皮肤深面是**皮下组织**(hypodermis)，其由疏松结缔组织构成，含有脂肪组织、血管、神经和淋巴管等。

二、皮肤附属器官

包括体毛、指(趾)甲、汗腺和皮脂腺等(见图8-18)。

(一) 体毛

体毛(hair)由毛干、毛根和毛囊三部分组成，毛干露出于体表，而毛根则埋藏于皮肤之内。毛根周围包绕毛囊，毛囊底部凹陷，结缔组织突入其中形成毛乳头，毛乳头对毛发的生长具有极其重要的作用。毛囊的一侧连有竖毛肌，收缩时能使毛发竖立。

(二) 皮脂腺

皮脂腺(sebaceous gland)位于竖毛肌和毛囊之间，其导管开口于毛囊，分泌皮脂，有润滑和保护皮肤及体毛的作用。

(三) 汗腺

汗腺(sweat gland)为管状腺，分泌部位于网织层，导管开口于皮肤表面，分泌汗液，有湿润皮肤、调节水盐平衡及体温的作用。汗腺分布于全身除阴茎头及乳头等处的所有部位，其中腋窝和会阴部的汗腺为大汗腺。大汗腺的分泌物浓稠，不及时清洗、被细菌作用后发出特殊的臭味，即俗称的"狐臭"。

(四) 指(趾)甲

指(趾)甲位于指(趾)端背面，由露出于体表的甲体和埋藏于皮肤内的甲根组成。甲根深部的上皮称甲母基，是甲的生长点。甲体周围高出的皮肤皱褶称甲襞，其与甲体之间的间隙称甲沟。

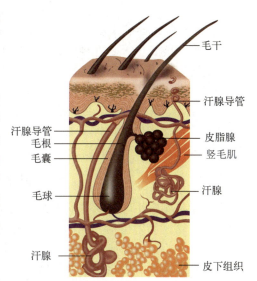

图8-18 皮肤及附属器模式图

(隋月林)

第九章 神经系统

第一节 神经系统概述

神经系统(nervous system)是机体的主导系统。人体的每一个器官和系统虽然都有独特的结构和功能，但都是在神经系统的控制和调节下进行活动的，从而保证各器官、系统功能活动的协调和统一，同时也使机体的内环境与外环境保持相对的平衡。因此，神经系统在结构和功能上的任何异常，都将引起其他系统或其他器官的功能异常。

人类与高等动物相比，更具有意识思维和语言交流等各种高级神经活动能力，这是其他动物无可比拟的。因此人类的神经系统(特别是脑)在形态结构和功能上是高度进化发展的，这是人类进行各种高级神经活动的物质结构基础。

一、神经系统的区分

按其所在部位，可分为**中枢神经系统**和**周围神经系统**。前者包括位于颅腔内的脑和椎管内的脊髓，后者包括分别连于脑和脊髓并分布于全身各部的脑神经和脊神经。脑又分为六个部分，包括端脑、间脑、小脑、中脑、脑桥、延髓，后三者合称脑干。

周围神经系统按功能和分布范围的不同又可分为**躯体神经**和**内脏神经**，前者布于皮肤、骨膜、关节、骨骼肌以及角膜、结膜和口、鼻黏膜等，后者布于内脏、脉管系、平滑肌和腺体。按神经传导冲动的性质和方向，周围神经又分为：①**感觉神经**，将感受器传来的感觉冲动传入中枢引起感觉，故又称传入神经；②**运动神经**，将中枢传出的运动冲动传向效应器，引起肌肉的收缩或腺体的分泌(分泌是腺体的运动方式)，也称传出神经。躯体神经和内脏神经均含有传入(感觉)和传出(运动)两种神经纤维。内脏神经中的传出部分支配似乎不受人的主观意志所控制的平滑肌、心肌和腺体，根据功能不同又可分**为交感神经**和**副交感神经**。

二、神经系统的活动方式

神经系统的功能极为复杂，但它们的基本活动方式是**反射**，是机体在中枢神经系统参与下对内、外环境刺激感受器作出的应答性反应。人体的各种活动基本上都是反射活动，完成反射活动的结构基础是**反射弧**(reflex arc)(图9-1)。反射弧包括：感受器→传入神经(自感受器至进入中枢前的一段神经和神经节)→中枢→传出神经(由中枢至效应器的神经和神经节)→效应器。感受器接受内、外环境的刺激并将其转化为神经冲动，经传入神经传到中枢，经有关中枢对传入的神经冲动进行整合后，再经传出神经传到效应器而作出应答性反应。反射弧的这五个部分，缺少任何一个环节，反射都不可能实现。临床医生常用检查反射的方法协助诊断某些疾病。通常检查的反射有浅反射、深反射以及病理反射等。提睾反射(轻划股内侧皮肤，睾丸上提)和角膜反射(以棉花触角膜，出现眨眼)属于浅反射；膝跳反射(叩击髌韧带，伸小腿)和肱二头肌反射(叩击肱二头肌腱，屈肘)属于深反射；划足底皮肤，出现伸趾即属病理反射。

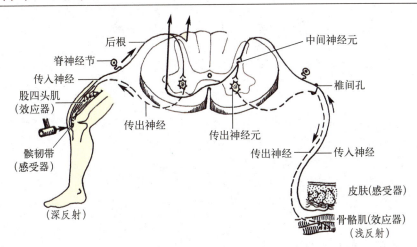

图 9-1 反射弧示意图

三、神经系统的常用术语

由于神经系统的结构极为复杂，为了叙述和学术交流的方便，根据神经元胞体和突起所在部位和组合方式的不同而给予不同的术语名称。

1. 灰质和皮质

在中枢神经系统内，神经元胞体和树突聚集的部位，因富含血管在新鲜标本上颜色灰暗称**灰质**(gray matter)。分布于大脑和小脑表面的薄层灰质称**皮质**(cortex)。

2. 白质和髓质

在中枢神经系统内，由大量神经纤维束聚集之处，因多数纤维有髓鞘，色亮而白称**白质**(white matter)，分布于端脑和小脑深层的白质称**髓质**(medulla)。

3. 神经核和神经节

形态相似和功能相同的神经元胞体聚集在一起，位于中枢神经系统内者称**神经核**(nucleus)，位于周围神经系统者称**神经节**(ganglion)。

4. 纤维束和神经

在中枢神经系统内，起止、行程和功能基本相同的神经纤维聚集成束，称**纤维束**(tract)。常根据其起止点来命名，例如皮质脊髓束，系起于大脑皮质止于脊髓。在某些部位称为脚或臂，例如大脑脚、小脑脚、结合臂、脑桥臂等。在周围神经系统内，一种或几种功能的神经纤维聚成束，外包结缔组织膜称**神经**(nerve)。

5. 网状结构

在中枢神经系统内，神经纤维交织成网，网眼内散布着神经元胞体或胞体小团块的结构称**网状结构**(reticular formation)，主要存在于脑干。

> **知识链接**
>
> ## 中枢神经的发育
>
> 神经系统发生较早，在胚胎期第三周即开始形成。胚胎早期，脊髓与椎管长度接近，从胚胎第4个月起，椎管的生长速度大于脊髓，脊髓下端逐渐相对上移，出生时移至第三腰椎水平。出生后运动系统的发育明显快于神经系统，至成人时，脊髓移至第1腰椎下缘水平。

第二节　中枢神经系统

中枢神经系统(central nervous system)包括脑和脊髓。

一、脊　髓

　　脊髓(spinal cord)起源于胚胎时期神经管的尾部，神经管的管腔形成脊髓的中央管。脊髓是中枢神经系统的低级部分，为躯干和四肢的低级反射中枢。脊髓和脑的各级中枢之间有广泛的联系。在正常状态下，脊髓的活动是在脑的控制和调节下完成的，通过脊神经中的躯体神经，支配躯干和四肢的躯体运动和接受相应部位的躯体感觉；通过脊神经中的内脏神经，支配大部分内脏运动和接受相应部位的内脏感觉；脊髓还能独立完成许多反射活动。

（一）脊髓的位置和外形

　　脊髓位于椎管内，呈前后略扁粗细不均的圆柱体，外包被膜，在成人长约42～45cm，其两侧与31对脊神经根相连。脊髓的上端在枕骨大孔处与延髓相连；下端逐渐变细成圆锥状，称**脊髓圆锥**。成人脊髓圆锥的下端平齐第1腰椎下缘。自脊髓圆锥向下延为1根细丝，叫**终丝**。它已无神经组织，主要由软膜构成，在第2骶椎以上，终丝悬浮在蛛网膜下隙内；以下被硬脊膜包裹，下端附着在尾骨背面(图9-2、图9-3、图9-4)。腰骶段脊神经根围绕终丝也悬浮于蛛网膜下隙内，状如马的尾巴故称**马尾**，如图9-2所示。

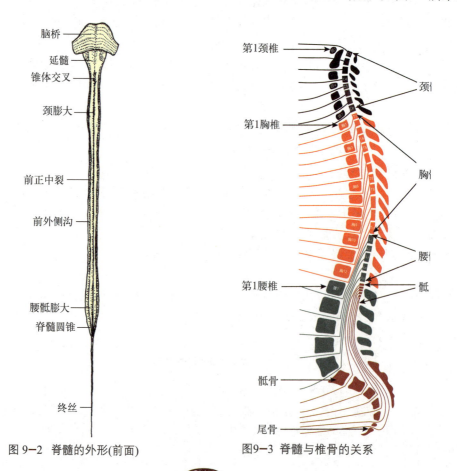

图9-2　脊髓的外形(前面)   图9-3　脊髓与椎骨的关系

脊髓表面有6条纵行的沟或裂。前面正中的深沟称**前正中裂**；后面正中的浅沟称**后正中沟**。前正中裂两侧有两条浅沟，称**前外侧沟**，后正中沟两侧有两条浅沟，称**后外侧沟**。在前外侧沟内有脊神经前根(运动根)出脊髓；在脊髓后外侧沟内有脊神经后根(感觉根)入脊髓，后根在近椎间孔的内侧有一膨大称**脊神经节**，内含假单极神经元(图9-4)。

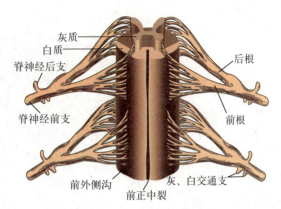

图9-4 脊髓节段模式图

脊髓全长有两个膨大部：颈髓4～胸髓1为颈膨大，腰髓1～骶髓3为腰骶膨大，这两个膨大的形成与四肢的出现有关，是由于该节段内的神经细胞和纤维数目增多所致(图9-2)。颈膨大相当于臂丛发出的节段；腰骶膨大相当于腰骶丛发出的节段。人类的上肢是劳动、生活的主要器官，动作更为精细、复杂，所以颈膨大比腰骶膨大显著。

（二）脊髓节段对皮肤的节段性分布

脊髓无论从外观还是从内部结构上看，都是连续的，并不分段。但与脊髓相连的31对脊神经对人体皮肤感觉和肌的运动支配，却表现有节段性。与每一对脊神经根相连的一段脊髓称**一个脊髓节段**，即有颈髓8节段、胸髓12节段、腰髓5节段、骶髓5节段和尾髓1节段(图9-3、图9-4)。

在胚胎第3个月末，脊髓纵贯椎管全长，脊神经根呈水平位伸向相应的椎间孔。自胚胎第4个月起，脊柱的生长速度远比脊髓要快，随着胎儿的不断生长发育，脊髓的下端便相对逐渐上移，出生后，这种变化继续到成年身高不再增加为止。因此，在成人脊髓节段与同序列椎体的对应关系就发生改变。其对应关系见表9-1。了解脊髓节段与椎骨的对应关系，对病变和麻醉的定位有重要重义。

表9-1 脊髓节与同序列椎体的对应关系

脊髓节段	平对椎体	相差椎体数
上颈段C_1～C_4	C_1～C_4	0
下颈段C_5～C_8	C_4～C_7	1
上胸段T_1～T_4	C_7～T_3	
中胸段T_5～T_8	T_3～T_6	2
下胸段T_9～T_{12}	T_6～T_9	3
腰 段L_1～L_5	T_{10}～T_{12}	
骶、尾段S_1～C_0	T_{12}～L_1	

（三）脊髓的内部结构

脊髓主要由位于中央的灰质和周围的白质构成。灰质的中央有**中央管**，纵贯脊髓全长，充满脑脊液，向上通第4脑室，下端闭锁为盲端。40岁以上者中央管常闭塞。

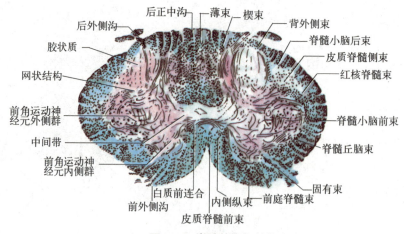

图 9—5a 脊髓的内部结构

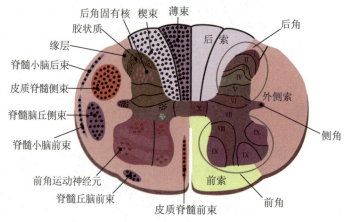

图9-5b 脊髓横切面模式图

1. 灰质

脊髓灰质在横断面上略呈"H"形(图9-5),主要由神经元胞体和无髓的树突组成。凡功能相同、形态相似的神经元胞体聚集成群形成神经核,纵观呈柱状,故称细胞柱。两侧灰质在正中线相连续,称**灰质连合**。其中心之纵行小管为中央管。中央管周围的灰质称**中央灰质**。横切面上灰质两侧向后的细长突起称**后角**(posterior horn);向前的突起短而粗称**前角**(anterior horn);前、后角之间的灰质称**中间带**(intermediate zone)。

(1) **后角(柱)**:后角由接受感觉的中间神经元组成。位于后角尖的薄层细胞称**边缘层**(marginal layer)或**后角边缘核**,含大、中、小型细胞,接受后根的浅感觉传入纤维,其轴突一部分入对侧脊髓丘脑束,一部分短的升、降支参与节段间联系。缘层腹侧是略呈"∧"形的胶状质,由小型细胞密集排列而成,接受后根躯体和内脏的感觉传入纤维;其轴突短,或终于同节段内的胶状质,或入背外侧束上升或下降数节后仍终于胶状质。故胶状质主要参与节段内或节段间反射。在胶状质的腹侧,是由大、中型细胞构成的**后角固有核**(nucleus proprius),接受后根传入的痛、温觉和粗略触觉纤维,其轴突则与缘层之轴突共同组成对侧的脊髓丘脑束。在后角基部内侧是由大型细胞构成的**胸核**(Clarke背核),只存在于颈髓8~腰髓2节段,接受后索的终支或侧支,其轴突组成同侧的脊髓小脑后束,传导躯干下部和下肢的本体觉和触压觉冲动至小脑。

(2) **中间带**：中间带位于前、后角之间。在胸髓1～腰髓3的中间带向外侧突出形成**侧角**(lateral horn)，也称**侧柱**，主要为中型细胞称**中间外侧核**(intermediolateral nucleus)，是交感神经的低级中枢，接受以背侧纵束和网状脊髓束为主的下行束终支或侧支；也接受后根传入的内脏感觉纤维以实现内脏反射；其轴突加入前根，经脊神经至交感神经节换元。在骶髓2～4节相当于侧角位置的细胞较分散，未形成侧角，为**骶副交感核**，是副交感神经低级中枢的骶髓部，其接受的纤维同侧角，其轴突经脊神经前根至副交感神经节交换神经元。

(3)**前角(柱)**：前角内是成群分布的躯体运动神经元，包括2/3的大型α运动神经元和1/3的小型γ运动神经元，二者的轴突共同参与组成脊神经前根经脊神经布于骨骼肌，前者至梭外肌纤维司骨骼肌收缩(随意运动)，后者至梭内肌纤维以维持肌张力。前角运动神经元分为内、外侧两大核群。内侧核群见于脊髓全长，支配颈深肌和躯干肌；外侧核群仅见于颈膨大和腰骶膨大节段，支配四肢肌。

前角运动神经元接受后根的传入纤维、脊髓内联络神经元的纤维及脑内一些中枢发出的下行纤维，前角运动神经元在上述纤维传导的冲动调节控制之下，通过骨骼肌执行反射或随意的运动功能。前角损伤时，可以产生同侧相应节段骨骼肌的弛缓性瘫痪(软瘫)。出现随意运动不能，肌张力低下，一切反射消失，肌萎缩等相应症状。

Rexed于1952、1954年根据猫的脊髓灰质神经元的大小、形态和排列方式，认为脊髓灰质的细胞不是分群存在，而是像大、小脑皮质的细胞分成若干板层，于是把脊髓灰质从后向前分成大致平行的9个细胞层，中央灰质为第X层(图9-5)。灰质细胞板层与神经核团的对应关系见表9-2。

表9-2 灰质细胞板层与细胞核团的对应关系

细胞柱		板层	联系		功能
后角	缘层、胶状层后角固有核	I II III、IV	轴突	接受后根浅感觉纤维,组成对侧的脊髓丘脑束,仍止于节内或节间的胶状质	浅感觉接受区
	基部	V、VI		接受后根深感觉纤维和下行束	本体觉接受区
中间带	胸核前内侧核	VII	轴突	形成上行束或前根中间外侧核形成前根	姿势调节反射中枢内脏运动中枢
前角	前外侧核前内侧核	VIII、IX		(直接或间接)接受下行束轴突形成前根	躯体运动区
中央灰质		X	可能为后索或前索的节间联系纤维		

2. 白质

白质是由上、下纵行的神经纤维束组成(图9-5)。凡起止、行程、功能相同的一束纤维，称为**纤维束(或传导束)**。这些纤维束，一般多按它的起止命名。纵观白质，每侧都形成3条纵行的索；前正中裂与前外侧沟之间为**前索**，前、后外侧沟之间为**外侧索**，后正中沟与后外侧沟之间为**后索**，前正中裂后方的白质为**白质前连合**。在中枢神经系统内，神经纤维束均由神经元的轴突构成。在脊髓，长距离的纤维束排在周边，短的纤维束靠近脊髓灰质。长距离的上行纤维束的胞体位于脊神经节内或灰质后角，接受由周围神经传入的感觉冲动并上传至脑的一定部位；下行纤维束是由大脑皮质或皮质下中枢的神经元轴突集合而成，传导运动冲动至脊髓前角细胞(躯体运动)或中间外侧核(内脏运动)。而短距离的纤维束只在灰质周围上升或下降数个节段后又止于脊髓灰质，故称**固有束**。后根、固有束和前根共同参与完成脊髓节段内或节段间的联系和反射活动。

(1)**上行纤维束**(感觉传导束)：

1) **薄束和楔束**：薄束和楔束位于后索(图9-5)，其胞体为脊神经节的假单极神经元，中枢支入脊髓后索，胸髓5以下的中枢支组成薄束(fasciculus gracilis)在后索内侧上升止于延髓的薄束核，胸髓4以上的中枢支组成楔束(fasciculus cuneatus)在后索外侧上升止于延髓的楔束核；脊神经节的周围支经脊神经布于躯干和四肢的肌梭、腱梭、关节和韧带内的本体感受器以及皮肤的精细触觉感受器。薄束传导躯干下半和下肢、楔束传导躯干上半和上肢的本体感觉以及相应部位皮肤的精细触觉(辨别性触觉：两点辨别觉和纹理觉)。由于后索纤维发侧支进入脊髓灰质直接终止于前角细胞以完成深反射，故后索病损时，损伤平面的同侧深反射消失(反射弧中断)。

2) **脊髓小脑前、后束**：脊髓小脑后束位于外侧索的后外侧表层。由接受同侧薄束的部分终支或侧支纤维的胸核，发出粗大的纤维组成同侧的脊髓小脑后束上升，经小脑下脚终于小脑皮质(图9-5)。因胸核仅见于胸髓和上腰髓，故此束只存在于上腰髓以上。此束传导躯干下部和下肢的本体感觉(主要是单块肌的牵张感觉，以利完成精细运动和姿势的协调)和皮肤的触压觉冲动。

脊髓小脑前束：位于外侧索前部的表层。起于腰骶膨大部Ⅴ～Ⅶ板层的外侧部，轴突大部分交叉小部分不交叉，上行经小脑上脚止于小脑皮质。此束传导由薄束部分终支或侧支传入的下肢本体感觉(整个肢体的运动觉和位置觉，以便实现对肢体姿势的调节)。

3) **脊髓丘脑束**(spinothalamic tract)：位于外侧索的前部和前索的外侧(图9-5)。后根传导痛、温觉的中枢支入脊髓背外侧束，传导粗略触觉的中枢支入脊髓后索，二者均上升1～2个节段后终于缘层和后角固有核。由后角固有核和缘层为主的细胞发出轴突向前内斜上经白质前连合交叉至对侧的外侧、前索组成脊髓丘脑束上升，传导对侧躯干和上、下肢的浅感觉至丘脑腹后核。一侧脊髓丘脑束受损，损伤平面对侧1～2个节段以下痛、温觉消失，由于触觉还经后索传导，故触觉障碍不明显；损伤节段同侧所分布的皮区痛、温觉消失。

(2) **下行纤维束**(运动传导束)：

1) **皮质脊髓束**(corticospinal tract)：只见于哺乳类，是人类最长最重要的下行纤维束。由大脑皮质躯体运动区的锥体细胞发出的轴突组成，经内囊和脑干下行至延髓锥体下方，约4/5的纤维经锥体交叉至对侧降入脊髓形成**皮质脊髓侧束**；不交叉的纤维，下行于脊髓前正中裂两侧称**皮质脊髓前束**。

皮质脊髓侧束位于外侧索后部，脊髓小脑后束的内侧，纵贯脊髓全长，直接或间接地逐节止于同侧前角，司骨骼肌的随意运动。其中直接接受皮质脊髓束纤维的前角运动细胞主要支配肢体远侧端的肌(如：指肌、手肌和趾肌、足肌)，以利于完成精细灵活的技巧运动。

皮质脊髓前束只到达脊髓上胸段为止，部分纤维仍经白质前连合逐节交叉到对侧前角内侧核，部分纤维不交叉而止于同侧前角内侧核。因此，皮质脊髓前束支配双侧的中轴肌(颈深层肌和躯干肌)。

一侧皮质脊髓侧束受损，损伤平面以下同侧上、下肢瘫痪，而颈肌和躯干肌受双侧皮质脊髓束的支配故不出现瘫痪。

2) **其他下行纤维束**：另外还有**红核脊髓束**兴奋屈肌运动神经元、抑制伸肌运动神经元；**前庭脊髓束**兴奋伸肌运动神经元，抑制屈肌运动神经元，**顶盖脊髓束**参与完成视觉、听觉的反射活动；**网状脊髓束**调节肌的紧张度；**内侧纵束**参与完成与身体平衡有关的反射(表9-3，图9-5)。

表9-3　脊髓的锥体外系纤维束

神经束	部 位	起 始	交叉否	终止节段板层	作 用
红核脊髓束	外侧索	红核	交叉	脊髓Ⅴ～Ⅶ	兴奋屈肌、抑制伸肌
前庭脊髓束	前索	前庭神经核	不交叉	脊髓Ⅷ、Ⅶ	兴奋伸肌、抑制屈肌
网状脊髓束	前、外侧索	(脑桥、延髓)网状结构	部分交叉	脊髓Ⅶ、Ⅷ	兴奋或抑制骨骼肌
顶盖脊髓束	前索	顶盖(上、下丘)	交叉	颈Ⅵ、Ⅷ	完成视、听觉的姿势反射
内侧纵束	前索	脑干	不交叉	上颈Ⅶ、Ⅷ	协调头颈肌运动和姿势反射

(四) 脊髓的功能

1. 传导功能

脊髓内的上、下行纤维束是完成传导功能的重要结构。除头面部外，全身的浅深部感觉以及大部分内脏感觉，都通过脊髓传导到脑。并且，脑对躯干和四肢的骨骼肌运动以及部分内脏活动的调节，也要通过脊髓才能完成。所以，一旦脊髓的上、下行纤维束受损，将在损伤平面以下出现传导性的功能障碍。

2. 反射功能

脊髓除具有传导功能外，还能完成许多反射活动。通过脊髓完成的反射，称**脊髓反射**。完成反射的结构为脊髓的固有装置，包括脊髓灰质、固有束和前、后根。随着脑的发展，脊髓固有装置在机能上处于从属地位，所以，在正常情况下，脊髓的反射活动是在脑的控制下完成的。

临床上常检查患者的浅反射和深反射，多属脊髓反射。浅反射是指刺激皮肤、黏膜而引起的反射，如腹壁反射和提睾反射。深反射是指刺激肌腱、骨膜而引起的反射，如肱二头肌反射和膝反射等。常用躯体反射见表9-4。脊髓一旦受损伤，脊髓的反射机能也出现障碍。

表9-4　常用脊髓的躯体反射径路

	反射名称	刺激部位	传入(传出)神经	中枢	效应器	反应
深反射	肱二头肌反射	叩击肱二头肌肌腱	肌皮神经	C_5～C_6	肱二头肌	屈肘
	肱三头肌反射	叩击肱三头肌肌腱	桡神经	C_6～C_7	肱三头肌	伸肘
	髌腱反射	叩击髌韧带	股神经	L_2～L_4	股四头肌	伸膝
	跟腱反射	叩击跟腱	胫-坐骨神经	S_1～S_2	小腿三头肌	足跖屈
浅反射	腹壁反射	由外向内划腹壁皮肤	胸神经	T_7～T_{12}	腹肌	腹肌收缩
	提睾反射	划股内侧皮肤	闭孔神经	L_1～L_4	提睾肌	睾丸上提
	足跖反射	划足底外侧皮肤	坐骨神经	S_1～S_2	屈趾肌	足、趾跖屈

二、脑　干

（一）脑干的位置和外形

1. 脑干的位置

脑干(brain stem)自下而上由延髓、脑桥和中脑组成，位于颅后窝内，枕骨大孔前方的斜坡上。其下方经枕骨大孔与脊髓相接，上方接间脑，背面与小脑相连。延髓和脑桥的背面与小脑之间的室腔为第四脑室，它向下续于脊髓的中央管，向上通中脑水管。脑干各部之间在表面的分界线见表9-5(图9-6、图9-7)。

2. 脑干的外形

(1) 脑干的腹侧面：**延髓**(medulla oblongata) 腹侧前正中裂两侧上部的纵行隆起称**锥体**，其深面有锥体束下行。两侧锥体束的大部分纤维在延髓前正中裂下部左右交叉称**锥体交叉**，交叉后的纤维即形成皮质脊髓侧束。锥体外侧的卵圆形隆起为**橄榄**，内有下橄榄核。橄榄后方的纵行沟为**橄榄后沟**，由上而下有第Ⅸ、Ⅹ和Ⅺ对脑神经根附着。锥体与橄榄之间的前外侧沟中有第Ⅻ对脑神经附着。

脑桥(pons)腹侧的宽阔隆起称**脑桥基底部**，正中线上有纵行的**基底沟**，基底动脉上行其中。脑桥向两侧逐渐变窄，移行为**小脑中脚(脑桥臂)**，它是进入小脑的粗大纤维束。在脑桥中部的腹面与小脑中脚移行处，有粗大的三叉神经根(三叉神经根的内上部为细小的运动根，外下部为较粗的感觉根)。延髓、脑桥和小脑的交角处称**脑桥小脑三角**，第Ⅷ对脑神经附着于此，当有听神经瘤时，可压迫附近的神经根而产生相应的临床症状。脑桥基底部与延髓之间的横沟称**延髓脑桥沟**。在此沟内由内至外有第Ⅵ、Ⅶ、Ⅷ对脑神经出脑。在脑桥基底部与小脑中脚移行处有第Ⅴ对脑神经附着。

中脑(midbrain) 位于脑桥和间脑之间，是脑干最短小的部分，其室腔狭细称为**中脑水管**。上方邻接间脑的视束，下界为脑桥上缘。其腹侧的一对纵行柱状隆起称**大脑脚**，内有锥体束等下行纤维束通过。两脚间之凹陷称**脚间窝**，第Ⅲ对脑神经由此出脑。

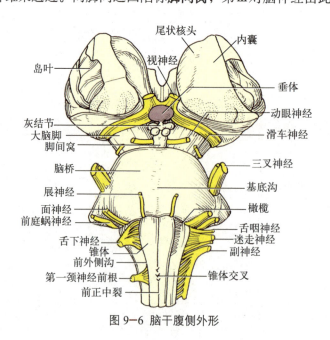

图 9-6　脑干腹侧外形

(2) 脑干的背侧面：延髓背侧上半和脑桥的背侧形成第四脑室底(图9-7)，即**菱形窝**(rhomboid fossa)。其下外侧界由后正中沟向外上方依次由薄束结节(深面有薄束核)、楔束结节(深面有楔束核)和小脑下脚(绳状体)构成。菱形窝的上外侧界即小脑上脚(结合臂)。菱形窝中线上的纵沟为**正中沟**，此沟外侧的纵沟称**界沟**。正中沟与界沟之间为**运动区**，深面有脑神经运动核；界沟外侧是感觉区，深面有脑神经感觉核。菱形窝外侧角的小隆起称**听结节**，深面有蜗神经核，由蜗背侧核发出的纤维构成髓纹，在菱形窝的浅面横行向内至中线穿入对侧室底深面，髓纹是脑桥和延髓在背侧的分界线。在髓纹下方的运动区内，内上方是**舌下神经三角**，深面有舌下神经核；外下方是**迷走神经三角**，深面有迷走神经背核。髓纹以上的运动区称**内侧隆起**，其下部近髓纹处的圆凸称**面神经丘**，深面有展神经核和面神经膝。在髓纹上、下方的大部分感觉区为**前庭区**，其深方有前庭神经核。

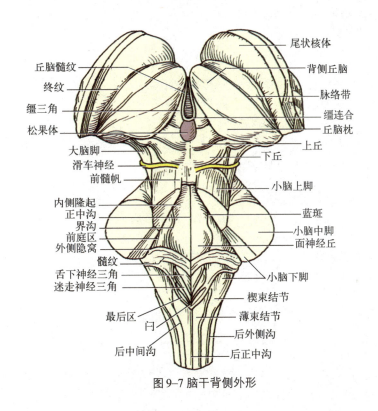

图9-7 脑干背侧外形

中脑背侧有上、下两对微向下倾的隆起，分别称**上丘**(与视觉反射相关)和**下丘**(与听觉反射相关)。自上、下丘的外侧各向外方伸出一条隆起，分别称**上丘臂**(连于后丘脑的外侧膝状体)和**下丘臂**(连于后丘脑的内侧膝状体)。在下丘下方有第Ⅳ对脑神经出脑，然后绕大脑脚行向腹侧，此神经是中脑与脑桥在背侧的分界，它是唯一从背面出脑的神经。中脑实质内有纵行的中脑水管，向上通第3脑室，向下通第4脑室。第4脑室通过菱形窝外侧角的外侧孔和下角后方的正中孔通小脑延髓池，下角通中央管。

12对脑神经自上而下排列,除第Ⅰ对附着于端脑和第Ⅱ对附着于间脑外,其余10对均附着于脑干。

（二）脑干内部结构

1. 概述

表9-5 脑干各部间的分界线

分部	腹侧	背侧
中脑与脑桥间	脑桥上缘	滑车神经
脑桥与延髓间	脑桥延髓沟	髓纹
延髓与脊髓间	锥体交叉下缘平面	

　　脑干的内部结构虽很复杂，但仍有四个规律可循。掌握了这些规律，并将这些规律融合在一起来思考和认识问题，即可使脑干内部结构形成一个立体的构象，这对于理解和记忆知识，将起到事半功倍的作用。

　　脑干内部结构的四个规律是：

　　（1）三种结构：

　　灰质┌**脑神经核**：位于脑干背侧，发出脑神经运动纤维或接受脑神经感觉纤维。
　　　　└**传导中继核**：联系各级脑和脊髓的纤维束并在此交换神经元。

　　白质┌上行(感觉)纤维束：主要有四个丘系，位于下行纤维束的背侧。
　　　　└下行(运动)纤维束：主要是锥体束和皮质脑桥束，位于脑干基底部。

　　网状结构：位于灰质和白质之间的脑干中央区。

　　（2）三个分部(图9-8)脑干由前向后可分为：

　　基底部：位于腹侧，包括中脑的**大脑脚底、脑桥基底部和延髓锥体**。主要为锥体束和皮质脑桥束构成。
　　　　　　基底部与被盖部的分界线：在中脑为黑质前缘，在脑桥为斜方体前缘。
　　被盖部：位于中脑水管、第4脑室底腹侧与基底部背侧之间，由前外向后分别是上行纤维束、网状结构和神经核。
　　顶盖部：位于中脑水管背侧，包括上丘和下丘。

　　下述两个规律是有关脑神经核的配布情况：

　　（3）三个脑部和三组脑神经核：脑神经的第Ⅲ、Ⅳ对附着于中脑，中间4对附着于脑桥，后4对附着于延髓。脑神经核在脑干的纵向配布规律是：脑神经附着于哪个脑，其相应的神经核也在哪个脑内(例外：三叉神经中脑核在中脑，三叉神经脊束核在延髓)。

　　（4）一种排列：脑神经核由正中线向两侧的横向排列顺序是：躯体运动核、内脏运动核、内脏感觉核和躯体感觉核(图9-9)。即运动核均位于界沟内侧的运动区内，感觉核均位于界沟外侧的感觉区内，内脏神经核排在界沟的两侧。

2. 灰质

灰质包括脑神经核和传导中继核。

　　（1）脑神经核：脑神经核在脑干内排列的规律与脊髓灰质的配布基本相似。由于中央管敞开为第四脑室，其周围的灰质在此乃成为第四脑室底灰质。以界沟为界，界沟内侧为脑神经运动核，相当于脊髓的前角和侧角；界沟外侧为感觉性核，相当于脊髓后角。但脑神经核的纵向排列失去连续性，功能性质相同的核排列成断续的纵向细胞柱，称为

功能柱。各功能柱由内侧向外侧的排列依次为躯体运动柱、内脏运动柱、内脏感觉柱和躯体感觉柱(图9-9、图9-10、图9-11)。

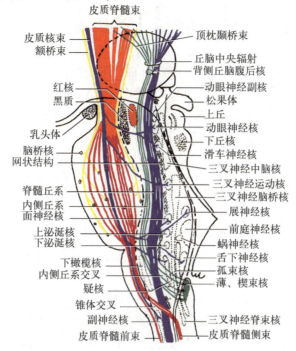

图 9-8　脑干结构的分部和神经核、神经纤维束的配布

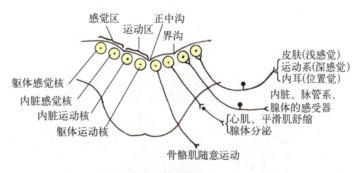

图 9-9　脑神经核在脑干内横向配布规律示意图

1) **运动核**：发出轴突构成脑神经的运动纤维。又分为两类：

a. **躯体运动核**：共8对，中脑内有**动眼神经核**和**滑车神经核**，脑桥内有**三叉神经运动核**、**展神经核**和**面神经核**，延髓内有**疑核**、**副神经核**和**舌下神经核**。这些核均纵列于正中线的两侧，接受皮质核束纤维，发出轴突经相应脑神经至骨骼肌，司其随意运动。这些核的功能和位置相当于脊髓灰质前角。

b. **内脏运动核**：脑干内的内脏运动核均为副交感神经核，构成副交感神经低级中枢的脑干部。共4对，上丘平面是**动眼神经副核**，髓纹上方的**上泌涎核**和下方的**下泌涎核**，迷走神经三角深面的**迷走神经背核**。4对核纵列于躯体运动核的背外侧，发出轴突(节前纤维)经相应脑神经到达所支配器官旁或器官内的神经节交换神经元，节后纤维至平滑肌、心肌司其舒缩或至腺体司其分泌。这些核的功能和位置相当于脊髓的胸1~腰3和骶2~骶4的中间外侧核。

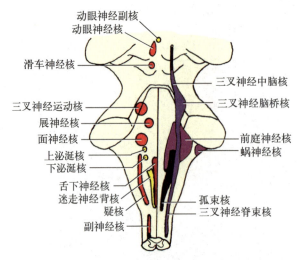

图 9—10 脑神经核在脑干背面的投影

2) **感觉核**：位于界沟外侧的感觉区内，接受脑神经感觉神经节中枢支(相当于轴突)的传入纤维。又分为两类：

a. **内脏感觉核**：仅1对，即**孤束核**(nucleus of solitary tract)，位于延髓内脏运动核的外侧，接受第Ⅶ、Ⅸ和Ⅹ对脑神经的内脏感觉神经节中枢支传入的内脏感觉冲动。

b. **躯体感觉核**：共5对，分别位于中脑、脑桥和延髓内的**三叉神经中脑核**、**三叉神经脑桥核**和**三叉神经脊束核**以及脑桥和延髓内的**前庭神经核**和**蜗神经核**。这些核位于被盖部的最外侧，接受脑神经躯体感觉神经节中枢支传入的躯体感觉冲动。

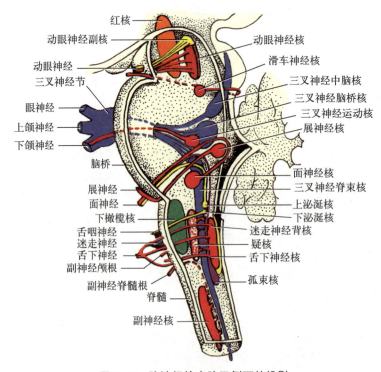

图 9—11 脑神经核在脑干侧面的投影

脑神经核在脑干内的位置及分布如表9-6。

表9-6 脑神经核的位置、纤维联系和分布

功能性质	神经核	位置	接受纤维名称	发出纤维名称	分布范围
躯体运动	动眼神经核	上丘平面	皮质核束（面神经核下部和舌下神经核只接受对侧皮质核束纤维，其余各核及面神经核上部均接受双侧皮质核束的纤维）	动眼神经	上、下、内直肌、上睑提肌、下斜肌
	滑车神经核	下丘平面		滑车神经	上斜肌
	三叉神经运动核	脑桥中部		三叉神经	咀嚼肌
	展神经核	脑桥中部		展神经	外直肌
	面神经核	脑桥下部		面神经	面肌、茎突舌骨肌、二腹肌后腹
	疑核	延髓		舌咽、迷走神经	腭肌、咽肌和喉肌
	副神经核	延髓、颈髓		副神经	胸锁乳突肌和斜方肌
	舌下神经核	延髓		舌下神经	舌内、外肌
内脏运动	动眼神经副核	上丘平面	主要接受背侧纵束和乳头被盖束的纤维	动眼神经	瞳孔括约肌和睫状肌
	上泌涎核	脑桥下部		面神经	泪腺、下颌下腺和舌下腺
	下泌涎核	延髓上部		舌咽神经	腮腺
	迷走神经背核	延髓		迷走神经	结肠左曲以上消化道及胸、腹腔脏器
界 沟					
内脏感觉	孤束核	延髓	第Ⅶ、Ⅸ和Ⅹ对脑神经传入纤维	上行神经通路（尚不清楚）	结肠左曲以上颈、胸、腹脏器、舌味蕾、中耳和咽的黏膜、颈动脉窦、颈动脉小球
躯体感觉	三叉神经中脑核	中脑 脑桥中部	第Ⅴ对脑神经的传入纤维	发出纤维至三叉神经运动核	咀嚼肌和眼外肌(深感觉)
	三叉神经脑桥核	脑桥中部		(对侧)三叉丘脑束	面部皮肤和口、鼻黏膜及眼球(触压觉)
	三叉神经脊束核	延髓			
	前庭神经核	脑桥、延髓	前庭神经	前庭脊髓束、前庭小脑束	壶腹嵴、椭圆囊斑、球囊、螺旋器
	蜗神经核	脑桥下部 延髓上部	蜗神经	(双侧)外侧丘系	

(2) **传导中继核**：脑干内的传导中继核与脑神经没有直接关系，而是起着联系各级脑与脊髓之间的桥梁作用，发出轴突构成神经传导路的一部分。

主要传导中继核及其纤维联系如下：

红核(red nucleus)和**黑质**(substantia nigra)均在中脑被盖部(图9-8)。红核呈圆柱状，平上丘平面，黑质的背内侧，富含血管，色红，可使对侧屈肌张力增高，尤其对肢体远端如手指的精细活动有重要的调控作用。黑质纵贯中脑全长，断面呈新月形，凹面朝向红核，在人类最为发达，细胞内含大量黑色素，是脑内合成多巴胺的主要场所，在皮质运动中枢调控下，为"启动"一切躯体运动做好准备；同时协调肌张力，确保动作的稳准性。脑桥核散在于脑桥基底部，发出脑桥横纤维交叉至对侧组成脑桥小脑束(小脑中脚)止于小脑皮质。红核、黑质和脑桥核均为锥体外系中的重要中继站。

薄束核(gracile nucleus)和**楔束核**(cuneate nucleus)位于延髓背侧薄束结节和楔束结节的深面，是颈以下深感觉和精细触觉神经通路的第2级神经元胞体所在。

下橄榄核(inferior olivary nucleus)位于延髓橄榄体深面(图9-8、图9-11)，对小脑皮质梨状神经元(Purkinje细胞)有强的兴奋作用，可能与小脑控制运动特别是步态的功能有关，该核是大脑皮质、红核和脊髓与小脑之间的重要中继站。

知识链接

脊髓灰质炎

　　是由脊髓灰质炎病毒引起的急性传染病，临床表现为发热、咽痛及肢体疼痛，多发于婴幼儿，俗称小儿麻痹症或婴儿瘫。病毒主要侵犯脊髓灰质前角，使运动神经元严重受损，导致肌肉发生不对称弛缓性麻痹，造成肢体瘫痪。本病可以预防但很难完全治愈，最终造成肌肉萎缩或畸形的后遗症。随着脊髓灰质炎疫苗的推广使用，目前本病的发病率已明显降低。

3. 白质

为上行和下行的神经纤维束。上行纤维束主要为四个丘系，下行纤维束主要为锥体束和皮质脑桥束。

(1) 四个丘系：为感觉神经传导路第2级神经元发出的轴突交叉至对侧(外侧丘系中有部分不交叉的纤维)组成(图9-12)。

四个丘系是：**内侧丘系**、**脊髓丘系**(脊髓丘脑束)、**三叉丘系**(三叉丘脑束)和**外侧丘系**(表9-7)。

表9-7　脑干四个丘系简表

丘系名称	起始核		交叉部位	终止核	功　能
脊髓丘系	对侧后角固有核和缘层		白质前连合	丘脑腹后外侧核	对侧颈以下浅感觉
内侧丘系	对侧薄束核和楔束核		内侧丘系交叉	丘脑腹后外侧核	对侧颈以下深感觉和精细触觉
三叉丘系	对侧三叉神经	脑桥核 脊束核	脑桥 延髓	丘脑腹后内侧核	对侧头面部浅感觉
外侧丘系	双侧蜗神经核		斜方体 (部分交叉)	内侧膝状体核 (大部分纤维经下丘核换神经元)	双侧听觉

四个丘系均上行于脑干被盖部，自下而上由被盖部的腹侧移向外侧，至脑干上端时已集中到被盖部的背外侧。

(2) **锥体束和皮质脑桥束**：

1) **锥体束**：包括皮质脊髓束和皮质核束。

a. **皮质脊髓束**：由大脑皮质躯体运动区的大锥体细胞的下行纤维(轴突)汇集而成，穿经脑干基底部降入脊髓，逐节止于前角细胞，司颈以下骨骼肌随意运动(图9-8)。

b. **皮质核束**：由大脑皮质中央前回下部的大锥体细胞的下行纤维(轴突)汇集而成，穿经内囊膝部降入脑干，逐次分支止于脑神经躯体运动核，司头颈部骨骼肌随意运动(图9-8)。

c. **皮质脑桥束**：为锥体外系的重要组成部分。可分为**额桥束和顶枕颞桥束**，前者起于额叶皮质，后者起于

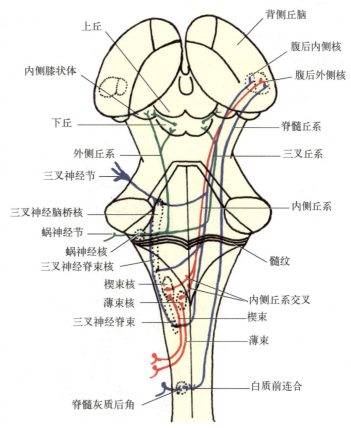

图9-12　脑干4个丘系示意图

顶、枕、颞叶皮质。二者经内囊下降达脑桥，终止于同侧脑桥基底部的脑桥核，脑桥核发出的纤维横行越至对侧，聚为粗大的小脑中脚，进入小脑。因此，脑桥基底部是大脑皮质与小脑之间联系的中继站(图9-12)。

锥体束和皮质脑桥束的起止和走行见表9-8。

表9-8　锥体束和皮质脑桥束简表

纤维束名称		起始部位	行程					终止核	功能
			内囊	大脑脚底	脑桥	延髓	交叉部位		
锥体束	皮质脊髓束	中央前回上、中2/3	后肢	中3/5	基底部	锥体	锥体交叉	前角细胞	骨骼肌随意运动
	皮质核束	中央前回下1/3	膝部	中3/5			脑干各段	脑干躯体运动核	
皮质脑桥束	额桥束	额叶皮质	前肢	内1/5	基底部			脑桥核	维持肌张力协调肌群运动保持身体平衡
	顶枕颞桥束	顶、枕、颞叶皮质	后肢	外1/5					

4. 网状结构

在脑干的中央区域(中线附近)，纵横神经纤维交织成网，网眼中散布着大量大小不等的神经核和神经元胞体，此即脑干网状结构(reticular formation)，是脑干被盖部的重要组成部分。其结构特点如下：①为多突触联系；②接受各种特异性感觉神经纤维束的侧支；③发出纤维至中枢各部；④有多种重要机能。

在脑干网状结构中有许多散在的神经核团，总称为**网状核**，根据其细胞构筑、纤维联系和功能性质，可将网状结构分为三部分(图9–13)：

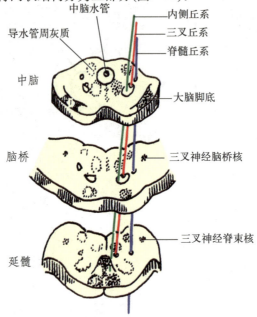

中线附近：正中部　1.锥体束　2.外侧部　3.内侧部

图9–13 脑干网状结构的分区

(1) **外侧部**：占被盖部外侧的1/3，该部接受特异性感觉神经通路(例如四个丘系)的侧支传入的冲动，发出轴突终于内侧部。因此，外侧部又称感受联络区(感受区)。

(2) **内侧部**：占被盖部内侧的2/3，多为网状运动核。该部接受中枢各感觉区(例如大脑皮质躯体感觉区，背侧丘脑，网状结构外侧部，丘系纤维的侧支)的纤维，发出纤维上至背侧丘脑或大脑皮质，下至脑神经运动核和脊髓运动核，以调节肌张力和维持姿势。因此，内侧部又称综合效应区(效应区)。

(3) **正中部**：位于中线上或其附近的中缝核。细胞内含有5-羟色胺，为该细胞的神经递质。发出纤维至中枢各部。

网状结构的功能大致有如下四点：

1) 调节躯体运动：通过脑干网状结构下行的易化性网状脊髓束和抑制性网状脊髓束，实现对肌张力的调节(图9–14)。

2) 调节躯体感觉：对传入的各种躯体感觉冲动有易化或抑制作用，控制输入大脑皮质感觉信息的多少和强弱，调节人的精神情绪变化并有睡眠与镇痛作用。这主要是与中缝核群分泌5-羟色胺有关。

3) 影响大脑皮质兴奋性：通过网状上行激动系统实现，这一系统的径路是(图9–14)：上行特异性投射系统(例如深、浅感觉，听觉和平衡觉，视、味、嗅觉等的神经通路)的侧支(其传导的神经冲动已不具特异性)终止于网状结构的内、外侧部，换神经元后起于网状结构内侧部的网状丘脑纤维上行终于背侧丘脑板内核和网状核，再发出丘脑皮质纤维至大脑皮质广泛区域。以提高大脑皮质的兴奋性。其意义有二：①使大脑皮质由睡眠状态转变为觉醒状态；②在已处于觉醒状态时，提高人的注意力，使身体处于最佳应激状态，以便接受各丘系系统传入的信息，为高效率地完成各种活动和应激做好充分准备。一些麻醉药物就是通过阻滞该系统的某个环节而起麻醉作用的。

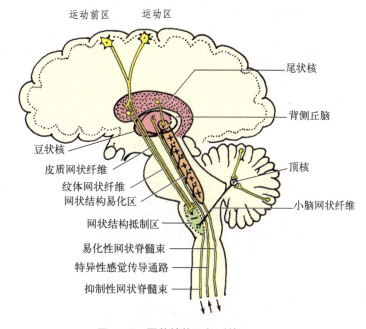

图9-14　网状结构下行系统

4) 调节内脏活动：在脑干网状结构中有许多内脏活动调节中枢，尤其在延髓内有重要的生命中枢即呼吸中枢和心血管运动中枢。这些中枢均接受边缘系统、下丘脑的控制和调节。故延髓受压或受损易致生命危险。

（三）脑干的主要反射路径

脑干的主要反射路径如表9-9。

表9-9 脑干的主要反射

反射名称	刺激部位	传入神经	中 枢	传出神经	效应器	反应
下颌反射	叩击下颌	下颌神经 三叉神经	三叉神经中脑核 三叉神经运动核	三叉神经 下颌神经	咀嚼肌	下颌上提
角膜反射	轻触角膜	眼神经 三叉神经	三叉神经脑桥核 面神经核	面神经	眼轮匝肌	闭眼
吞咽反射	舌根、咽壁、会厌、食管	舌咽神经 迷走神经	孤束核、疑核、舌下神经核	舌咽神经、迷走神经、舌下神经	舌肌、咽喉肌、食管肌	吞咽
瞳孔对光反射	光照眼	视神经 视束	顶盖前区，动眼神经副核	动眼神经	瞳孔括约肌	瞳孔缩小

三、小　脑

（一）小脑的位置和外形

小脑(cerebellum)位居脑干的背侧，占据颅后窝的后部，上面盖以小脑幕，借此与大脑相隔。

小脑(图9-15)的中间部较窄细，在矢状位上卷曲成环状，称**小脑蚓**(vermis)；连于小脑蚓两侧的膨大部称**小脑半球**(cerebellar hemisphere)，水平裂是小脑半球上、下面的分界线，其下面近枕骨大孔处显著下突称**小脑扁桃体**(tonsil of cerebellum)，当因故(如颅内出血、肿瘤等)致颅内压增高时，小脑扁桃体可嵌入枕骨大孔形成枕骨大孔疝(小脑扁桃体疝)，压迫腹侧的延髓(内有生命中枢)而危及生命。

根据形态结构和功能，小脑可分为三叶(图9-15)：

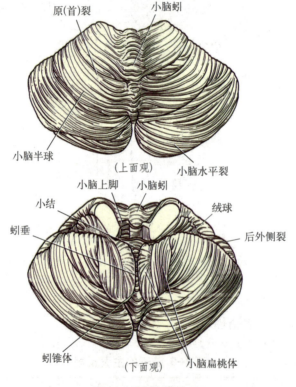

图9-15　小脑外形

1. 绒球小结叶

绒球小结叶位于小脑的前下面，包括半球上的绒球和小脑蚓上的小结，二者间由绒球脚相连。绒球小结叶在进化上出现最早，称**原小脑**(曾称古小脑)，主要通过小脑下脚与前庭神经核和前庭神经密切联系，以保持身体的平衡(前庭小脑)。

2. 小脑前叶

小脑前叶是原裂以前的部分。原裂是小脑上面呈"V"形的深沟，尖向后，是小脑前、后叶的分界线。小脑前叶又称**旧小脑**(还包括后叶中的蚓锥体和蚓垂)，主要接受脊髓小脑前、后束传入的本体感觉冲动，发出纤维至小脑核中继后经小脑上脚与红核脊髓束和网状脊髓束联系以调节肌张力(脊髓小脑)。

3. 小脑后叶

小脑后叶位于原裂和后外侧裂之间，占据人类小脑的大部分，除蚓垂属旧小脑外，其余部分称**新小脑**，为发展进化上最新的部分，仅见于哺乳类。新小脑主要接受皮质脑桥小脑束的纤维，发出纤维至小脑核中继后经小脑上脚至背侧丘脑，换神经元后的纤维止于大脑皮质躯体运动区(4区)，以修正皮质脊髓束和皮质核束起始神经元的活动，从而协调肌群的运动，保证随意运动的精确性(脑桥小脑)。

（二）小脑的内部结构和小脑脚

小脑的内部结构包括表层的皮质和深部的髓质和小脑核(cerebellar nuclei)或中央核(central nucleus)(图9-16)。小脑皮质含多种神经元，经小脑脚进入小脑的传入纤维几乎都分别止于各叶的小脑皮质，传入冲动经各神经元的整合后，最后由小脑皮质中唯一的传出神经元Purkinje神经元(梨状细胞)发出轴突传至小脑核，再由小脑核发出轴突经小脑上脚至脑干和间脑换神经元，以实现其对骨骼肌的调控作用。小脑核共有4对：**齿状核、栓状核、球状核和顶核**，其中齿状核最大，仅见于哺乳类，在人类最发达。齿状核接受新小脑皮质的纤维，其他3对核主要接受原、旧小脑皮质的纤维。小脑核对传入的冲动有整合作用。

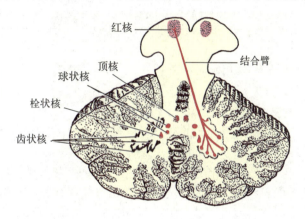

图9-16 小脑水平切面(小脑核)

小脑脚共3对(图9-17)，由进出小脑的神经纤维构成。①**小脑下脚**(绳状体)与延髓相连；②**小脑中脚**(脑桥臂)与脑桥相连；③**小脑上脚**(结合臂)与中脑相连，进出小脑脚的主要神经纤维见表9-10。

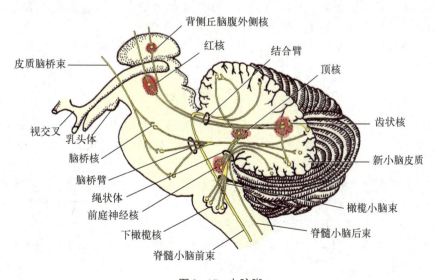

图9-17 小脑脚

表9-10　进出小脑的主要神经纤维

小脑脚名称	传入纤维	传出纤维
小脑上脚 (结合臂)	脊髓小脑前束	齿状红核束 齿状丘脑束 齿状网状纤维
小脑中脚 (脑桥臂)	脑桥小脑束	
小脑下脚 (绳状体)	脊髓小脑后束 橄榄小脑束	小脑前庭束

由表9-10可见，小脑的传入纤维主要经小脑中、下脚，小脑的传出纤维主要经小脑上脚。

（三）小脑的功能

小脑属锥体外系的重要组成部分。在日常生活中要随时保持身体的平衡、姿势的固定和动作的变换，小脑是实现肌肉张力转换自动调节的高级中枢。

原小脑联系前庭器官，通过前庭脊髓束和网状脊髓束来保持身体的平衡。旧小脑则通过齿状红核束和齿状网状纤维联系红核脊髓束和网状脊髓束，以维持和调节骨骼肌紧张度。新小脑是通过皮质脑桥小脑束、齿状丘脑束和丘脑腹中间核至大脑皮质4区的重要环路，以修正锥体束的活动，使骨骼肌的随意运动特别是肢体远侧端(例如手)的精巧运动更加准确。肌张力由牵张反射来实现其紧张度的调节和固定，以变换或固定肢体的动作或姿势。而牵张反射弧是由肌梭传入冲动到α神经元组成，γ神经元具有调节这一反射的作用。小脑可能是α和γ神经元相互关系的主要调节中枢。

小脑病损时，最突出的特征有三：①肌张力失衡：肢体处于过伸或过屈位，主动运动的始末动作缓慢；②共济失调：站时两足分开，左、右摇晃呈醉汉步态以及轮替运动不能等；③运动性震颤：身体的运动部分出现不随意的无规律的震动，多见于四肢，上肢更明显。这种震颤于静止和睡眠时消失。

一侧小脑病损，其临床表现在同侧，这是因为小脑上脚是交叉的，锥体束和红核脊髓束也是交叉的。

四、间　脑

间脑(diencephalon)和端脑由胚胎时期的前脑泡发展而来，二者合称大脑。前脑泡自两侧膨大发展成左右大脑半球，即端脑；中间部分演化为间脑。由于大脑半球高度发展，从两侧和后方包绕遮盖着间脑和中脑。

在左、右间脑之间有一矢状方向的窄隙即第3脑室，向下通中脑水管，向外上经室间孔通侧脑室(图9-39、图9-40)。间脑前面有视神经相连。据其发生和机能，可将间脑分为丘脑部和下丘脑部。丘脑部位于背后侧，包括背侧丘脑、后丘脑和上丘脑，其发生较新，为皮质下感觉中枢；下丘脑部位于前下侧，包括由端脑衍生的下丘脑视部和由间脑衍生的下丘脑乳头部及底丘脑，其发生较旧，为皮质下内脏活动中枢。

（一）背侧丘脑

1.背侧丘脑位置和形态

背侧丘脑(dorsal thalamus)又称**丘脑**(thalamus)(图9-7、图9-18)，是一对前后较长的卵圆形灰质团块，斜卧于中脑的上方，前端狭窄隆起称**丘脑前结节**；后端膨大称**丘脑枕**；内侧面游离，构成第三脑室外侧壁的后部，在此面的中央常有连接两侧丘脑的圆柱状结构称**丘脑间粘合**，在丘脑间黏合的前下方有一从室间孔斜向后下达中脑水管上口的浅沟称下丘脑沟，是背侧丘脑与下丘脑的分界线。

2.背侧丘脑内部结构、功能及其纤维联系

背侧丘脑：由许多功能性质不同的神经核团组成的灰质团块，在水平断面上可看到从前向后被"Y"形的白质板即内髓板将其分隔成前核、内侧核和外侧核三部分(图9-18)。

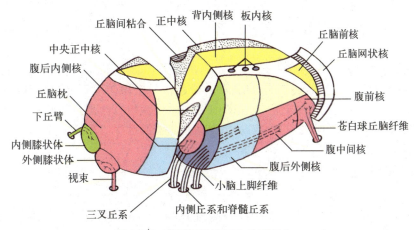

图9-18　背侧丘脑核团立体观(右)

（1）**丘脑前核**：位于内髓板分叉处前方的前结节深面，接受粗大的乳头丘脑束，发出纤维至大脑皮质的扣带回，也接受扣带回的返回纤维(图9-19)。丘脑前核与内脏活动的调节有关。

（2）**丘脑内侧核**：位于内髓板的内侧，与下丘脑、杏仁体和额叶皮质均有往返纤维联系。此核为内脏感觉和躯体感觉冲动的整合中枢。

（3）**丘脑外侧核**：位于内髓板的外侧，可分为背侧和腹侧两部，腹侧部又分为腹前核、腹中间核和腹后核。其中最重要的是腹后核。

a.腹前核和腹中间核：主要接受由齿状丘脑束传入的本体感觉冲动，发出纤维投射到中央前回，也接受中

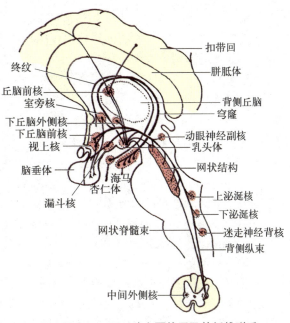

图9-19　下丘脑主要核团及其纤维联系

央前回的返回纤维。据认为，该核是产生震颤的发源之地，故有"震颤源区"之称。在临床上破坏此核，对控制因脑底神经核病变引起的震颤、肌张力增高等可能是最适宜的位置。

b. **腹后核**：又分为腹后外侧核和腹后内侧核。是躯体感觉(全身深、浅感觉)神经通路上的第三级神经元胞体所在处(图9-12、图9-18)。腹后外侧核接受内侧丘系和脊髓丘系的纤维，腹后内侧核接受三叉丘系的纤维。腹后核发出的纤维组成丘脑中央辐射(丘脑皮质束)至中央后回和中央旁小叶的后部。

（二）后丘脑

在丘脑枕下方的隆起称**内侧膝状体**，内部的内侧膝状核是听觉神经通路上的中继站；在枕的外下方又一隆起称**外侧膝状体**，内部的外侧膝状体核是视觉神经通路上的中继站。内、外侧膝状体合称**后丘脑**(metathalamus)(图9-18)。内侧膝状体核接受外侧丘系和下丘臂的传入纤维，发出纤维组成听辐射至颞横回。外侧膝状体核接受视束的纤维，发出纤维组成视辐射至大脑皮质枕叶距状沟两侧(参看听觉和视觉神经传导通路)。

（三）上丘脑

上丘脑(epithalamus)位于第三脑室顶部的狭小区域，即丘脑背侧面与内侧面的交界处，从前向后依次由**丘脑髓纹**、**缰三角**、**缰连合**、**松果体**和**后连合**构成(图9-7)。丘脑髓纹是一细的纤维束，自第三脑室顶的前端向后呈锐角三角形逐渐扩展成缰三角，两侧缰三角之间构成缰连合，它的后方连于松果体，缰连合下方两侧间脑借一横行纤维束相连，即后连合。

（四）下丘脑

1. 下丘脑的形态结构

下丘脑(hypothalamus)位于背侧丘脑的前下方(图9-6)，形成第三脑室前下部的侧壁和底壁。由脑底面观察下丘脑，可见最前部为视交叉，交叉后的纤维称视束并绕大脑脚上端后延止于外侧膝状体；在视交叉的后方有向腹侧微凸的**灰结节**，灰结节向前下延伸为**漏斗**，漏斗下借垂体柄接**垂体**；灰结节后方的一对圆形隆起称**乳头体**。

下丘脑主要由许多弥散的神经核构成(图9-19、图9-20)，主要有位于视交叉上方的**视上核**，第三脑室侧壁内的**室旁核**，灰结节深面的**结节核**(此核为灵长类特有)，垂体柄后上方有**漏斗核**。下丘脑在结构上的两个特点是：神经元不多，但联系广泛而复杂；具有特殊的神经元，即神经内分泌细胞，既具有神经元的特点(有树突和轴突，能传导神经冲动)，又具有内分泌细胞的特点(能合成和分泌激素)。

2. 下丘脑的主要纤维联系和功能

下丘脑的纤维联系广泛而复杂，调控着机体的多种重要功能。

(1) **背侧纵束**(图9-19)：起自下丘脑行向后下降入脑干被盖部的背侧，止于脑干副交感神经核；部分纤维继续沿脊髓前外侧索下降，止于脊髓中间外侧核(交感神经核和骶副交感神经核)。通过这一神经通路调节机体自主神经功能。

(2) **下丘脑垂体纤维**(图9-20)：有起于视上核止于垂体后叶的视上垂体束，起于室旁核止于垂体后叶的室旁垂体束，起于漏斗核和结节核止于垂体柄上端的初级毛细血管的结节漏斗束。通过上述纤维束调控着垂体激素的分泌。

额叶眶部和扣带回被认为是内脏活动的皮质中枢的主要部分，下丘脑作为皮质下的内脏活动高级中枢，是在大脑皮质的控制和调节下以维持身体内、外环境的平衡。

1) 对内脏活动的调节。下丘脑是皮质下自主性神经(交感和副交感)高级中枢,通过背侧纵束联系胸髓1～腰髓3侧角的交感神经中枢和脑干副交感神经核及骶髓2～骶髓4副交感神经核,从而实现对心肌和全身平滑肌运动及腺体分泌的调节。

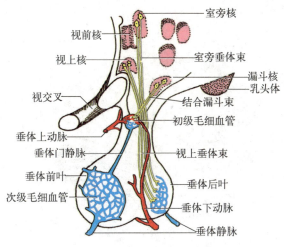

图9—20　下丘脑与垂体间的联系

2) 对体温的调节。下丘脑内有散热中枢和产热中枢。散热中枢对体温升高敏感,此时散热机制被启动;而产热中枢对低体温敏感,此时产热机制被启动。下丘脑前部对体温调节有整合作用,该部与散热和产热中枢均有纤维联系,是体温调控的恒温装置,使体温保持恒定。

3) 对饮食的调节。下丘脑内有摄食中枢和饱足中枢。饥饿兴奋摄食中枢引起食欲而进食,饱胀则兴奋饱足中枢使食欲减退或消失而抑制进食。

4) 对睡眠的调节。下丘脑前部(如视前区)与睡眠有关,后部(如乳头体)与觉醒有关。

5) 对垂体功能的调节(图9–20)。对垂体后叶激素的调节是将视上核和室旁核分泌的神经激素—升压素和催产素,直接沿神经分泌细胞的轴突(视上垂体束和室旁垂体束)运送至后叶贮存,待需要时即渗入毛细血管随血液循环到达靶器官(如肾或子宫)而发挥作用。对垂体前叶功能的调节是将下丘脑分泌的神经激素通过:①结节漏斗束→垂体门脉系统→前叶;②下丘脑神经激素释放入第3脑室的脑脊液中,再由室管膜伸展细胞吸收并经其细长的基突运送至垂体门脉系统达前叶。

(五)底丘脑

底丘脑(subthalamus)外观上看不见,居背侧丘脑下后方与中脑被盖之间,其间无明显分界。

五、端　脑

端脑(telencephalon) 又俗称**大脑**(cerebrum)由左、右大脑半球组成。两半球之间的深裂称**大脑纵裂**,纵裂的底部是连接左、右两半球的白质纤维板称**胼胝体**。人的端脑高度发展,遮盖着间脑、中脑和小脑的上部。端脑与小脑之间略呈水平方向的深裂称**大脑横裂**。大脑半球表面有一层灰质称大脑皮质,深部是白质,又称**大脑髓质**,埋在髓质中的灰质核团,称**基底核**。左、右大脑半球内部各有一腔隙,为**侧脑室**。

（一）大脑半球的外形

每侧大脑半球均有三个面：上外侧面、内侧面和下面(底面)；三个缘：上缘、下缘和内侧缘；三个极：额极、枕极和颞极。下缘距枕极约4cm处较凹陷称枕前切迹，是枕叶与颞叶在下缘的分界标志。

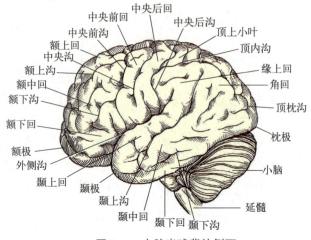

图9-21 大脑半球背外侧面

1. 大脑半球的分叶

每侧大脑半球均以三条较恒定的沟分为五个叶。

三条沟：**外侧沟**、**中央沟**(图9-21)和**顶枕沟**(图9-24)。

五个叶：**额叶**(frontal lobe)是外侧沟上方和中央沟以前的部分；**顶叶**(parietal lobe)是中央沟以后顶枕沟以前和外侧沟以上的部分；**颞叶**(temporal lobe)为外侧沟以下的部分；**枕叶**(occipital lobe)为顶枕沟以后的部分，于上外侧面为顶枕沟上端与枕前切迹连线以后的部分；**岛叶**(insular lobe)位于外侧沟的深面(图9-22)(将外侧沟掰开即可见到)，是埋藏在外测沟底的皮质，呈三角形，中央隆起，周围以岛环状沟与额、顶、颞叶分界。额、顶、颞叶覆盖着岛叶的部分，总称**岛盖**。

2. 各叶的沟和回

在大脑皮质的发展过程中，发展慢的部分深陷为**沟**，发展快的部分隆起为**回**。

(1)额叶的沟和回(图9-21、图9-23)：在额叶上外侧面、中央沟的前方，有一与中央沟平行的**中央前沟**，两沟之间为**中央前回**(precentral gyrus)。由中央前沟上段和下段分别向额极发出上、下两条前后走行的沟，分别称**额上沟**和**额下沟**，将额叶分为**额上回**、**额中回**、**额下回**。额叶下面又叫**额叶眶面**(图9-23)。靠内侧的纵沟称**嗅束沟**，内有**嗅球**和**嗅束**。嗅束向后扩展分为内、外侧嗅纹，两嗅纹间为**嗅三角**。嗅球、嗅束、嗅纹、嗅三角和嗅皮质(海马旁回前部和钩)合称**嗅脑**。

(2)顶叶的沟和回(图9-21)：在中央沟后方有与之平行的**中央后沟**，两沟之间是**中央后回**(postcentral gyrus)。起于中央后沟上段行向后侧并与半球上缘平行的是**顶内沟**，其上方为**顶上小叶**，下方为**顶下小叶**。顶下小叶前部围绕外侧沟末端称**缘上回**，后部围绕颞上沟末端称**角回**(angular gyrus)。

(3)颞叶的沟和回：在颞叶的外侧面有**颞上沟**和**颞下沟**，将颞叶分为**颞上回**、**颞中回**、**颞下回**(图9-21)。在颞上回的背侧(大脑外侧沟的下唇)后部有2～3个短而横行的小回称**颞横回**(transverse temporal gyri)(图9-22)。

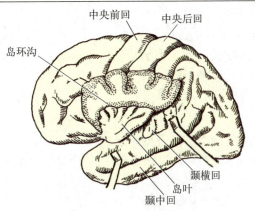

图 9-22 大脑半球上外侧面

颞叶下面有两条前后走行的沟(图9-23)，外侧为**枕颞沟**，内侧的为**侧副沟**。侧副沟内侧为**海马旁回**(parahippocampal gyrus)，该回前端弯向后上称**钩**(uncus)。

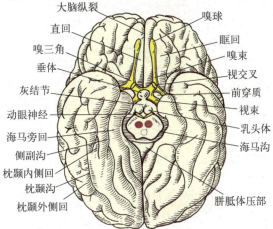

图 9-23 大脑半球底面

(4)枕叶和大脑半球内侧面的沟和回(图9-24)：起自枕极向前与顶枕沟会合的是**距状沟**(calcarine sulcus)。围绕胼胝体的沟称**胼胝体沟**，围绕此沟的是**扣带回**(cingulate gyrus)。包绕扣带回的沟称**扣带沟**，此沟在中央旁沟与缘支之间是**中央旁小叶**(paracentral lobule)，此叶实为中央前、后回向半球内侧面的延伸。

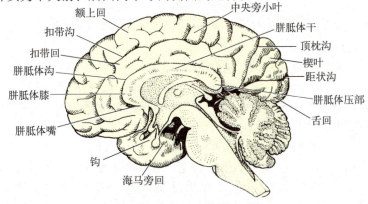

图 9-24 大脑半球的内侧面

（二）端脑的内部结构

大脑的表层为灰质称**大脑皮质**(cerebral cortex)。皮质深面是由出入皮质的神经纤维形成的白质称**大脑髓质**。埋于端脑基底髓质中的灰质团块称**基底神经核**。大脑半球内的腔隙即侧脑室，经前内侧的室间孔通第三脑室。

1. 大脑皮质

按其进化顺序，可将大脑皮质分为形成海马和齿状回的古(原)皮质，组成嗅脑的旧皮质和占96%的新皮质。两半球的新皮质由**胼胝体**连接。古、旧皮质只有三层结构，新皮质为6层结构。大脑皮质约有2/3藏于沟裂的壁或底，只有1/3露于回的表面。成人大脑皮质约有130亿～140亿个神经元。

(1) 大脑皮质的分区。为了应用和研究的方便，目前多采用布劳德曼(Brodmann)法，根据大脑皮质的功能、神经元类型及排列方式和神经纤维的分布差异，将皮质分为52区(图9–25)。

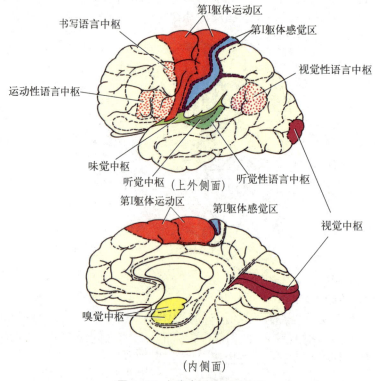

图9–25 大脑皮质的机能定位

(2) 大脑皮质的功能定位。

1) 躯体运动中枢(第1躯体运动区)(图9–21、图9–25)：位于中央前回和中央旁小叶前部(4区和6区)，含有大小不等的锥体细胞，锥体细胞发出的轴突组成锥体束下行，先后终止于脑干躯体运动神经核和脊髓前角运动细胞。在4区内还含有巨型锥体细胞(Betz细胞)。Betz细胞轴突大部入皮质脊髓束，75%支配下肢，18%支配上肢。

第1躯体运动区，特别是4区，具有如下功能特点：①对侧支配(但除下部面肌和颊舌肌以外的头部肌、咽喉肌和躯干肌受双侧支配);②人体各部在躯体运动中枢的投影宛如倒置的人形(图9–26)。中央前回下部为头代表区，但头部是正立的；中部是上肢代表区，其中手占据大部分，这是因为肢体功能越复杂越重要，完成的动作越精细越准确的部位在大脑皮质的投影区就越大；上部为躯干和臀股部的代表区，此区相对就比头和上肢代表区为小；中央旁小叶前部为小腿和足的代表区以及肛门和膀胱括约肌的代表区。

第I躯体运动区主要接受躯体感觉区的传入纤维。

2) **躯体感觉中枢**(第I躯体感觉区)(图9-22、图9-25)：位于中央后回和中央旁小叶后部(3、1、2区)。此区接受背侧丘脑腹后核传来的纤维(丘脑中央辐射)。3区主要与皮肤感觉有关；2区主要与关节的深感觉有关；1区与浅、深感觉均有关。

人体各部在躯体感觉中枢的投影也是呈倒置的人形(图9-27)，头部也是正立的；一侧躯体感觉区也只受理对侧半身的感觉；肢体感觉的灵敏度越高，其感受器的密度就越高，联系的神经元就特别多，因而在躯体感觉中枢所占的代表区也越大，例如手、面、唇所占面积就特别大。第I躯体感觉区能精确确定受刺激的部位，刺激的性质、程度和时间长短，辨别物体的重量、形态和硬度，感知肢体运动的方向、幅度和距离等。

3) **视觉中枢**(第1视区)：位于距状沟上、下唇及枕极(17区)。该区接受由外侧膝状体发出的视辐射纤维。

4) **听觉中枢**：(图9-22、图9-25)颞叶的颞横回(41、42区)。一侧听觉中枢接受同侧内侧膝状体发来的听辐射纤维。

5) **嗅觉中枢**：位于海马旁回前部和钩，但人的嗅觉皮质不发达(图9-24、 图9-26)。

6) **味觉中枢**：可能在中央后回下端的岛盖部(43区)(图9-25)。

7) **内脏活动中枢**：位于由扣带回、海马旁回和钩所组成的边缘叶。

8) **语言区**：语言是人类特有的功能，管理这些功能的中枢通常位于一侧大脑皮质。通常将具有语言中枢的一侧半球称优势半球，90%以上的人位于左半球，少数左利者(善用左手的人)在右半球。优势半球有说话、听话、阅读和书写四个语言区(图9-25)。

a. **运动性语言中枢**(说话中枢)：位于额下回后部的Broca回(44、45区)，也称前说话区。此区受损，将丧失说话的能力，称运动性失语症。

b. **书写语言中枢**(写字中枢)：位于额中回后部(8区)。此区受损，失去原来会写字的能力，称失写症。

c. **听觉性语言中枢**(听话中枢)：位于缘上回(22区)，紧邻听觉中枢的核心区。此区受

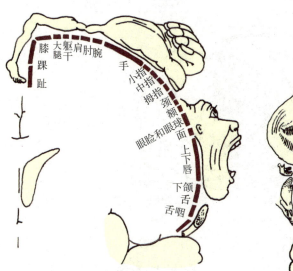

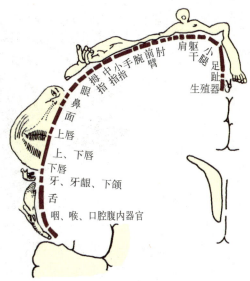

图9-26 人体各部在躯体运动区的定位   图9-27 人体各部在躯体感觉区的定位

损，虽听力存在，但听不懂别人的话，称感觉性失语症，或称字聋。

d. 视觉性语言中枢(阅读中枢)：位于角回(39区)，与视区相邻。此区受损，失去原有的识字能力，称失读症或称字盲。

阅读中枢和听话中枢及其与二者邻近的40区和37区共同称后说话区或Wernicke区，目前认为，这在人类是远比Broca区更为重要得多的语言中枢。若此区受损，其后果远比损坏Broca区严重。各语言中枢有着密切的联系，语言能力需要大脑皮质有关区域的协调配合才能完成。例如，听到别人问话后用口语回答，其过程是：听觉冲动传入听觉区产生听觉，再由听觉区与Wernicke区联系，理解问话的意义，经过联络区的分析和综合，将信息传到运动性语言中枢。后者通过与头面部运动有关的皮质(中央前回下部)的联系，支配和调控唇、舌、喉肌的运动而形成语言，回答问题。

9) 大脑皮质联络区：在上述各神经中枢的周边区之间有重叠的区域称联络区，其神经元胞体小，数量大，轴突短，在联络区形成庞大的局部微环路，以利于对大量而复杂的神经信息进行储存、分析和综合，动物越进化，微环路越复杂。这是人类认识能力、运用能力、记忆能力和意识思维活动的皮质功能区。

现在认为,大脑两半球在机能上存在着不对称性。所谓优势半球一般是指左半球,左半球主要对语言、文字、符号、计算、求同、抽象思维、集中思维和逻辑推理等起主导作用；而右半球则在具体形象感知、空间定位、实体认知、面貌识别和音乐、美术的欣赏以及情感思维和发散思维等方面起主要作用。因此，左、右半球在机能上各有优势并实现优势互补。

2. 基底核

基底核(basal nuclei)是位于大脑半球底部，埋藏于白质中的一群核团(图9-28)。共有4对：**尾状核、豆状核、杏仁体和屏状核**。其中，杏仁体位于海马旁回钩内，是基底核中最古老的部分，称**古纹状体**；屏状核位于岛叶皮质深面，薄叶状。尾状核呈开口朝向前下方的"C"字形，全长与侧脑室相伴,分为头、体和尾三部。豆状核位于屏状核的内侧，外形呈双凸透镜状。在水平切面或冠状切面上呈尖向内的楔形。并被两个白质的板层分隔成三部，外侧部最大，称为壳，内侧两部分合称苍白球(图9-31)。

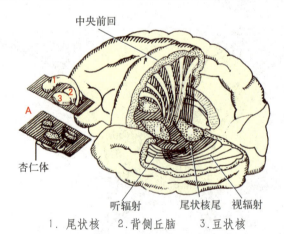

图9-28 纹状体与内囊(左半球已切除部分)

尾状核和豆状核合称**纹状体**(corpus striatum)，其中尾状核和壳又称**新纹状体**，苍白球称**旧纹状体**。纹状体属于锥体外系的重要组成部分，在调节躯体运动中起重要作用。

3. 大脑半球的髓质

大脑髓质是由大量的神经纤维组成。

(1) **联络纤维**(association fibers)：联系同侧大脑半球回与回或叶与叶之间的纤维。主要有**大脑弓状纤维**，是连结相邻脑回的短纤维，例如连结中央前、后回。**钩束**是连结额叶与颞叶的长纤维。**上纵束**是连结额与顶、枕、颞叶的长纤维。**下纵束**是连结枕叶和颞叶的长纤维。扣带位于扣带回和海马旁回的深面，自胼胝体嘴绕胼胝体达颞极，为连结边缘叶各部和邻近颞叶的纤维(图9–29)。

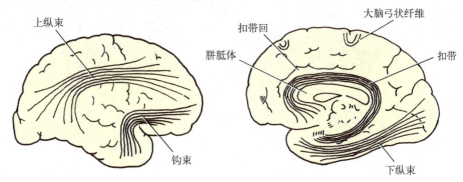

图9–29　大脑半球的联络纤维

(2) **连合纤维**(commissural fibers)：连接左、右两侧大脑半球的横行纤维，有胼胝体、前连合和穹窿连合。胼胝体在脑的正中矢状切面上呈前后弯向腹侧的宽厚白质板，形如弯弓。由前而后分嘴、膝(前弯处)、干和压部(图9–30)。

(3) **投射纤维**(projection fibers)：联系大脑皮质新区和皮质下各中枢的上行和下行纤维束。除嗅觉投射纤维不经内囊外，其他所有投射纤维均通过内囊。

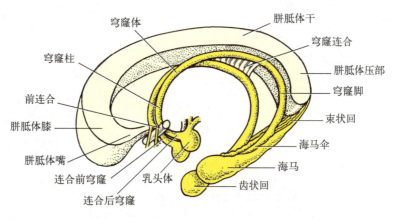

图9–30　胼胝体、前连合和穹窿连合

内囊(internal capsule)为一宽厚的白质板(图9–31)。其外侧为豆状核，内前方为尾状核，内后方为背侧丘脑。在端脑的水平切面上，左、右内囊为尖向内侧的" > < "形，可分为三部：**前肢**，位于尾状核头和豆状核之间，内有额桥束和丘脑前辐射通过；**后肢**，在背侧丘脑与豆状核之间，内有皮质脊髓束、皮质红核束、顶枕颞桥束、丘脑中央辐射、视辐射和听辐射通过；内囊前、后肢相交处的钝角为**内囊膝**，内有皮质核束通过。因此，内囊损伤将导致三偏综合征即偏瘫(对侧面肌、上、下肢肌瘫痪)、偏盲(两眼对侧半视野偏盲)、偏身感觉障碍(对侧半身感觉障碍)。

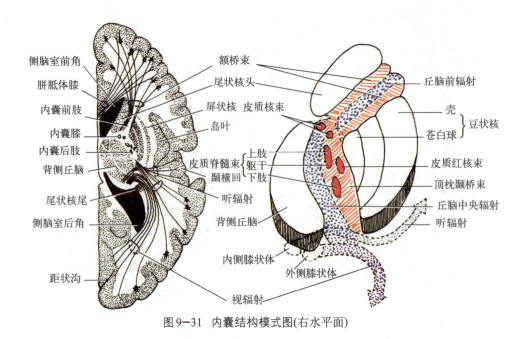

图9-31　内囊结构模式图(右水平面)

第三节　脑和脊髓的血管、被膜与脑脊液循环

一、脑和脊髓的血管

(一) 脑的血管

1. 脑的动脉

脑的动脉来源于颈内动脉系和椎-基底动脉系，前者供应端脑前2/3与间脑的前部，后者供应脑干、小脑、间脑后部和端脑后1/3，二者大致可以顶枕沟为界(图9-32、图9-33、图9-34)。

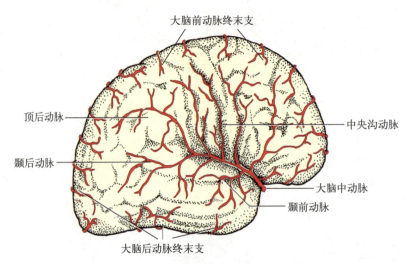

图9-32　大脑半球的动脉(上外侧面)

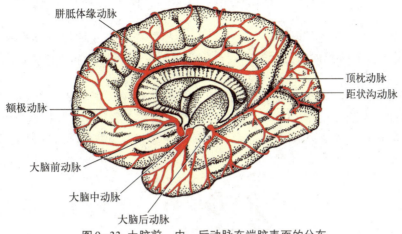

图9-33 大脑前、中、后动脉在端脑表面的分布

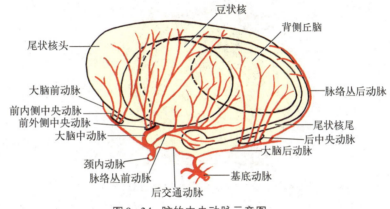

图9-34 脑的中央动脉示意图

(1) **颈内动脉系**：颈内动脉上行穿经颈动脉管入颅内，前行至视神经管处，除发出眼动脉经视神经管入眶外，其余分支均布于脑。

1) **大脑前动脉**(anterior cerebral artery)：经视交叉的外上方向前内进入大脑纵裂，在此，两侧大脑前动脉常有一吻合支称**前交通动脉**，主干沿胼胝体沟后行，分支布于顶枕沟以前的大脑内侧面和上缘及额叶眶面；其起始处尚发出数支细小的中央动脉布于基底核的前部和内囊前肢(图9-32，图9-33)。

2) **大脑中动脉**(middle cerebral artery)行于大脑外侧沟，分支布于大脑上外侧面的大部分和岛叶；其起始处亦发出许多细小的中央动脉垂直向上穿入脑内布于尾状核、豆状核、内囊膝和后肢(图9-32，图9-33)。

3) **脉络丛前动脉**：沿视束腹侧后行入侧脑室下角终于侧脑室脉络丛，沿途尚分支布于内囊后肢后2/3和大脑脚底。

4) **后交通动脉**：经视束下方后行与椎-基底动脉系的大脑后动脉吻合(图9-35)。

(2) **椎-基底动脉系**：椎动脉起自锁骨下动脉，先后穿经颈椎第6～1横突孔入枕骨大孔达颅内，两侧椎动脉沿延髓前外侧上行达脑桥延髓沟中部合成一条**基底动脉**(basilar artery)，沿基底沟上行达脑桥上缘分为左、右大脑后动脉(posterior cerebral artery)布于大脑半球颞叶底面和枕叶；大脑后动脉起始处亦发出数小支中央动脉经脚间窝入脑布于间脑。基底动脉分出小脑上动脉和小脑下前动脉布于小脑，分出脑桥支布于脑桥。椎动脉分出小脑下后动脉布于延髓和小脑下后部，分出脊髓前、后动脉分布于延髓下部和脊髓(图9–35)。

　　由大脑前、中、后动脉起始处向上呈直角发出并布于基底核和内囊的中央动脉(图9–34)，其管壁脆弱而腔内压力又较大，故在动脉硬化或高血压病人极易破裂致内囊出血，引起"三偏综合征"。

　　(3) **大脑动脉环**(Willis环)：也称脑底动脉环，是围绕视交叉、灰结节和乳头体，依次由前交通动脉、大脑前动脉、颈内动脉、后交通动脉和大脑后动脉连接而成的动脉环，是沟通颈内动脉系与椎-基底动脉系、调节脑血供应、维持脑的正常血压和建立脑的侧副循环的重要装置(图9–35)。

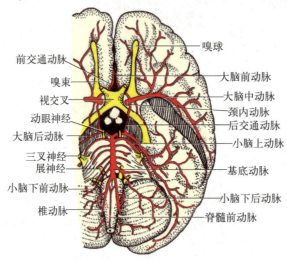

图9–35　脑的动脉及大脑动脉环(脑底观)

　　脑的重量约占体重的2%，但血供却占左心室搏出量的20%，耗氧量占全身总耗氧量的27%，这是与脑的重要生理功能和旺盛的新陈代谢相适应的。

　　2. **脑的静脉**

　　脑的静脉不与动脉伴行；管壁薄，缺少平滑肌和弹性组织，故弹性差，易破裂，难于止血；管腔较大，缺乏完整的静脉瓣。按所在部位，分为浅、深两组，两组间有广泛吻合(图9–36)。

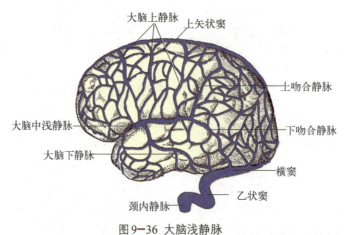

图9–36　大脑浅静脉

(1) **浅静脉**：收集大脑皮质和髓质浅层的静脉血。大脑外侧沟以上和内侧面的许多条浅静脉总称**大脑上静脉**，最后注入上矢状窦。大脑中浅静脉伴大脑中动脉由后向前行，收集额、顶、颞叶的岛盖部和岛叶的血液，最后注入海绵窦。大脑半球上外侧面下部和底面的多条浅静脉总称**大脑下静脉**，注入横窦或大脑大静脉。

(2) **深静脉**：收集大脑髓质深层、基底核、内囊、间脑和脑室脉络丛等处的血液汇入大脑内静脉，左、右大脑内静脉在胼胝体压部前下方汇集成大脑大静脉，向后上注入直窦。

（二）脊髓的血管

脊髓的动脉(图9-37)，一是来源于左、右椎动脉入枕骨大孔后分支吻合成的一条**脊髓前动脉**(下行于脊髓前正中裂)和两条**脊髓后动脉**(下行于脊髓后外侧沟)；二是来源于肋间动脉、腰动脉和髂内动脉发出的**节段动脉**，经椎间孔和骶前孔入椎管和脊髓前、后动脉吻合，形成围绕脊髓的动脉冠，动脉冠再分支入脊髓。

脊髓灰质供血较白质丰富，颈膨大和腰骶膨大较其他节段丰富，这与其功能密切相关。

脊髓的静脉血先回流入硬膜外隙的椎内静脉丛，再经椎间孔出椎管注入椎外静脉丛而回流入节段静脉，分别和胸、腹、盆腔的其他静脉相交通。脊髓的软膜静脉丛、纵行静脉干，向上与颅内静脉相连，形成一个连续而无瓣膜的静脉系。因此，胸、腹、盆腔内的感染或肿瘤，有可能经此途径向颅内扩散或转移。

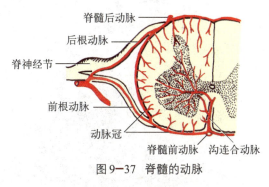

图9-37　脊髓的动脉

二、脑和脊髓的被膜

脑和脊髓由外向内被覆着硬膜(dura mater)、蛛网膜(arachnoid mater)和软膜(pia mater)。这三层被膜对脑和脊髓具有营养、支持和保护作用。

（一）硬膜

硬膜(dura mater)为坚厚而致密的纤维膜，弹性小，分为硬脊膜和硬脑膜。

硬脊膜(spinal dura mater)呈囊状包裹着脊髓，上端附着于枕骨大孔的边缘，下部在第2骶椎平面以下缩细，包裹终丝，末端附于尾骨(图9-40)。硬脊膜与椎管内面骨膜之间的腔隙称硬膜外隙，腔内有疏松结缔组织、脂肪及椎内静脉丛。由于硬脊膜附着于枕骨大孔边缘，因此硬膜外隙与颅内不相通。临床上做硬膜外麻醉术时，即将麻醉药注入此隙以阻滞脊神经根。

硬脑膜(cerebral dura mater)由外层的骨内膜和内层的硬膜构成。其与颅盖诸骨连接疏松，易于剥离，当骨折出血时，易形成硬膜外血肿而压迫脑组织；与颅底骨结合紧密，故颅底骨折时，易将硬脑膜撕裂，若同时有蛛网膜破裂和血管断裂，脑脊液或血液可经鼻腔或耳流出，形成鼻漏或耳漏。

在硬脑膜的某些部位，两层之间分离形成封闭的管道，衬以内皮，称**脑膜窦**(图9-38)，收集全部颅内和眶内静脉血。窦内无瓣膜，管壁无弹性，管腔不能回缩，破损后难止血，易引起空气栓塞。

硬脑膜内层形成大小不同的皱襞伸进脑的裂内，有固定脑的作用。伸入大脑纵裂者称**大脑镰**(cerebral falx)，其上、下缘内分别有**上矢状窦**、**下矢状窦**。伸入大脑横裂者称**小脑幕**(tentorium of cerebellum)，其前缘呈"U"形称**小脑幕切迹**，包绕中脑的后外侧；其上面正中线上恰与大脑镰后端相连，相连处的两层脑膜间有**直窦**，直窦前端续下矢状窦，后端与上矢状窦共同汇合成**窦汇**。小脑幕后缘内有始自窦汇的**横窦**，后者向外横行至颞骨岩部后下续为**乙状窦**。乙状窦在颈静脉孔处与颅外的颈内静脉相续(图9-36)。

蝶鞍两侧有**海绵窦**(图9-38)，前方收集眼静脉(无瓣膜)的血液，两侧借卵圆孔的导静脉(沟通颅内、外静脉的血管)与面深部的翼静脉丛相通，向后经岩上、下窦与横窦相通，故面部感染可向颅内蔓延。海绵窦内侧部有颈内动脉和展神经经过，而动眼神经、滑车神经、三叉神经的眼神经和上颌神经则经外侧部通过。因而当海绵窦有病损时，常波及这些血管、神经而出现相应的临床症状(海绵窦综合征)。

脑膜窦既是脑静脉血的回流途径，又是脑脊液的回流之路。

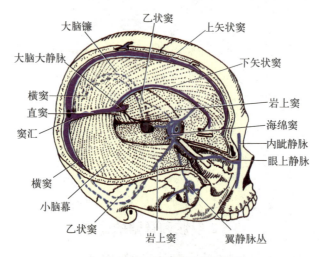

图9-38　硬脑膜及其静脉窦

（二）蛛网膜

蛛网膜(arachnoid mater)是无血管、神经的半透明薄膜，位于硬膜与软膜之间，并借结缔组织小梁与此两膜相连，有固定蛛网膜的作用(图9-40)。蛛网膜与硬膜之间是一潜在的硬膜下隙，与软膜之间是充满脑脊液的**蛛网膜下隙**。特别宽阔处的蛛网膜下隙称**蛛网膜下池**，例如小脑与延髓之间有小脑延髓池，可经枕骨大孔行小脑延髓池穿刺；在第1腰椎至第2骶椎之间的称终池，马尾悬浮其中，是行腰椎穿刺之处。

在上矢状窦两侧，蛛网膜形成大小不等的颗粒突起称**蛛网膜粒**，穿过硬脑膜内层突入到上矢状窦内，仅借一层内皮与窦内静脉血隔开，此为脑脊液回流(渗透)入血的重要途径。

（三）软　膜

软膜(pia mater)菲薄，富含血管和神经，紧贴脑和脊髓表面并伸入其沟、裂中。有支持、营养和保护脑和脊髓的作用。软脑膜还参与形成脑室内的脉络丛及脊髓下端的终丝。软脊膜在脊髓的侧面，脊神经前、后根之间形成锯齿状突起称**齿状韧带**。齿状韧带和终丝都是固定脊髓的装置，神经外科也常以齿状韧带作为脊髓前、外侧索切断术的标志。

三、室管系统及脑脊液循环

（一）室管系统

脑室系统是指位于脑内和脊髓内的膨大室腔和管道(图9-39)。左、右大脑半球内的室腔称**侧脑室**(lateral ventricle)，是一狭窄的水平裂隙，按形态和位置可分为前角、中央部、后角和下角四部分。**前角**较钝，伸入额叶，故又称**额角**，其腹外侧壁为尾状核的头，内侧壁为透明隔(张于胼胝体前下部与穹隆之间的三角形透明薄膜)。**中央部**又称侧脑室体，位于顶叶内，呈前后走向的管状，其前内借室间孔(interventricular foramen)通第三脑室。**后角**续于中央部后端，伸入枕叶，故又称**枕角**。**下角**较前、后角长大，伸入颞叶内，其后端与中央部和后角连通。第三脑室(third ventrcle)位于两侧间脑之间，呈前后较长而左右较窄的垂直裂隙，其前部借左、右室间孔与侧脑室相通，向后下经中脑水管与第四脑室相通。

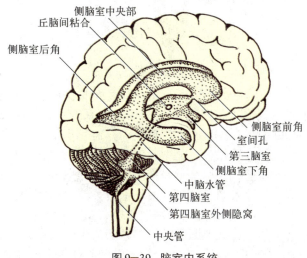

图9-39　脑室内系统

中脑水管(mesencephalic aqueduct)是纵贯中脑中央并略向后凸的弧形管道，长约7～15mm，其上、下端分别沟通第三、第四脑室。

第四脑室(fourth ventrcle)由背侧的小脑与腹侧的脑桥和延髓围成。其顶似帐篷伸入小脑；其底即脑桥与延髓背侧共同构成的菱形窝。窝的上角通中脑水管；下角延续为延髓的中央管；在窝的正中沟近下角处有正中孔，通小脑延髓池；窝的左、右外侧角处有外侧孔，亦通小脑延髓池。

中央管(central canal)存在于延髓封闭部(即延髓下部)和脊髓的中央，下端为盲端，唯管腔下端略呈梭形膨大为终室。

室管系统内表均衬有室管膜。左、右侧脑室和第三、第四脑室内均有脉络丛，主要作用是分泌脑脊液。

（二）脑脊液及其循环

脑脊液(cerebrospinal fluid)(图9-40) 由各脑室脉络丛产生，是无色透明、无细胞成分的液体，充满室管系统和蛛网膜下隙，总量为100～160mL，压力为0.69～1.76kPa。

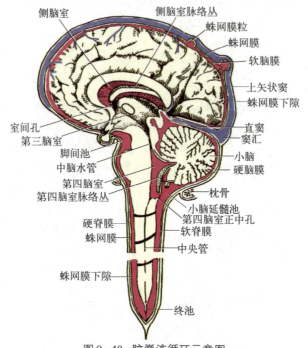

图9-40　脑脊液循环示意图

脉络丛(choroid plexus)呈花边样结构。贴于脑表面的软脑膜富有神经和血管，在腔室的某些部位，软脑膜及其血管与室管膜(是衬于脑室系统和脊髓中央管内的一层上皮)共同构成脉络组织。脉络组织在脑室的一定部位，其血管反复分支形成丛，披带着软脑膜和室管膜上皮突入脑室形成脉络丛。显微镜观察，丛的表面布满指状突起的绒毛，其内有大量毛细血管。左、右侧脑室脉络丛是产生脑脊液的主要结构，脑脊液经室间孔流入第三脑室，再经中脑水管流入第四脑室，沿途汇集第三、第四脑室脉络丛产生的脑脊液，通过第四脑室正中孔和外侧孔流入蛛网膜下隙，最后经蛛网膜粒渗透到上矢状窦内。脑脊液不断由脉络丛产生，又不断经蛛网膜粒回流到血液中，形成脑脊液循环，其循环途径简表如下：脑脊液的功能，是运送营养物质至中枢神经系统，带走其代谢产物；维持正常颅内压；脑脊液充满蛛网膜下隙，成为脑和脊髓的水垫，使脑、脊髓和神经根等均浸泡在脑脊液中，可缓冲外力，减少震荡，以保护脑髓；当颅骨某点受到打击时，脑脊液可分散压力，以免直接压迫脑；当中枢神经系统或其被膜病变时，脑脊液的成分和压力都发生相应的变化，可采取脑脊液进行检验，以助诊断。若脑脊液的循环径路发生阻塞时，可引起脑积水而导致颅内压增高。

（三）血-脑屏障

(详见组织学部分)。

(李双成)

第四节 周围神经系统

周围神经系统(peripheral nervous system) 包括连于脑的脑神经、连于脊髓的脊神经以及连于脑和脊髓的内脏神经。

一、脊 神 经

脊神经(spinal nerves)，即连于每一脊髓节段两侧的神经，分布于躯干与四肢。共31对，其中颈神经8对，胸神经12对，腰神经5对，骶神经5对，尾神经1对。每对脊神经借前根和后根分别连于脊髓的前后外侧沟，前后根在相应椎间孔处合并为脊神经，后根在椎间孔内侧有一膨大的脊神经节，内含假单极神经元。

每对脊神经都是混合性神经。前根是运动性的，除含有躯体运动纤维外，部分前根还含有交感神经纤维和副交感神经纤维；后根是感觉性的，含躯体感觉和内脏感觉两种纤维，感觉纤维发自脊神经节的假单极神经元，其中枢突组成后根入脊髓；周围突随脊神经，分布于皮肤、肌、骨、关节以及内脏的感受器，将躯体感觉与内脏感觉冲动传向中枢。

每对脊神经出椎管的部位：第1对颈神经在第1颈椎上方穿出椎管；2~7对颈神经分别从同序数颈椎上方的椎间孔出椎管；第8对颈神经自第7颈椎与第1胸椎之间的椎间孔出椎管；胸、腰神经各自从同序数椎骨下方的椎间孔出椎管；1~4对骶神经由同序数的骶前、后孔出椎管，第5对骶神经和尾神经从骶管裂孔出椎管。因脊神经与椎间孔的关系比较密切，故椎间孔附近的结构发生病变时，可影响脊神经而产生运动和感觉障碍。

脊神经干很短，出椎间孔后立即分为4支(图9-41)：①**脊膜支**，细小，经椎间孔返回椎管，分布于脊髓的被膜和脊柱的韧带；②**交通支**，为细支，连于脊神经与交感干之间；③**后支**，细小，分布于项、背、腰及骶部深层肌肉和枕、项、背、腰、臀部的皮肤，其分布呈明显节段性。其中，第2颈神经后支的皮支较粗大称枕大神经，分布于枕部皮肤；④**前支**，粗大，主要分布于躯干的颈、胸、腹和四肢的皮肤和骨骼肌，除2~11对胸神经前支保持有明显的节段性外，其余各脊神经前支都分别交织成丛，计有颈丛、臂丛、腰丛、骶丛，再由各丛分支分布于各自的分布区域。

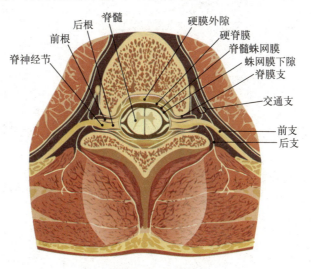

图9-41 脊髓横切面模式图

（一）颈丛

1. 组成和位置

颈丛(cervical plexus)由第1~4颈神经的前支组成。位于胸锁乳突肌上部的深面，中斜角肌和肩胛提肌起始端的前方。

2. 主要分支

(1) **皮支**(图9-42)：由胸锁乳突肌后缘中点附近穿出深筋膜，在浅筋膜中呈放射状分布于枕部、耳后、肩部、颈前外侧区的皮肤。其浅出处是颈部皮肤浸润麻醉的一个阻滞点。

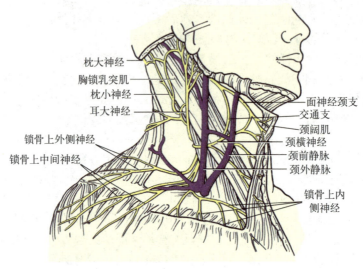

图9-42 颈丛皮支

(2) **肌支**：主要为**膈神经**(phrenic nerve)。由颈丛发出后下行于锁骨下动、静脉之间，经胸廓上口入胸腔，沿肺根前方、心包外侧下降到膈。属混合性神经，其运动纤维支配膈，感觉纤维布于心包、胸膜及膈下中央部的腹膜。右膈神经部分感觉纤维还布于肝、胆等处(图9-43)。膈神经受刺激时产生呃逆，受损伤时表现为同侧半膈肌瘫痪，造成呼吸困难。

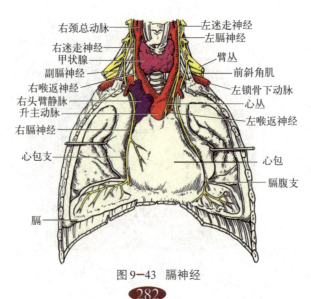

图9-43 膈神经

（二）臂丛

1.组成和位置

臂丛(brachial plexus)由第5~8颈神经的前支和第1胸神经前支的大部纤维组成。经斜角肌间隙走出，经锁骨下动脉的后上方，向外下经锁骨的后方进入腋窝，反复分支组合，最后围绕腋动脉形成内侧束、外侧束和后束，再由各束发出分支(图9-44)。锁骨中点后方，臂丛神经最为集中且位置表浅，是阻滞麻醉常选部位。

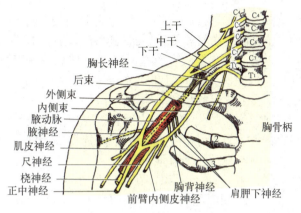

图9-44 臂丛组成

2.主要分支

(1) **胸长神经**(long thoracic nerve)(图9-44)：经锁骨上方发自臂丛，进入腋窝，沿前锯肌表面伴随胸外侧动脉下行，支配前锯肌。

胸长神经损伤可导致前锯肌瘫痪，拉肩胛骨向前受限，导致肩胛骨脊柱缘翘起出现"翼状肩胛"体征。

(2) **肌皮神经**(musculocutaneous nerve)(图9-44)：发自外侧束，穿喙肱肌下行于肱二头肌与肱肌之间，沿途发肌支支配上述三肌。在肘关节附近，于肱二头肌腱外侧穿出深筋膜续为前臂外侧皮神经分布于前臂外侧部的皮肤。

肌皮神经损伤时，主要表现为屈肘力减弱，前臂外侧皮肤感觉障碍。

(3) **正中神经**(median nerve)(图9-45)：由内、外侧束的内、外侧根在腋动脉前外侧合成。先在肱动脉外侧下行，于平喙肱肌止点处斜越肱动脉浅面或深面转至肱动脉内侧，至肘窝后向下穿旋前圆肌至前臂正中行于指浅、深屈肌之间达腕部。穿腕管至手

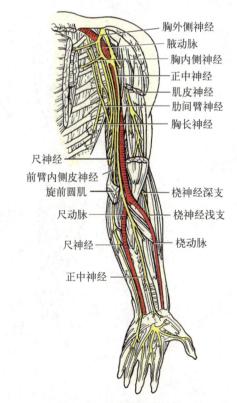

图9-45 上肢前面的神经

掌，在掌腱膜深面分出三条指掌侧总神经至手掌骨远端处又分为指掌侧固有神经。

正中神经在臂部无分支。在前臂的肌支，支配前臂肌前群(肱桡肌、尺侧腕屈肌和指深屈肌尺侧半除外)。在手掌，发出肌支支配鱼际肌(拇收肌除外)及第一、第二蚓状肌。正中神经的皮支分布于手掌桡侧2/3和桡侧三个半指掌面及中、远节手指背侧面皮肤。

正中神经损伤时，临床表现为屈腕力减弱，前臂不能旋前，拇、示指不能屈曲，拇指不能对掌，鱼际肌萎缩，手掌平坦，称为"猿手"。桡侧三指末节皮肤感觉障碍最明显。

(4) **尺神经**(ulnar nerve)(图9-45)：发自内侧束，伴肱动脉内侧下行至臂中部，穿内侧肌间隔经尺神经沟入前臂，在尺侧腕屈肌和指深屈肌之间伴尺动脉内侧下行至腕部。

尺神经在臂部无分支。在前臂发出肌支，支配尺侧腕屈肌和指深屈肌尺侧半，在手掌，发出肌支支配小鱼际肌、拇收肌、骨间肌和第3、4蚓状肌；皮支分布于小鱼际区、小指和环指尺侧半掌面皮肤以及手背尺侧半和尺侧两个半指背皮肤。

由于尺神经紧贴肱骨尺神经沟，故尺神经沟附近骨折脱位易损伤尺神经。临床表现为屈腕能力减弱，拇指不能内收，环、小指的掌指关节不能屈，指间关节不能伸，呈现"爪形手"，小鱼际肌萎缩，手内侧缘感觉障碍明显。

(5) **桡神经**(radial nerve) (图9-46)：发自后束，在肱三头肌的深面沿肱骨桡神经沟向外下，经肱骨外上髁前方，穿外侧肌间隔至肱桡肌与肱肌之间，随即分浅、深两支。浅支为皮支，沿桡动脉桡侧下降，至前臂中、下1/3交界处经肱桡肌腱深面转至背侧下行达手背，分布于手背桡侧半和桡侧两个半指近节背面皮肤(图9-47)，深支为肌支，穿旋后肌至前臂肌后群内下降，支配肱桡肌和前臂后群肌。桡神经在臂部发出皮支分布于臂和前臂背侧皮肤，肌支支配肱三头肌。

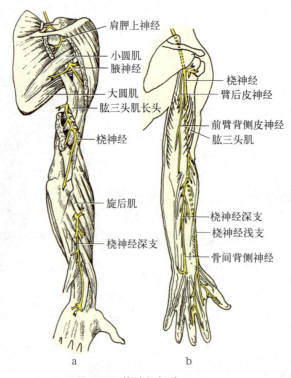

图9-46 桡神经径路

a.上肢后面的神经　　b.桡神经透视图

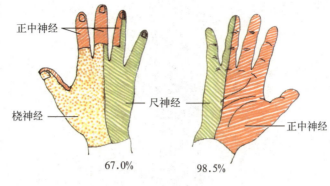

图9-47 手皮肤的神经分布

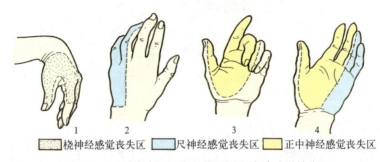

□ 桡神经感觉丧失区　□ 尺神经感觉丧失区　□ 正中神经感觉丧失区

图9-48 上肢神经损伤后的手形和皮肤感觉缺失区

1.垂腕(桡神经)　2."爪形手"(尺神经)　3.正中神经损伤后的手形
4."猿手"(正中神经和尺神经合并损伤)

由于桡神经沿肱骨的桡神经沟行走，故肱骨中段骨折易损伤桡神经。主要表现为不能伸肘，腕呈"垂腕"状态，手背第1、2掌骨间的虎口区感觉障碍最明显。

(6) **腋神经**(axillary nerve) (图9-44，图9-46)：起自后束，伴旋肱后动脉穿四边孔，绕肱骨外科颈至三角肌深面，肌支支配三角肌、小圆肌，皮支分布于肩部和臂外侧区上部皮肤。

由于腋神经自臂丛发出后，绕肱骨外科颈达三角肌深面，故肱骨外科颈骨折、肩关节脱位等易损伤腋神经，主要表现为三角肌瘫痪，"方肩"畸形，肩关节不能外展，三角肌区皮肤感觉障碍。

（三）胸神经的前支

胸神经的前支共12对，除第1对胸神经前支的大部分及第12对胸神经前支的小部分纤维分别参与臂丛、腰丛的组成外，其余均不交织成丛。第1~11对胸神经前支行于相应肋间隙内，称为**肋间神经**(intercostal nerve)，第12对胸神经前支行走于第12肋下方，称为**肋下神经**(subcostal nerve)(图9-49)。

上6对肋间神经在肋间内、外两层肌之间伴肋间后动、静脉沿肋沟前行，沿途分支布于肋间肌、胸部皮肤及肋胸膜。第7~11对肋间神经和肋下神经行向前下，进入腹内斜肌和腹横肌之间，呈节段性布于腹前外侧群肌及表面皮肤和壁腹膜。

胸神经前支在胸腹壁的皮肤上呈明显的节段性分布：如T_2平胸骨角平面，T_4平乳头平面，T_6平剑突平面，T_8平肋弓平面，T_{10}平脐平面，T_{12}在脐与耻骨联合上缘连线中点平面。临床上常以胸骨角、肋骨、剑突、脐等为标志进行感觉障碍的节段的检查。

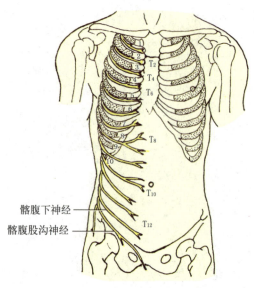

图9-49　胸神经的节段性分布

（四）腰丛

1. 组成和位置

　　腰丛(lumbar plexus)由第12胸神经前支小部分、第1~3腰神经的前支和第4腰神经前支的一部分组成。第4腰神经前支的其余部分和第5腰神经的前支合成腰骶干，参与骶丛的组成。腰丛位于腰大肌深面，横突的前方(图9-50)。

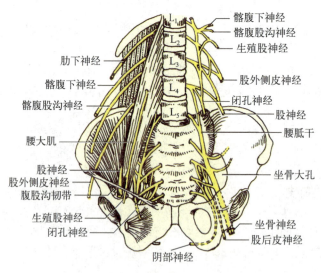

图9-50　腰丛和骶丛

2. 主要分支

　　腰丛除发出短小分支分布于髂腰肌和腰方肌之外，还发出下列分支(图9-50，9-52)：

　　(1) **髂腹下神经**(iliohypogastric nerve)和**髂腹股沟神经**(ilioinguinal nerve)：两神经上、下平行走行，布于腹股沟的肌和皮肤；髂腹股沟神经还布于阴囊(或大阴唇)的皮肤。

(2) **股神经**(femoral nerve)：在腰大肌与髂肌之间下行，经腹股沟韧带深面、股动脉外侧进入股三角后分为数支，分布于大腿前群肌、耻骨肌和大腿前部的皮肤。股神经的最长的皮支称**隐神经**，伴大隐静脉达足内侧缘，分布于小腿内侧和足内侧缘皮肤。

股神经损伤表现为：不能伸小腿，大腿前面和小腿内侧面皮肤感觉障碍，膝跳反射消失。

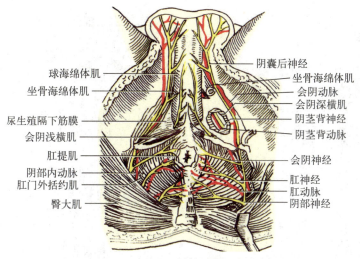

图9-51　男性会阴部

(3) **闭孔神经**(obturator nerve)：沿骨盆侧壁穿闭孔至大腿内侧。肌支支配大腿内收群肌和闭孔外肌，皮支布于大腿内侧皮肤。闭孔神经损伤大腿不能内收,患侧腿不能放置在健腿上。

(4) **生殖股神经**(genitofemoral nerve)：自腰大肌前面穿出后在该肌浅面下降，分为两支，生殖支入腹股沟管，支配提睾肌，股支布于阴囊(或大阴唇)及股三角上部的皮肤。

(5) **股外侧皮神经**(lateral femoral cutaneous nerve)：越髂肌表面达髂前上棘内侧下降，经腹股沟韧带深面达大腿。分布于大腿外侧部的皮肤。

〔五〕骶丛

1.组成和位置

骶丛(sacral plexus)由腰骶干和骶、尾神经的前支组成。位于盆腔内，骶骨、梨状肌的前方，髂血管的后方(图9-50)。

2.主要分支(图9-53，图9-54，图9-55)

(1) **臀上神经**(superior gluteal nerve)：伴臀上动、静脉经梨状肌上孔出骨盆腔，支配臀中肌和臀小肌。

(2) **臀下神经**(inferior gluteal nerve)：伴臀下动、静脉经梨状肌下孔出骨盆腔，支配臀大肌、髋关节。

(3) **阴部神经**(pudendal nerve)：伴阴部内动、静脉经梨状肌下孔出骨盆腔，经坐骨小孔进入坐骨直肠窝，再沿窝的外侧缘前行，分为3支(图9-51)：①**肛神经**：布于肛门外括约肌和肛门周围的皮肤；②**会阴神经**：布会阴诸肌及阴囊(或大阴唇)的皮肤；③**阴茎(阴蒂)背神经**：布于阴茎(或阴蒂)的皮肤。

(4) **坐骨神经**(sciatic nerve)：是全身最粗大的神经，自梨状肌下孔(66.3%)出骨盆后位于臀大肌深面，经股骨大转子和坐骨结节之间连线中点下降，达大腿后面行于股二头肌长头的深面到腘窝上角处分为胫神经和腓总神经两支。沿途发出肌支支配大腿后群肌。

坐骨神经的体表投影：股骨大转子与坐骨结节连线中点与股骨内外侧髁连线中点之间连线的上三分之二。坐骨神经痛时，在其体表投影线上有明显压痛。

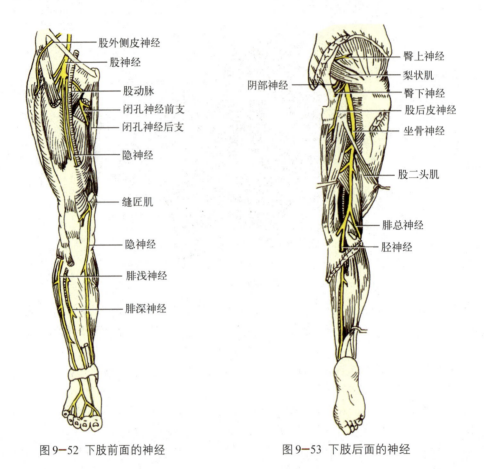

图9—52 下肢前面的神经   图9—53 下肢后面的神经

1) **胫神经**(tibial nerve)：为坐骨神经主干的直接延续。沿腘窝中线，在小腿肌后群的浅、深两层之间伴胫后动、静脉下行，经内踝后方达足底，分为足底内、外侧神经。胫神经分支布于小腿后群肌和足底肌及小腿后面和足底的皮肤。

股骨髁上骨折及膝关节脱位容易损伤胫神经，而出现足不能跖屈，不能曲趾和足内翻，小腿后侧及足底感觉障碍，并出现"钩状足"畸形。

2) **腓总神经**(common peroneal nerve)：沿股二头肌外侧缘行向外下，绕腓骨颈向前，穿腓骨长肌上端达小腿前面分为腓浅、深神经。**腓浅神经**(superficial peroneal nerve) 下行于腓骨长、短肌之间，并分支支配小腿外侧群，皮支于小腿中、下1/3处浅出，分布于小腿外侧面、足背和2~5趾背相对缘的皮肤；**腓深神经**(deep peroneal nerve) 下行于小腿前群肌之间，与胫前动、静脉伴行。肌支支配小腿前群肌和足背肌，皮支布于1~2趾背面相对缘的皮肤。

腓总神经易在腓骨颈处损伤，而出现足不能背屈、外翻功能障碍，足内翻下垂畸形，呈现"马蹄内翻足"，走路呈跨越步态；小腿前外侧面、足背及足趾背皮肤感觉障碍。

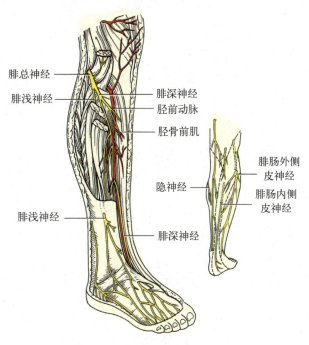

图9-54 小腿前外侧和足背的神经

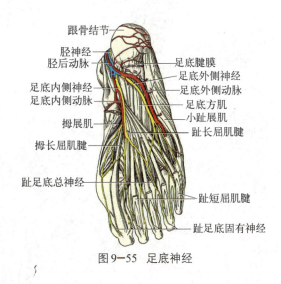

图9-55 足底神经

脑神经记忆口诀

Ⅰ嗅Ⅱ视Ⅲ动眼，Ⅳ滑Ⅴ叉Ⅵ外展。

ⅠⅦ面Ⅷ听Ⅸ舌咽，舌咽迷走副舌下。

Ⅰ感觉神经ⅠⅡⅧ，运动眼球ⅢⅣⅥ。

Ⅰ耸肩伸舌Ⅺ、Ⅻ(读为十一二)，ⅤⅧⅨⅩ是混合。

二、脑神经

脑神经(cranial nerves)，是与脑相连的神经，共12对(图9-56)。

12对脑神经的名称和顺序按罗马数字排列如下：

Ⅰ 嗅神经	Ⅱ 视神经	Ⅲ 动眼神经	Ⅳ 滑车神经	Ⅴ 三叉神经	Ⅵ 展神经
Ⅶ 面神经	Ⅷ 前庭蜗神经	Ⅸ 舌咽神经	Ⅹ 迷走神经	Ⅺ 副神经	Ⅻ 舌下神经

脑神经的纤维成分比脊神经复杂，每对脊神经含有4种纤维成分，而每对脑神经所含纤维成分不尽相同，可简单归类为4种纤维成分。

1.躯体感觉纤维

躯体感觉纤维来自皮肤、肌、腱、大部分口腔黏膜、鼻腔黏膜以及视器和前庭蜗器。

2.内脏感觉纤维

内脏感觉纤维来自头、颈、胸、腹部的器官以及味蕾和嗅黏膜。

3.躯体运动纤维

躯体运动神经分布于头颈部骨骼肌，如眼球外肌、舌肌、咀嚼肌、面肌和咽喉肌等。

4.内脏运动纤维

内脏运动纤维分布于心肌、平滑肌和腺体。

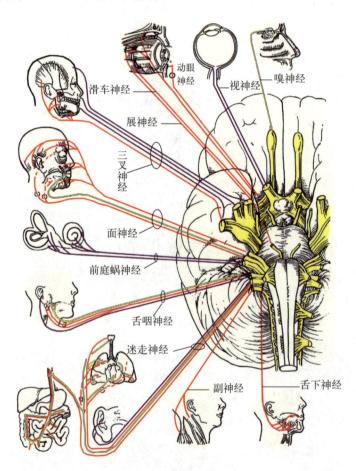

图9-56 脑神经概况

按各脑神经所含的主要纤维成分和功能分类，12对脑神经大致可分为以下三类：

Ⅰ、Ⅱ、Ⅷ——感觉神经

Ⅲ、Ⅳ、Ⅵ、Ⅺ、Ⅻ——运动神经

Ⅴ、Ⅶ、Ⅸ、Ⅹ——混合神经

（一）嗅神经(Ⅰ)

嗅神经(olfactory nerve)为感觉神经。起自鼻黏膜嗅区，其周围突在嗅黏膜内形成嗅觉感受器，中枢突聚集成15～20条嗅丝组成嗅神经，穿筛孔入颅前窝终于嗅球，传导嗅觉冲动。

（二）视神经(Ⅱ)

视神经(optic nerve)为感觉神经。由视网膜节细胞的轴突在视神经盘处聚集而成，离开眼球后，在眶内行向后内经视神经管入颅中窝，连于视交叉，传导视觉冲动。

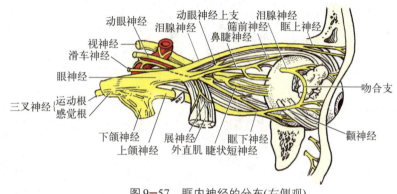

图9-57　眶内神经的分布(右侧观)

（三）动眼神经(Ⅲ)

动眼神经(oculomotor nerve)为运动性神经(图9-57，图9-58)，含躯体运动和内脏运动(副交感)纤维。躯体运动纤维起自中脑的动眼神经核；副交感纤维起自中脑的动眼神经副核。动眼神经从中脑的脚间窝穿出，经海绵窦穿眶上裂入眶。其躯体运动纤维支配上、下、内直肌，下斜肌和上睑提肌；副交感纤维在视神经外侧的睫状神经节内交换神经元后，节后纤维向前进入眼球，支配瞳孔括约肌和睫状肌。

（四）滑车神经(Ⅳ)

滑车神经(trochlear nerve)为运动神经(图9-57、图9-58)。起自中脑内的滑车神经核，由中脑背侧下丘的下方出脑，绕大脑脚入海绵窦，经眶上裂入眶，支配上斜肌。

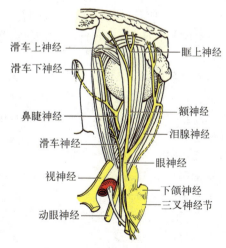

图9-58　眶内的神经分布(右上观)

（五）三叉神经(Ⅴ)

三叉神经(trigeminal nerve)为混合性神经，含躯体感觉和躯体运动两种纤维。躯体感觉纤维的胞体集中在三叉神经节，三叉神经节紧贴于颞骨岩部尖端的前面，节内假单极神经元的中枢突，进入脑桥后终于三叉神经脑桥核和三叉神经脊束核，周围突离开三叉神经节后分为眼神经，上颌神经和下颌神经；躯体运动纤维起自脑桥内的三叉神经运动核，离开脑桥后参与下颌神经的组成，因此，下颌神经为混合性神经(图9–57，图9–58，图9–59)。

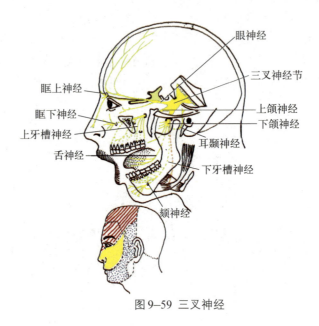

眼神经
三叉神经节
眶上神经
眶下神经
上颌神经
下颌神经
上牙槽神经
耳颞神经
舌神经
下牙槽神经
额神经

图9–59　三叉神经

1．眼神经

眼神经(ophthalmic nerve)为感觉性神经。离开三叉神经节后，向前经海绵窦外侧壁、经眶上裂入眶，布于泪腺、眼球、结膜、部分鼻腔黏膜以及上睑、鼻背和额部皮肤，其中一支经眶上切迹(孔)出眶，称眶上神经，布于睑裂以上的额部皮肤。

(1) **泪腺神经**(lacrimal nerve)：沿眶外侧壁、外直肌上缘前行至泪腺，分布于泪腺和上睑外侧部。

(2) **额神经**(frontal nerve)：较粗大，在上睑提肌上方前行分2~3支，其中经眶上切迹(或眶上孔)出眶者称眶上神经。额神经出眶后分布于上睑内侧和额顶部皮肤。

(3) **鼻睫神经**(nasociliary nerve)：在上直肌深面，越过视神经上方达眶内侧壁，分支布于鼻腔黏膜、泪囊、鼻背皮肤和眼球等。

2．上颌神经

上颌神经(maxillary nerve)为感觉性神经。向前进入海绵窦外侧壁、经圆孔出颅腔后，进入翼腭窝，再经眶下裂入眶，沿眶下沟穿眶下孔至面部，称为眶下神经，布于睑裂和口裂之间的皮肤。上颌神经在行程中沿途分支布于上颌窦、上颌牙齿、牙龈、鼻腔和口腔顶的黏膜等处。

(1) **眶下神经**(infraorbltal nerve)：较大，为上颌神经的主支，经眶下裂入眶、眶下沟、眶下管，出眶下孔分成数支，分布于下睑、鼻翼、上唇的皮肤和黏膜。临床上做上颌部手术时，常在眶下孔进行麻醉。

(2) **颧神经**(zygomatic nerve)：自翼腭窝内发出，经眶下裂入眶后分两支，穿眶外侧壁分布于颧、颞部皮肤。

(3) **翼腭神经**(pterygopalatine nerve)：为2～3支细小的神经，始于翼腭窝内，连于翼腭神经节(副交感神经节)，分布于腭和鼻腔的黏膜及腭扁桃体。

(4) **上牙槽神经**(superior alveolar nerves)：分为上牙槽后、中、前三支，其中上牙槽后支，在翼腭窝内自上颌神经本干发出，在上颌骨体后方穿入骨质；上牙槽中、前支分别在眶下沟及眶下管内发自眶下神经，三支互相吻合形成上牙槽丛，分支分布于上颌牙齿及牙龈。

3. 下颌神经

下颌神经(mandibular nerve)为混合性神经。经卵圆孔出颅后，分为数支。躯体运动纤维支配咀嚼肌；躯体感觉纤维布于颞部、耳前、口裂以下的皮肤和下颌牙、牙龈、口腔底及舌前2/3的黏膜，重要的分支有：

(1) **耳颞神经**(auriculotemporal nerve)：以两根起始，向后包绕脑膜中动脉后合成一干，穿腮腺实质后伴颞浅动脉，分布于耳郭前面和颞部皮肤与腮腺。

(2) **颊神经**(buccal nerve)：沿颊肌外面前行，穿此肌后分布于颊黏膜以及颊部直至口角的皮肤。

(3) **舌神经**(linsual nerve)：在下牙槽神经的前方，经翼外肌深面下行呈弓形向前，达口底黏膜深面，分布于口腔底及舌前2/3的黏膜。

(4) **下牙槽神经**(inferior alveolar nerve)：为混合性，在舌神经后方，沿翼内肌外侧下行，经下颌孔入下颌管，沿途分支布于下颌牙及牙龈，其终支经颏孔穿出，易名为颏神经，布于口裂以下的皮肤。

一侧三叉神经损伤时可出现同侧面部及口、鼻腔黏膜感觉障碍，角膜反射消失。咀嚼肌瘫痪和萎缩，张口时下颌偏向患侧。

〔六〕展神经(Ⅵ)

展神经(abducent nerve)为运动性神经(图9–57)。起自脑桥内的展神经核，在延髓脑桥沟由中线两侧出脑，向前经海绵窦和眶上裂入眶，支配外直肌。

〔七〕面神经(Ⅶ)

面神经(facial nerve)为混合性神经，含三种纤维成分。内脏运动纤维起于上泌涎核，属于副交感节前纤维，在神经节内换神经元后的节后纤维分布于泪腺、下颌下腺、舌下腺及鼻腭部的黏膜腺。躯体运动纤维起于面神经核，其轴突支配面部表情肌。内脏感觉纤维的胞体位于膝状神经节(geniculate ganglion)内，其中枢突止于孤束核，周围突分布于舌前2/3黏膜的味蕾，感受味觉(9–60)。

面神经自桥延沟外侧部出脑后，与前庭蜗神经伴行，经内耳门入内耳道，穿过内耳道底的小孔入面神经管，再从茎乳孔出颅，向前穿过腮腺达面部。在面神经管转弯处(面神经管膝)有膨大的膝神经节，系内脏感觉神经元的胞体所在。

1.面神经管外的分支

面神经主干进腮腺后形成丛，在腮腺上缘、前缘和下缘呈辐射状发出5支配面肌。

(1) **颞支**(temporal branches)：常为三支，自主干发出后向上越颧弓至颞区，分布于枕额肌的额腹和眼轮匝肌等。

(2) **颧支**(zygomatic branches)：向前上越颧弓至外眦，支配眼轮匝肌与颧肌。

(3) **颊支**(buccal branches)：水平前行，支配颊肌、口轮匝肌及口周围肌。

(4) **下颌缘支**(marginal mandibular branch)：沿下颌骨下缘前行，分布于下唇诸肌。

(5) **颈支**(cervical branch)：分出后向前下行，支配颈阔肌。

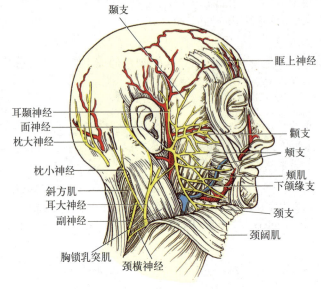

图9—60 面神经

2.面神经管内的分支

(1) **岩大神经**(greater petrosal nerve)：含副交感节前纤维，自膝神经节分出，至翼腭窝进入翼腭神经节(pterygopalatine ganglion)换神经元后，发出的节后纤维先后随颧神经和泪腺神经分布于泪腺和鼻腭部的黏膜腺，支配腺体分泌。

(2) **鼓索**(chorda tympani)：为混合性神经，在面神经出茎乳孔前发出，由面神经管穿鼓室后壁入鼓室，沿鼓膜内侧面前行，穿岩鼓裂出鼓室达颞下窝加入舌神经。其中的内脏感觉纤维随舌神经分布于舌前2/3味蕾，感受味觉；副交感神经的节前纤维进入位于下颌下腺和舌神经之间的下颌下神经节(submandibular ganglion)内换神经元，发出的节后纤维分布于舌下腺和下颌下腺，司其分泌。

此外还发出镫骨肌神经支配该肌。

面神经行程长，损伤部位不同其临床表现也不同。面神经管外损伤时可出现同侧表情肌瘫痪，额纹消失，不能闭眼和皱眉，鼻唇沟变浅或消失，鼓腮无力，口角歪向健侧。面神经管内损伤时除有以上表现外还有患侧舌前2/3味觉障碍，泪腺、舌下腺和下颌下腺分泌障碍，引起口、眼干燥。

（八）前庭蜗神经(Ⅷ)

前庭蜗神经(vestibulocochlear nerve)又称**位听神经**，为感觉神经。由传导平衡觉冲动的前庭神经和传导听觉冲动的蜗神经组成，经内耳门入颅腔，在延髓脑桥沟内、面神经的外侧入脑桥。

前庭神经(vestibular nerve)的神经元胞体位于内耳道底的前庭神经节内，该节内为双极神经元，其周围突布于内耳的壶腹嵴、椭圆囊斑和球囊斑，中枢突组成前庭神经，终于脑干内的前庭神经核。

蜗神经(cochlear nerve)的神经元胞体位于内耳蜗轴内的蜗神经节内，该节内双极神经元的周围突布于螺旋器，中枢突组成蜗神经，终于脑干内的蜗神经核。

（九）舌咽神经(Ⅸ)

舌咽神经(glossopharyngeal nerve)为混合性神经(图9-61，图9-63)，主要含躯体运动、躯体感觉纤维、内脏运动(副交感)、内脏感觉四种纤维成分。舌咽神经连于延髓侧面，离脑后经颈静脉孔出颅，在颈静脉孔内神经干上有膨大的**上神经节**(superior ganglion)，出孔时又有一稍大的**下神经节**(inferior ganglion)，舌咽神经出颅后沿颈内动、静脉之间下行，继而弓形向前入舌。躯体运动纤维起自疑核，支配茎突咽肌；内脏运动(副交感)纤维起自下泌涎核，在卵圆孔下方的耳神经节内交换神经元后，节后纤维经耳颞神经布于腮腺，管理腮腺的分泌活动；内脏感觉纤维的胞体位于下神经节内，其中枢突终于脑干孤束核，周围突主要布于舌后1/3的黏膜和味蕾、咽、咽鼓管和鼓室等处黏膜外，另有颈动脉窦支布于颈动脉窦和颈动脉小球，将二者发出的冲动传入脑，调节血压和呼吸反射。躯体感觉纤维的胞体位于上神经节内，中枢突止于三叉神经脊束核，周围突分布于耳后皮肤。

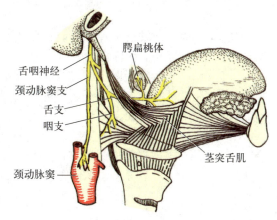

图9-61　舌咽神经分布

舌咽神经的主要分支有：

1. 鼓室神经

鼓室神经(tympanic nerve)进入鼓室，发出分支布于鼓室、乳突小房和咽鼓管的黏膜，终支为岩小神经出鼓室，进入耳神经节换神经元，节后纤维分布于腮腺，管理腮腺分泌。

2. 颈动脉窦支

颈动脉窦支(arotid sinus branch)属内脏感觉性纤维。在颈静脉孔下方发出，有1~2支分布于颈动脉窦和颈动脉小球，分别感受压力刺激和二氧化碳浓度的变化，反射性地调节血压和呼吸。

3. 舌支

舌支(lingual branches)为舌咽神经的终支，在舌神经的上方分布于舌后1/3的黏膜和味蕾，司一般感觉和味觉。

（十）迷走神经(Ⅹ)

迷走神经(vagus nerve)为混合性神经(图9-62)。含有四种纤维：①内脏运动(副交感)纤维，起于迷走神经背核，主要分布到颈、胸和腹部(结肠左曲以上)多种脏器，控制平滑肌、心肌的收缩和腺体的分泌。②内脏感觉纤维，其胞体位于颈静脉孔下方的下神经节内，中枢突止于孤束核，周围突分布于胸、腹腔脏器(结肠左曲以上)。③躯体感觉纤维数量最少，其胞体位于颈静脉孔内的上神经节，中枢突止于三叉神经脊束核，周围突主要分布于硬脑膜、耳郭及外耳道的皮肤。④躯体运动纤维起于疑核，支配咽、喉肌。

迷走神经是脑神经中行程最长，分布范围最广的神经。迷走神经根连于延髓橄榄后沟的中部，穿颈静脉孔出颅。之后于颈内、颈总动脉和颈内静脉之间的后方下行达颈根部，经胸廓上口入胸腔。在胸部，左、右迷走神经走行位置不同。右迷走神经经锁骨下动、静脉之间，沿气管右侧，经肺根后方达食管后面参与食管丛的构成并下延为迷走神经后干；左迷走神经经左颈总动脉与左锁骨下动脉之间下行至主动脉弓的前方，经左肺根后方，至食管前面参与构成食管丛并在食管下端延为迷走神经前干。迷走神经前、后干向下与食管一起穿膈的食管裂孔进入腹腔。

迷走神经的分支包括：

1. 头部的分支

头部的分支主要有脑膜支、耳支，司其感觉。

2. 颈部的分支

(1) **喉上神经**(superior laryngeal nerve)：发自下神经节，沿颈内动脉与咽侧壁之间下行，于舌骨大角处分内、外两支。内支与喉上动脉伴行，穿甲状舌骨膜人喉，分布于声门裂以上的黏膜；外支细小，与甲状腺上动脉伴行，经甲状腺侧叶深面入咽壁，支配环甲肌。

(2) **咽支**：起于下神经节与舌咽神经和交感神经咽支构成咽丛，支配咽肌和软腭肌并分布于咽的黏膜。

(3) **颈心支**：有上、下两支参与心丛构成。

3. 胸部的分支

(1) **喉返神经**(recurrent laryngeal nerve)：左、右喉返神经起始行程不同。右侧喉返神经发出位置较高，自神经干发出后，从前方绕过右锁骨下动脉返至颈部。左喉返神经发出位置略低，紧靠动脉韧带的左侧，从前方绕过主动脉弓返至颈部。左、右喉返神经分别沿左、右侧气管食管沟内上行，潜行入甲状腺左、右叶深面。经环甲关节的后方入喉，支配除环甲肌以外的全部喉肌并分布于声门裂以下的喉黏膜。喉返神经的末支称**喉下神经**，在行程中发出胸心支加入心丛。喉返神经是喉肌重要运动神经，在走行中与甲状腺下动脉互相交叉，所以，行甲状腺次全切除术时特别要注意防止此神经的损伤以免出现声音嘶哑。

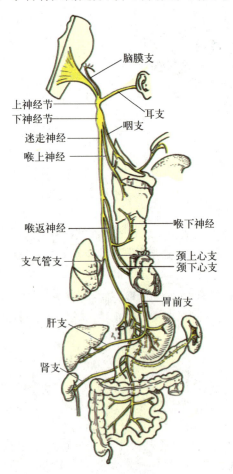

脑膜支
上神经节
下神经节
耳支
咽支
迷走神经
喉上神经
喉返神经
喉下神经
支气管支
颈上心支
颈下心支
胃前支
肝支
肾支

图9-62 迷走神经的分布

（2）**支气管支、食管支和胸心支**：与交感神经分支共同组成肺丛、食管丛和心丛，自丛发出细支至气管、食管、心，支配平滑肌、心肌和腺体。此外，还传导脏器和胸膜的感觉。

4. 腹部的分支

（1）**胃前支**(anterior gastric branches)：该神经为迷走神经前干的终支，沿胃小弯向右，沿途发出4～6个小支，分布到胃前壁，其终支以"爪形"分支分布于幽门部前壁。

（2）**肝支**(hepatic branches)：较细小是迷走神经前干的另一终支，行于小网膜内，随肝固有动脉走行，分布于肝、胆囊和胆道。

（3）**胃后支**(posterior gastric branches)：迷走神经后干的终支，沿胃小弯深部走行，沿途发支至胃后壁。终支与胃前支同样以"爪形"分支，分布于幽门窦及幽门管的后壁。

（4）**腹腔支**(celiac branches)：较粗大，是迷走神经后干的另一终支，向右行加入腹腔丛并与交感神经伴行，随腹腔干、肠系膜上动脉和肾动脉及他们的分支分布于肝、脾、胰、小肠、结肠右半、肾及肾上腺等。

迷走神经主干损伤所致内脏活动障碍的主要表现为脉速、心悸、恶心、呕吐、呼吸深慢和窒息等。由于咽喉感觉障碍和肌肉瘫痪，可出现声音嘶哑、语言困难、发呛、吞咽障碍、软腭瘫痪及腭垂偏向患侧等。

（十一）副神经(XI)

副神经(accessory nerve)为运动神经（图9-63）。从延髓侧面迷走神经下方出脑，伴舌咽、迷走神经穿颈静脉孔出颅，经胸锁乳突肌深面下行至斜方肌，支配胸锁乳突肌和斜方肌。

（十二）舌下神经(XII)

舌下神经(hypoglossal nerve)为运动神经（图9-63）。其纤维起自延髓的舌下神经核，由延髓的前外侧沟出脑，经舌下神经管出颅，于颈内动、静脉之间下行，弓形向前入舌，支配舌内、外肌。

一侧舌下神经损伤，伤侧舌肌瘫痪。由于颏舌肌瘫痪，伸舌时舌尖偏向对侧。

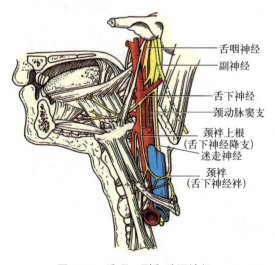

图9-63 舌咽、副和舌下神经

（刘 军）

表9-11 脑神经概要表

序号和名称	核的名称和性质	出入脑部位	出入颅部位	分布范围	损伤后主要表现
I 嗅神经	嗅球(感)	端脑	筛孔	嗅黏膜	嗅觉障碍
II 视神经		间脑	视神经孔	视网膜	视觉障碍
III 动眼神经	动眼神经核(运) 动眼神经副核(副)	脚间窝	眶上裂	1.眼外肌(上斜肌、外直肌除外) 2.睫状肌及瞳孔括约肌	1.眼向外下斜视 2.上脸下垂 3.对光反射消失
IV 滑车神经	滑车神经核(运)三叉神经运动核(运)	下丘下方	眶上裂	上斜肌	眼不能向外下斜视
V 三叉神经	三叉神经中脑核(感) 三叉神经脑桥核(感) 三叉神经脊束核(感)	脑桥基底部与小脑中脚交界处	眼神经：眶上裂 上颌神经：圆孔 下颌神经：卵圆孔	1.额、颈部及颜面部皮肤 2.眼球及眶内结构，口、鼻黏膜、舌前2/3黏膜、牙齿	1.咀嚼肌瘫痪，张口时下颌偏向患侧 2.头面部感觉障碍 3.角膜反射消失
VI 展神经	展神经核(运)	延髓脑桥沟(椎体上方)	眶上裂	外直肌	眼球不能向外转
VII 面神经	面神经核(运) 上泌涎核(副) 孤束核(感)	延髓脑桥沟外侧	内耳门→内耳道→面神经管→茎乳孔	1.表情肌 2.下颌下腺、舌下腺、泪腺 3.舌前2/3黏膜的味蕾 4.镫骨肌、二腹肌后腹和茎突舌骨肌 5.耳郭、外耳道皮肤	1.表情肌瘫痪；额纹消失、口角歪向健侧、睑裂不能闭合 2.患侧角膜、结膜干燥 3.患侧舌前2/3味觉障碍
VIII 前庭蜗神经	蜗神经核(感) 前庭神经核(感)	面神经外侧	内耳门	1．螺旋器 2．半规管壶腹嵴，球囊及椭圆囊斑	1.听力障碍 2.眩晕、眼球震颤
IX 舌咽神经	疑核(运) 下泌涎核(副) 孤束核(感) 三叉神经脊束核(感)	橄榄后沟上部	颈静脉孔	1.咽肌 2.腮腺 3.咽壁、鼓室黏膜、颈动脉窦、颈动脉小球 4.舌后1/3黏膜和味蕾 5．耳后皮肤	1.咽反射障碍 2.舌后1/3味觉消失一般感觉障碍
X 迷走神经	疑核(运) 迷走神经背核(副) 孤束核(感) 三叉神经脊束核(感)	橄榄后沟中部	颈静脉孔	1.咽、喉骨骼肌 2.胸、腹腔脏器的平滑肌、心肌、腺体 3.咽、喉及胸、腹腔脏器的黏膜 4.耳郭、外耳道皮肤	1.咽、喉肌运动障碍，声音嘶哑 2.内脏运动障碍，内脏腺体分泌障碍，心律变快 3.内脏感觉障碍 4.耳郭、外耳道皮肤感觉障碍
XI 副神经	疑核(运) 副神经脊髓核(运)	橄榄后沟下部	颈静脉孔	1.胸锁乳突肌 2.斜方肌	1.不能向健侧转脸 2.不能上提患侧肩胛骨
XII 舌下神经	舌下神经核(运)	锥体外侧	舌下神经管	1.舌内肌 2.舌外肌	患侧舌肌瘫痪，萎缩伸舌时舌尖偏向患侧

三、内脏神经

内脏神经(visceral nerves)主要分布于内脏、心血管和腺体。其中枢部位于脑和脊髓内，周围部分为内脏运动(传出)神经和内脏感觉(传入)神经。内脏运动神经又称植物神经或自主神经，支配平滑肌、心肌的运动和腺体的分泌。内脏感觉神经分布于内脏黏膜、心脏和血管壁的内感觉器。内脏感觉神经传来的信息经中枢整合后，通过内脏运动神经调节这些器官的活动，从而维持机体内、外环境的稳定和机体正常生命活动。

（一）内脏运动神经

内脏运动神经(visceral motor nerves)和躯体运动神经相比，在形态结构和功能上有以下不同：

(1) 纤维成分不同：躯体运动神经只含一种纤维成分；而内脏运动神经有交感神经和副交感神经两种纤维成分，且多数内脏器官同时接受交感和副交感神经的双重支配。

(2) 支配的器官不同：躯体运动神经支配骨骼肌，一般受意识支配；内脏运动神经支配平滑肌、心肌和腺体，一般不受意识支配。

(3) 神经元数目不同：躯体运动神经自脑干和脊髓的低级中枢发出后，不交换神经元，直接到达骨骼肌；而内脏运动神经自脑干和脊髓的低级中枢发出后，在到达所支配器官之前，须在周围的内脏神经节内交换神经元。因此，内脏运动神经从低级中枢到所支配器官有两个神经元，第一个神经元胞体位于低级中枢内称节前神经元，它发出的轴突为节前纤维；第二个神经元位于内脏神经节内，称节后神经元，它发出的轴突为节后纤维。

(4) 纤维粗细不同：躯体运动神经纤维一般是比较粗的有髓纤维，而内脏运动神经纤维则是薄髓(节前纤维)和无髓(节后纤维)的细纤维。

(5) 节后纤维分布形式不同：躯体运动神经以神经干的形式分布，而内脏运动神经节后纤维常攀附于血管或脏器形成神经丛，由丛再分支至效应器。

根据形态、功能和药理学特点，内脏运动神经可分为交感神经和副交感神经两部分。

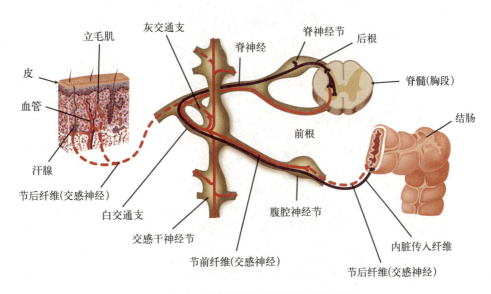

图 9-64　交感系同脊神经和脊髓的关系模式图

1. **交感神经**(sympathetic nerves)分为中枢部和周围部(图9–64，图9–65)。

(1) **中枢部**：交感神经的低级中枢位于脊髓胸1~腰3节段灰质侧柱(角)的中间外侧核，其内的神经元为节前神经元，它发出的轴突为节前纤维。

(2) **周围部**：包括交感干、交感神经节及由节发出的分支和神经丛等。

1) **交感神经节**(sympathetic ganglia)：是交感神经节后神经元的胞体所在部位，按位置分为椎旁神经节和椎前神经节，由此发出的轴突为节后纤维。

a.**椎旁神经节**：位于脊柱两旁，借节间连支连成交感干，上自颅底，下至尾骨。颈部有3对神经节，胸部有10~12对，腰部有4~5对，骶部有2~3对，尾部有两侧交感干在尾骨前方合并的1个奇神经节。每侧总数19～24个，大小不等，形态不规则。

b.**椎前神经节**：位于脊柱前方，包括位于腹腔干根部两侧的一对腹腔神经节；位于肾动脉根部的1对主动脉肾神经节及分别位于肠系膜上、下动脉根部的1个肠系膜上神经节和肠系膜下神经节。

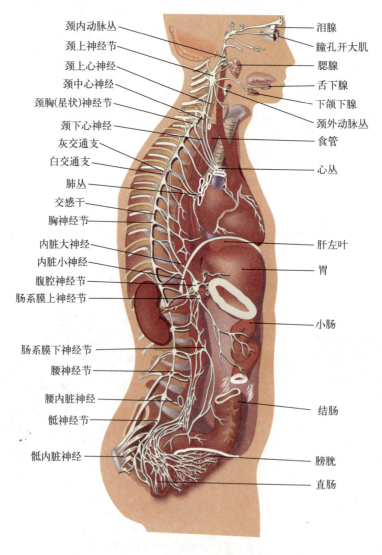

图9–65　交感干全貌

2) **交感神经干**(sympathetic trunk)：为椎旁节和节间支连接而成的串珠状纵干。左、右两干自颅底经颈椎横突前方、肋头前方、腰椎体前外侧和骶前孔内侧到达尾骨前方会合于奇神经节。节间支系由节前纤维进入椎旁节后上升或下降穿1至数个椎旁节形成。

3) **交通支**(communicating branches)：交感神经借白交通支和灰交通支与相应脊神经相连。白交通支只见于胸1~腰3神经，由脊髓灰质侧角发出的节前纤维离开脊神经进入椎旁节而成，因有髓鞘而呈白色。灰交通支见于全部椎旁节和全部脊神经前支之间，由椎旁神经节细胞发出后的节后纤维组成，因无髓鞘而呈灰色。

4) 交感神经节前纤维进入交感干后的三种去向：

a.终止于相应的椎旁节。

b.在交感干内上升或下降，终止于上方或下方的椎旁节。

c.穿过椎旁节，终止于椎前节。

5) 交感神经节后纤维的三种去向：

a.经灰交通支返回脊神经，随脊神经分布于头颈部、躯干和四肢的血管、汗腺和竖毛肌等。

b.攀附动脉走行形成相应的神经丛，随动脉分布到达所支配的器官。

c.由交感神经节直接分部到所支配的器官。

(3)交感神经的分布(图9-65)交感神经主要分布于颈部、胸部、腰部和盆部。

1) **颈部**：颈交感干位于颈动脉鞘后方、颈椎横突前方，一般每侧有三个神经节，即**颈上神经节**、**颈中神经节**和**颈下神经节**，其中颈下神经节常与第1胸神经节合并成颈胸神经节，也称**星状神经节**。

颈交感神经节发出后的纤维分布如下：①经灰交通支连于8对颈神经，分布至头颈及上肢的血管、汗腺和竖毛肌等；②攀附于邻近动脉表面，随动脉分支分布到头颈部的腺体、瞳孔开大肌、竖毛肌和血管等；③发出心上、中、下神经和咽支至相应器官参与构成心丛和咽丛。

2) **胸部**：胸交感干位于肋头前方，每侧10~12个胸神经节。胸交感干发出以下分支：①经灰交通支连于12对胸神经，并随其分布于胸腹部血管、汗腺和竖毛肌等；②由上5对胸神经节发出许多小支，参与心丛和肺丛等；③内脏大神经，由穿过第5或6~9胸神经节的节前纤维组成，终于腹腔神经节；④内脏小神经，由穿过第10~12胸神经节的节前纤维组成，终于主动脉肾神经节。节后纤维分布于肝、脾、肾等实质性器官和结肠左曲以上的消化管。

3) **腰部**：腰交感干位于腰椎体前外侧与腰大肌内侧缘之间，每侧4个腰神经节。其分支有：①经灰交通支连于5对腰神经，并随其分布；②腰内神经，由穿经腰神经节的节前纤维组成，终止于腹主动脉丛和肠系膜下丛等，交换神经元后节后纤维分布于结肠左曲以下的消化管及盆腔器官，并有纤维伴随血管分布于下肢。

4) **盆部**：盆交感干位于骶骨前面、骶前孔内侧，有2~3对骶神经节和1个奇神经节。其分支有：①经灰交通支连于骶、尾神经，分布于下肢及会阴部的血管、汗腺及竖毛肌；②一些小支加入盆丛，分布于盆腔器官。

　2．副交感神经

副交感神经(parasympathetic nerves)分为中枢部和周围部。

(1) **中枢部**：副交感神经的低级中枢位于脑干内的副交感神经核和脊髓骶2~4节段中间带的骶副交感核。

(2) **周围部**：由副交感神经节、节前和节后纤维组成。副交感神经节包括位于器官附近的器官旁节和位于器官壁内的壁内节(器官内节)。

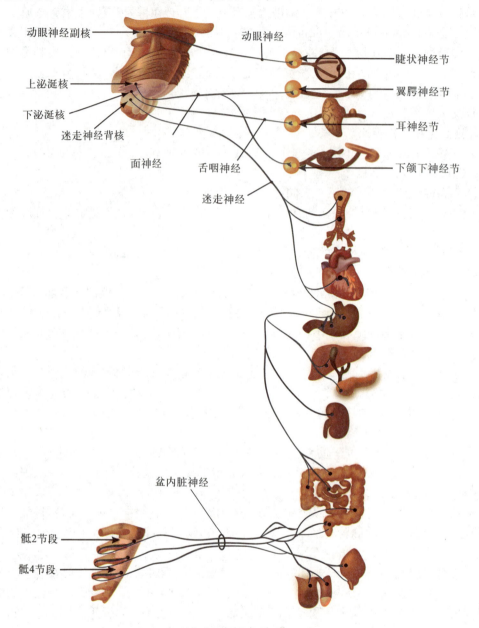

图 9–66　副交感神经分布模式图

(3) 副交感神经的分布(图9–66)：主要有颅部副交感神经和骶部副交感神经。

1) 颅部副交感神经：

a. 来自中脑动眼神经副核的节前纤维，随第Ⅲ对动眼神经行走，入眶后在睫状神经节内交换神经元后，节后纤维布于瞳孔括约肌和睫状肌。

b. 来自脑桥内上泌核的副交感节前纤维，随第Ⅶ对面神经行走，一部分纤维通过鼓索加入舌神经，在下颌下神经节交换神经元后，节后纤维布于下颌下腺和舌下腺；另一部分纤维在翼腭神经节交换神经元后，节后纤维布于泪腺和鼻腔黏膜。

c. 来自延髓下泌涎核的副交感节前纤维，随第Ⅸ对舌咽神经行走，在耳神经节交换神经元后，节后纤维布于腮腺。

d. 来自延髓内迷走神经背核的副交感节前纤维，随第Ⅹ对迷走神经行走，在胸、腹腔内的器官旁节或壁内节交换神经元后，节后纤维布于胸腔器官和腹腔的肝、腺、胰、肾及结肠左曲以上的消化管。

2) **骶部副交感神经**：起止脊髓骶段2~4节段骶副交感核的节前纤维，随骶神经前支出骶前孔后离开骶神经前支，组成盆内脏神经参与盆丛组成，由盆丛分支至盆腔器官，在器官旁节或壁内节交换神经元后，节后纤维支配结肠左曲以下的消化管和盆腔器官。

3. 交感神经与副交感神经的比较

两者有诸多不同，交感神经与副交感神经的主要区别列表9-12。

表9-12 交感、副交感神经比较简表

比较点	交感神经	副交感神经
低级中枢部位	脊髓T_1~L_2或L_3节段中间外侧核	脑干副交感核及脊髓S_2~S_4节骶副交感核
神经节位置	脊柱两侧(椎旁节) 脊柱前方(椎前节)	器官附近(器官旁节) 器官壁内(器官内节)
节前纤维	短	长
节后纤维	长	短
节前、后神经元的联系	一个节前神经元可与许多节后神经元形成突触	一个节前神经元只与少数节后神经元形成突触
分布范围	广泛(头颈部、胸、腹腔脏器和全身血管、腺体和竖毛肌)	局限(大部分血管、汗腺、竖毛肌、肾上腺髓质等处无分布)
对机体的综合作用	兴奋心血管系统、呼吸系统，抑制消化系统、腺体分泌	抑制心血管系统、呼吸系统，兴奋消化系统、腺体分泌

4.内脏神经丛

交感神经和副交感神经以及内脏感觉神经在分布脏器的过程中常交织在一起形成内脏神经丛(图9-66)。

(1) **心丛**：位于心底部，随动脉分布于心肌。

(2) **肺丛**：位于肺根前、后，分布于肺、支气管等。

(3) **腹腔丛**：是最大的内脏神经丛，围绕腹腔动脉和肠系膜上动脉根部的周围，丛内有腹腔神经节，接受内脏大神经来的交感节前神经纤维，节的下外侧部突出，称主动脉肾节，接受内脏小神经来的交感节前神经纤维。此外还有一些副丛，如肝、肾、脾、胰、肾及肠系膜上丛等，随同各血管分布到脏器。

(4) **腹主动脉丛**：是腹腔丛在腹主动脉表面向下延续的部分。此丛分出肠系膜下丛，还有一部分纤维参与腹下丛和髂外动脉丛。

(5) **腹下丛**：位于第5腰椎前面、两侧髂总动脉之间和盆腔脏器周围，例如直肠丛、膀胱丛、前列腺丛和子宫阴道丛等，分布于盆腔脏器(图9-67)。

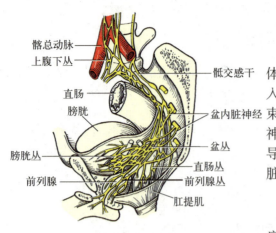

图9-67　盆部内脏神经丛

（二）内脏感觉神经

1.内脏感觉冲动的传入途径

内脏感觉神经元为假单极神经元，胞体位于脑神经节和脊神经节内，中枢突进入脊髓和脑干后分别终止于脊髓后角和孤束核；周围突主要随迷走神经和盆内脏神经分布。内脏感觉神经通过一定的传导途径将感觉冲动传到大脑皮质产生内脏感觉。

2.内脏感觉神经的特点

1）内脏感觉纤维数目少，直径较细，痛阈较高，对于一般强度的刺激不引起感觉。对触觉、冷热、切割等刺激的感受迟钝，但对膨胀牵拉等刺激则敏感。如胃肠蠕动、心跳不引起感觉；但内脏进行比较强烈活动时，可产生感觉。如直肠、膀胱充盈时的膨胀感和胃饥饿性收缩时引起饥饿感等。

2）内脏感觉传入途径较分散，内脏痛弥散，定位不准确。

（三）牵涉性痛

当某些脏器发生病变时，常在体表的一定区域产生感觉过敏或疼痛，称为**牵涉性痛**。如肝、胆疾病引起右肩疼痛；心绞疼时可感到心前区、左肩、左臂内侧疼痛等(图9-68)。

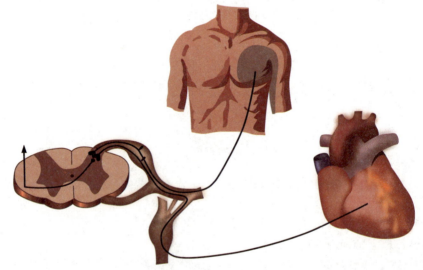

图9-68　心脏牵涉性痛的反射途径示意图

产生牵涉性痛的机制，目前并不完全清楚，一般认为传导患病脏器的传入神经和被牵涉区皮肤的感觉神经进入同一个脊髓节段。因此，从患病脏器传来的冲动可扩散到邻近的躯体感觉神经元，并经同一上行传导束传至大脑皮质，从而产生牵涉性痛。近年来神经解剖学研究表明，一个脊神经节神经元的周围突分叉到躯体部和内脏器官，并认为这是牵涉痛机制的形态学基础。

(闫文升)

第五节 神经系统的传导通路

脑的功能虽较复杂，但也是通过反射弧来实现其各种功能的。神经传导通路是传导神经冲动的通路。由感受器接受内外环境刺激产生的神经冲动通过传入神经元传入大脑皮质高级感觉中枢产生感觉者称为感觉传导通路或上行传导通路。将大脑皮质或皮质下中枢发出的冲动通过传出神经元传到效应器者称运动传导通路或下行传导通路。

一、感觉传导通路

（一）躯干和四肢意识性本体觉传导通路和精细触觉传导通路

本体觉(proprioception)又称深感觉，是指肌、腱、关节的位置觉、运动觉和振动觉；该传导路还传导皮肤的精细触觉如辨别两点距离、物体纹理粗细等。由三级神经元组成(图9-69)。

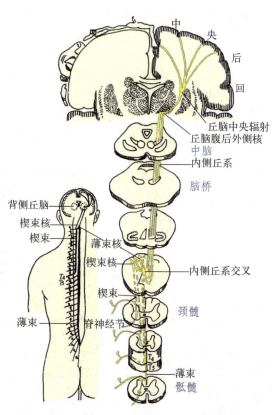

图9-69 本体感觉和精细触觉传导通路

第一级神经元为脊神经节细胞，其周围突随脊神经分布于躯干和四肢的肌、腱、关节等处的本体觉和皮肤的精细触觉感受器，中枢突经后根进入同侧脊髓后索上行。其中，来自第5胸节以下的纤维走在后索内侧部组成薄束，止于延髓背侧的薄束核；来自第4胸节以上的纤维行于薄束的外侧组成楔束，止于延髓背侧的楔束核。

第二级神经元的胞体位于薄束核、楔束核内。由此二核发出的二级纤维，呈弓形向前内绕至中央灰质的腹侧，在中线处左右交叉，形成内侧丘系交叉。交叉后的纤维在中线两侧折向上，称内侧丘系，经脑桥、中脑，止于背侧丘脑的腹后外侧核。

第三级神经元胞体位于背侧丘脑腹后外侧核。此核发出的三级纤维组成丘脑皮质束，经内囊后肢投射到中央后回上2/3部和中央旁小叶后部。

（二）躯干和四肢的痛觉、温度觉及粗触觉传导通路

由三级神经元组成(图9-70)。

第一级神经元为脊神经节细胞，其周围突随脊神经布于躯干、四肢皮肤的感受器；中枢突经后根进入脊髓后角。

第二级神经元胞体位于脊髓后角的缘层和后角固有核。该二核发出的轴突经中央管前方的白质前连合斜越上升1~2个脊髓节段后交叉到对侧，一部分纤维在外侧索中组成脊髓丘脑侧束，传导痛觉和温度觉；另一部分纤维进入前索形成脊髓丘脑前束，传导粗触觉。两束合称脊髓丘脑束，经延髓、脑桥和中脑上行，止于背侧丘脑的腹后外侧核。第三级神经元胞体位于背侧丘脑的腹后外侧核，它们发出的纤维束组成丘脑皮质束，经内囊后肢投射到中央后回上2/3和中央旁小叶后部。

（三）头面部痛觉、温度觉及粗触觉传导通路(图9-70)

第一级神经元为三叉神经节细胞，为大的假单极神经元，其胞体位于三叉神经节内，周围突分别组成眼神经、上颌神经和下颌神经，分支布于头面部皮肤、角膜、结膜以及口和鼻腔黏膜的相关感受器；中枢突经三叉神经感觉根入脑桥。其中，传导痛、温觉的纤维入脑桥后下降形成三叉神经脊束，止于三叉神经脊束核；传导触觉的纤维止于三叉神经脑桥核。

第二级神经元的胞体在三叉神经脊束核和脑桥核内。此两核发出的二级纤维左右交

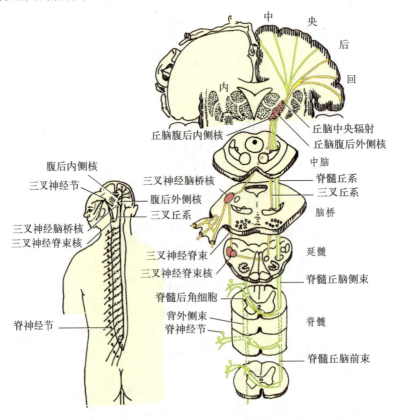

图9-70 痛觉、温度觉及粗触觉传导通路

叉，形成三叉丘系，止于背侧丘脑的腹后内侧核。

第三级神经元的胞体在背侧丘脑的腹后内侧核，此核发出的纤维组成丘脑皮质束，经内囊后肢投射到中央后回下1/3部。

（四）视觉传导通路

当眼球固定平视前方，所能看到的空间范围称视野，单眼视野可分为鼻侧半和颞侧半。鼻侧视野投射到视网膜的颞侧，颞侧半视野投射到视网膜的鼻侧(图9-71)。

视网膜内的视杆、视锥细胞感受光线刺激后产生神经冲动，传至第一节神经元双极细胞，再传至第二节神经元节细胞，节细胞的轴突在视神经盘处聚集为视神经，经视神经管入颅腔，连于视交叉。在视交叉中，来自视网膜鼻侧半的纤维左右交叉，来自视网膜颞侧半的纤维不交叉，进入同侧视束，所以，每侧视束都是由来自同侧视网膜颞侧半的纤维和来自对侧视网膜鼻侧半的纤维共同组成的。视束的大部分纤维绕过大脑脚，终于第三节神经元外侧膝状体。由外侧膝状体发出的纤维组成视辐射，经内囊后肢的后部，投射到枕叶距状沟两侧的视觉中枢。

视觉神经传导通路的不同部位受损，表现不同的视野缺失。①一侧视神经受损，引

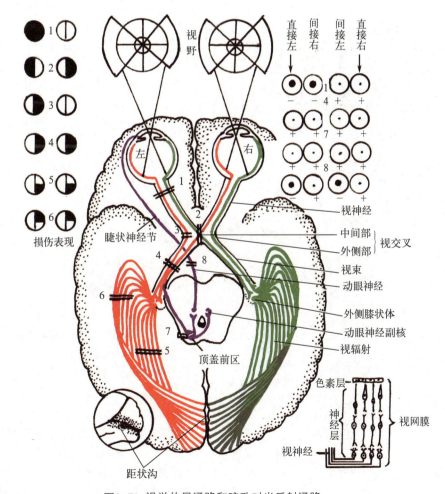

图9-71 视觉传导通路和瞳孔对光反射通路

起同侧视野全盲；②视交叉中间部损伤(如垂体肿瘤压迫)，引起双眼视野颞侧偏盲。③一侧视交叉外侧部受损，引起同侧眼鼻侧视野偏盲；④一侧视束、外侧膝状体、视辐射或视觉中枢(视皮质)受损，引起双眼视野对侧同向性偏盲。

瞳孔对光反射通路：

正常时光照一眼，引起双眼瞳孔缩小的反应称瞳孔对光反射(pupillay light reflex)。被照射侧的反应称直接对光反射；未照射侧的反应称间接对光反射。瞳孔对光反射的反射径路是：视网膜→视神经→视交叉→双侧视束→上丘臂→顶盖前区→双侧动眼神经副核→动眼神经→睫状神经节→睫状短神经→双侧瞳孔括约肌收缩，瞳孔缩小。

二、运动传导通路

运动传导通路包括**锥体系**(pyramidal system)和**锥体外系**(extrapyramidal system)，它们共同管理骨骼肌运动。

（一）锥体系

锥体系管理骨骼肌的随意运动，由上、下两级神经元组成。**上运动神经元**(upper motor neurons)胞体主要位于中央前回和中央旁小叶前部的锥体细胞，由此发出的纤维聚集下行组成**锥体束**(pyramidal tract)。其中下行终于脊髓前角运动细胞的纤维称皮质脊髓束(corticospinal tract)；下行终于脑干内脑神经运动核的纤维称皮质核束(corticonuclear tract)。**下运动神经元**(lower motor neurons)胞体位于脊髓前角和脑干内脑神经躯体运动核。脊髓前角运动细胞发出的轴突参与组成脊神经前根，支配躯干和四肢的骨骼肌；脑神经躯体运动核发出的轴突构成脑神经的躯体运动纤维，支配头颈部骨骼肌。

锥体系上运动神经元(包括触突)的损伤称**核上瘫**，下运动神经元(包括触突)的损伤称**核下瘫**。

1. 皮质脊髓束

上运动神经元为中央前回上2/3和中央旁小叶前部的锥体细胞，其轴突经内囊后肢前部，中脑的大脑脚底，脑桥腹侧部至延髓形成锥体。在锥体下部大部分纤维左右交叉，形成**锥体交叉**(decussation of pyramid)。交叉后的纤维在对侧脊髓外侧索下降，形成**皮质脊髓侧束**(lateral corticospinal tract)。皮质脊髓侧束在下降过程中发出侧支直接或间接止于同侧各节段的前角运动细胞。小部分纤维不交叉，直接下行至同侧脊髓前索，形成皮质

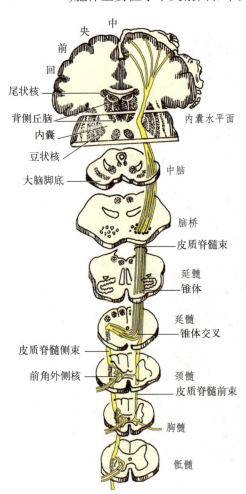

中央前回
尾状核
背侧丘脑
内囊
豆状核
内囊水平面
大脑脚底
中脑
脑桥
皮质脊髓束
延髓
锥体
延髓
锥体交叉
皮质脊髓侧束
前角外侧核
颈髓
皮质脊髓前束
胸髓
骶髓

图9-72 皮质脊髓束

脊髓前束(anterior corticospinal tract)，此束仅存在于第四胸节段以上，它在下降过程中，逐节交叉至对侧，止于对侧的前角运动细胞，支配躯干肌和四肢肌。但有少量不交叉纤维止于同侧前角运动细胞，支配同侧躯干肌。因此，躯干肌受双侧皮质脊髓束支配(图9-72)。

2.皮质核束

皮质核束(图9-73)主要起自大脑皮质中央前回下1/3的锥体细胞，其轴突经内囊膝部下行至脑干，陆续止于双侧的脑神经躯体运动核。其中面神经核下部(支配睑裂以下面肌)和舌下神经核只接受对侧皮质核束支配，其余脑神经躯体运动核接受双侧皮质核束支配，因此，一侧皮质核束损伤，只有对侧睑裂平面以下的面肌和对侧舌肌瘫痪(图9-74)。

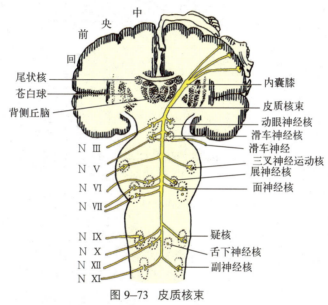

图9-73 皮质核束

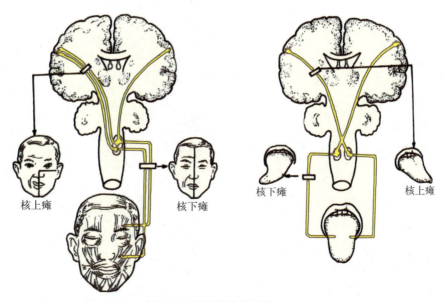

图9-74 面肌和舌肌瘫痪

　　锥体系的任何部位损伤都可引起支配区的随意运动障碍，即瘫痪。上、下运动神经元受损后瘫痪的临床表现各不相同(表9–13)。

表 9–13　上、下运动神经元损伤后临床表现的比较

症状和体征	上运动神经元损伤	下运动神经元损伤
损害部位	皮质运动区、锥体系	脊髓前角运动神经元、脑干躯体运动核及其轴突
瘫痪范围	较广泛，全肌群瘫	较局限，单一或几块肌瘫
瘫痪性质	痉挛性(硬瘫)	弛缓性(软瘫)
肌张力	增高，呈折刀样	减低
腱反射	腱反射亢进，浅反射消失	腱反射、浅反射均消失或减弱
病理反射	出现(阳性)	不出现(阴性)
肌萎缩	无或失用性肌萎缩	明显，早期即可出现
肌纤维震颤	无	有

（二）锥体外系

　　是指锥体系以外控制骨骼肌随意运动的传导通路。其主要作用是维持肌张力，协调各肌群的运动和习惯性动作(如走路时上肢的摆动)，维持体态姿势，保持身体平衡以及反馈调节锥体系所发动的随意运动，特别是肢体远端小肌肉的活动更加精确和协调。锥体外系最主要的通路是皮质-新纹状体-背侧丘脑-皮质环路和皮质-脑桥-小脑-皮质环路等。

　　锥体系和锥体外在运动功能上是互相协调，互相配合，形成一个统一的整体，共同支配骨骼肌随意运动。只是在锥体外系保持肌张力稳定协调的前提下，锥体系才能完成一切精确的随意运动。当锥体系受损后，锥体外系也在功能上起到一定代偿作用。所以，在实际的临床工作中不必过分强调锥体系和锥体外系在结构和功能上的区别或独立性。

(闫文升　边　江)

第十章 内分泌系统

内分泌系统(endocrine system)是机体内重要的功能调节系统，包括内分泌器官、内分泌组织和内分泌细胞。内分泌器官是指结构上独立存在、肉眼可见的内分泌腺，如甲状腺、甲状旁腺、肾上腺和垂体等(图10–1)。内分泌组织是分散存在于其他器官中的内分泌细胞团块，如胰腺中的胰岛、睾丸的间质细胞、卵巢内的卵泡细胞和黄体、肾内的球旁细胞、胎盘绒毛膜的滋养层细胞等。内分泌细胞散在分布于消化系统、呼吸系统、泌尿系统、生殖管道的上皮和中枢神经系统等处。内分泌系统的分泌物称为激素(hormone)。激素直接进入血液或淋巴，随血液循环运送到全身。每种激素作用于特定器官或特定细胞，称为这种激素的靶器官或靶细胞。

内分泌腺的腺细胞多排列成条索状、团块状或围成滤泡，无导管，腺细胞间有丰富的毛细血管和淋巴管，故内分泌腺又称无管腺。内分泌腺与神经系统共同完成对人体代谢、生长、发育和生殖及行为、情绪、记忆和睡眠等活动的调节。内分泌系统的任何器官或组织的功能亢进或低下，均可引起机体的功能紊乱。

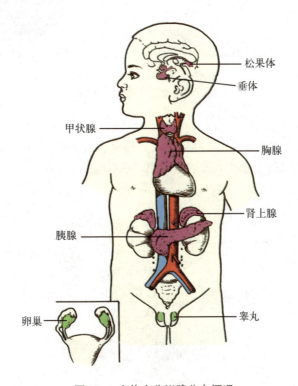

图10–1 人体内分泌腺分布概况

第一节 垂体

一、垂体的位置、形态和分部

垂体(hypophysis)位于垂体窝内，是一豌豆大小的椭圆形小体，借漏斗与下丘脑相连，前上方与视交叉相邻。可分为前方的腺垂体和后方的神经垂体两部分(图10–2)。其中，腺垂体又分为远侧部、中间部和结节部三部分；神经垂体又分为神经部和漏斗两部分。远侧部和结节部合称前叶，中间部和神经部合称后叶。

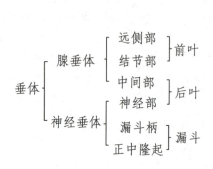

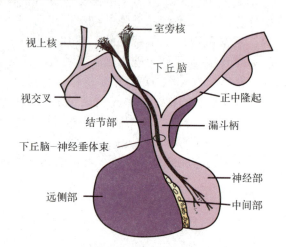

图10–2 垂体矢状面模式图

二、垂体的微细结构

（一）腺垂体

腺垂体(adenphypophysis)由腺上皮组成，腺细胞排列呈团状或索状，少数围成小滤泡，细胞间具有丰富的血窦和少量结缔组织。在HE染色切片中，腺细胞分以下三种(图10–3)。

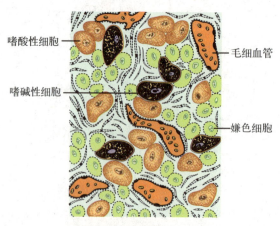

图10–3 腺垂体的微细结构

1. 嗜酸性细胞

嗜酸性细胞(acidophil)数量较多，约占腺垂体细胞总数的40%。胞体大，形态不规则，细胞质中含有粗大的嗜酸性颗粒，根据嗜酸性细胞所分泌的激素不同又可分为两种：

(1) **生长激素细胞**(somatotroph)：数量较多，此细胞合成和释放的生长激素(growth hormone，GH)能促进蛋白质合成和骨的生长，特别是刺激骺软骨生长，使骨增长。在幼年时期，生长激素分泌不足可致侏儒症；分泌过多可引起巨人症。在成年期分泌过多则可致肢端肥大症。

(2) **催乳激素细胞**(mammotroph)：男、女均有，但女性较多，分娩前期和哺乳期，此细胞功能旺盛。其分泌的**催乳激素**(mammotropin)，能促进乳腺发育和乳汁分泌。在男性，有睾酮存在的条件下，可促进前列腺和精囊的生长。

2. 嗜碱性细胞

嗜碱性细胞(basophil)数量较少，约占腺垂体细胞总数的10%。细胞大小不一，形态不规则，界限清楚，胞质内有嗜碱性颗粒。嗜碱性细胞可分为以下三种：

(1) **促肾上腺皮质激素细胞**(corticotroph)：呈多角形，颗粒较小，细胞分泌促肾上腺皮质激素(adrenocorticotropic hormone，ACTH)，能促进肾上腺皮质束状带细胞分泌糖皮质激素。

(2) **促性腺激素细胞**(gonadotroph)：胞体大，呈圆形或椭圆形，胞质内颗粒大小中等。促性腺激素细胞分泌卵泡刺激素(follicil stimulating hormone，FSH)，在女性能促进卵泡的发育，在男性则能促进精子的发生。促性腺激素细胞还能分泌黄体生成素(luteinizing hormone，LH)，在女性能促进排卵和黄体形成，在男性则刺激睾丸间质细胞分泌雄激素。

(3) **促甲状腺激素细胞**(thyrotroph)：呈多角形，胞质内的分泌颗粒大。该细胞分泌的促甲状腺激素(thyroid stimulating hormone，TSH)能促进甲状腺滤泡上皮细胞的增生及甲状腺激素的合成和释放。

3. 嫌色细胞

嫌色细胞(chromophobe cell)数量最多，约占腺垂体细胞总数的50%。细胞着色浅，细胞界限不清楚。

（二）神经垂体

神经垂体(neurohypophysis)主要由大量的无髓神经纤维和神经胶质细胞构成，不含腺细胞，本身没有分泌功能。下丘脑视上核和室旁核的神经内分泌细胞合成的**抗利尿素**(antidiuretic hormone，ADH)和**催产素**(oxytocin)，通过下丘脑-垂体束运输至神经垂体贮存。当机体需要时，便由神经垂体将激素释放入血，以发挥调节作用。

抗利尿素的主要作用是促进肾远曲小管和集合小管重吸收水，使尿量减少。抗利尿素若超过生理剂量，可引起小动脉平滑肌收缩，使血压升高，故又称**加压素**(vasopressin)。催产素可引起妊娠子宫平滑肌收缩，有助于孕妇分娩，还可促进乳腺分泌。

第二节　甲状腺

一、甲状腺的形态和位置

甲状腺(thyroid gland)是人体最大的内分泌腺，呈"H"形，质地柔软，血液供应丰富，呈棕红色，成人甲状腺平均重约20～40g。分为左、右侧叶及连接两侧叶的甲状腺峡部，在峡部上缘常见一向上伸出的锥状叶。

甲状腺位于颈前部，喉和气管上部的前方及两侧。两个侧叶紧贴喉干部和气管上部的两侧，上达甲状软骨中部，下端平第6气管软骨环；甲状腺峡部位于第2～4气管软骨环的前方(图10-4)。

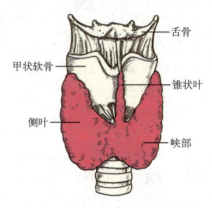

图10-4　甲状腺的形态和位置

二、甲状腺的微细结构

甲状腺表面有结缔组织被膜，被膜伸入腺实质内，将实质分成许多大小不等的小叶。血管、神经和淋巴管经过小叶的结缔组织进出腺体，每个小叶内有多个甲状腺滤泡和滤泡间结缔组织(图10-5)。

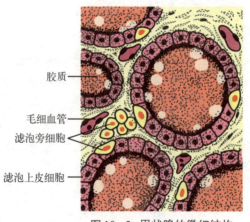

图10-5　甲状腺的微细结构

（一）甲状腺滤泡

甲状腺滤泡(thyroid follicle)多呈球形或椭圆形。滤泡壁由滤泡上皮细胞构成，上皮细胞呈立方形，排列成单层，细胞核呈圆形，位于细胞的中央。滤泡上皮细胞能合成和分泌甲状腺激素。

滤泡中间为滤泡腔，腔内充满胶状物质，主要是滤泡上皮的分泌物，它是甲状腺激素的贮存形式。甲状腺激素的主要作用是促进机体的新陈代谢和生长发育，提高神经系统的兴奋性，特别对骨骼肌和神经系统的发育影响更大。幼年时分泌过少，可导致呆小病。

（二）滤泡旁细胞

在甲状腺滤泡之间或滤泡上皮细胞之间还有少量的**滤泡旁细胞**(parafollicular cell)，在HE染色切片上，细胞胞体稍大，胞质着色略淡，银染法可见胞质内有嗜银颗粒。滤泡旁细胞分泌**降钙素**(calctonin)，降钙素使骨盐沉着于类骨质，并抑制胃肠道和肾小管吸收Ca^{2+}，促进成骨细胞的活性，抑制破骨细胞活动，从而使血钙浓度下降。

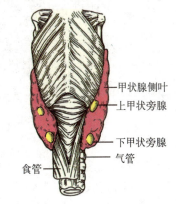

甲状腺侧叶
上甲状旁腺
下甲状旁腺
气管
食管

图10-6 甲状腺及甲状旁腺

知识链接

临床解剖要点

甲状腺左、右侧叶的后外方与颈部血管相邻，内面与喉、气管、咽、食管以及喉返神经等相邻，因此，当甲状腺肿大时，可压迫以上结构，产生呼吸困难、吞咽困难和声音嘶哑等症状。此外，临床上进行气管切开或甲状腺肿瘤切除手术时，应特别注意其解剖关系。

甲状腺借结缔组织固定在喉和气管上，因此，甲状腺可随吞咽运动而上、下移动，临床上借此判断颈部肿块是否与甲状腺有关。

第三节 甲状旁腺

一、甲状旁腺的形态和位置

甲状旁腺(parathyroid gland)为棕黄色的扁椭圆形，大小似黄豆的腺体，左、右各一对，位于甲状腺侧叶后面(图10-6)。在甲状腺手术时，应予以注意，以免将其切除。

二、甲状旁腺的微细结构

甲状旁腺的细胞呈索状或团块状排列，细胞团、索之间有少量的结缔组织和丰富的毛细血管。甲状旁腺的腺细胞有**主细胞**(chief cell)和**嗜酸性细胞**(acidophilic cell)两种(图

10-7)。其中主细胞是甲状旁腺的主要细胞，呈圆形或多边形，分泌甲状旁腺激素。

甲状旁腺激素可调节体内钙磷代谢，维持血钙平衡。分泌不足，可使血钙浓度降低，出现手足抽搐。分泌过多，则可导致骨质疏松。

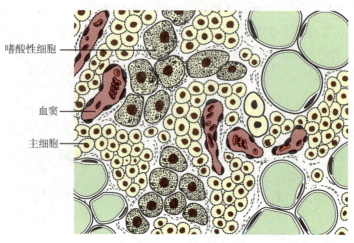

嗜酸性细胞

血窦

主细胞

图10-7 甲状旁腺的微细结构

第四节 肾上腺

一、肾上腺的形态和位置

肾上腺(suprarenal gland)左、右各一，位于腹膜之后，肾的上端，与肾共同包在肾筋膜内。但肾上腺有独立的纤维囊和脂肪囊，故肾下垂时，肾上腺并不随之下降。

肾上腺为一对灰黄色的扁平腺体，质地软，每侧重约7~8g。右侧呈三角形，左侧呈半月形。

二、肾上腺的微细结构

肾上腺外包一层结缔组织被膜，其实质由周围的皮质和中央的髓质构成。

（一）皮质

皮质为肾上腺的周围部，约占肾上腺体积的80%~90%，根据细胞排列的形态特点，可分为三个带，由浅入深分别为球状带、束状带和网状带(图10-8)。

1. 球状带

球状带(zona glomerulosa)位于皮质的浅层，较薄，约占皮质总体积的15%。由圆形、卵圆形细胞呈团状或球状排列。细胞胞体较小，细胞团间有血窦和少量结缔组织。球状带细胞分泌盐皮质激素(mineralocorticoid)，如醛固酮(aldosterone)等，主要作用是调节体内的钠、钾代谢。

2. 束状带

束状带(zona fasciculate)位于皮质的中层，较厚，约占皮质总体积的78%。细胞较大，为立方形和多边形，呈条索状排列，由皮质向髓质方向呈放射状排列。束状带细胞

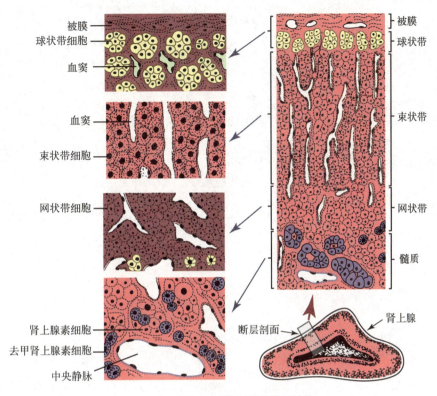

图10-8 肾上腺的微细结构

分泌**糖皮质激素**(glucocorticoid)，如皮质醇(cortisol)和皮质酮(corticosterone)，主要作用是调节糖和蛋白质的代谢。此外，还有降低免疫应答及抗炎症等作用。

3. 网状带

网状带(zona reticularis)位于皮质的最深层，邻接髓质，约占皮质总体积的7%。细胞呈多边形，排列呈索状并相互连接呈网，网眼中为窦状毛细血管。网状带的细胞可分泌**雄激素**和少量的**雌激素**。

（二）髓质

髓质位于肾上腺的中央部，主要由髓质细胞组成。髓质细胞呈多边形，胞体大，排列成索，并吻合成网。胞质内有颗粒，经铬盐处理后颗粒可染成黄褐色，故又称**嗜铬细胞**(chromaffin)。

髓质细胞根据分泌颗粒内所含激素的不同，可分为肾上腺素细胞和去甲肾上腺素细胞两种。肾上腺素细胞分泌肾上腺素(adrenaline)，使心肌收缩力增强，心率加快，心脏和骨骼肌的血管扩张；去甲肾上腺素细胞分泌**去甲肾上腺素**(noradrenaline)，使血压增高，心脏、脑和骨骼肌内的血流加速。

知识链接

临床解剖要点

肾上腺皮质功能减退的病人，如艾迪生病的病人，醛固酮分泌减少，Na^+大量排出，K^+在体内滞留增多，出现钠、钾比例失衡。

临床上糖皮质激素常配合其他药物，用于控制严重感染，抢救休克，治疗过敏性疾病与风湿病等。

若网状带受损,可出现第二性征的异常改变。

肾上腺髓质肿瘤因髓质细胞增生，分泌肾上腺素和去甲肾上腺素增加，病人会出现突发性高血压。

（隋月林）

第十一章　人体胚胎学总论

人体胚胎学(Human embryology)是研究人体从受精卵发育为新生个体的过程及其机理的科学。人体胚胎学总论的研究范围是从受精至第8周末的这段时期，即人体早期发生。人体胚胎在母体子宫内发育过程历经38周(约266天)，通常分三期：胚前期(受精后1～2周)，从受精卵形成到二胚层胚盘出现；胚期(第3～8周)，建立各器官原基，并初具人形；胎期(第9～38周)，胎儿逐渐长大，各器官、系统继续发育成熟，各种功能逐步完善。

一、生殖细胞和受精

(一) 生殖细胞

成熟的生殖细胞包括精子和卵子，均为单倍体细胞，即仅有23条染色体，其中一条是性染色体(图11-1)。

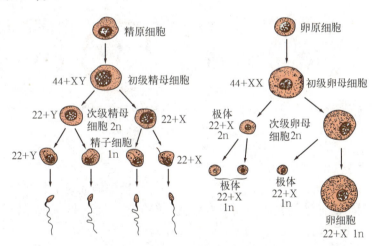

图11-1 精子和卵子发生示意图

1.精子的发生、成熟和获能

精子发生于睾丸生精小管。其发生过程是：精原细胞经分化转化为初级精母细胞，再经成熟分裂成为次级精母细胞、精子细胞，然后演变成精子。精子形成后进入附睾，在附睾液的作用下，精子逐渐成熟并获得运动的能力。

精子在子宫和输卵管运行过程中，精子头部表面能阻止顶体酶释放的糖蛋白被女性生殖管道分泌物中的酶降解，从而获得受精能力，此现象称为获能(capacitation)。精子在女性生殖管道内能存活1～3天，但其受精能力仅可维持24小时左右。

2.卵子的发生与成熟

卵子发生于卵巢。其发生过程是：从青春期开始到绝经期止，由原始卵泡发育成初级生长卵泡、次级生长卵泡、成熟卵泡并排卵，约每28天一次。卵子在排出时正好处于第二次成熟分裂的中期，在受精时才完成第二次成熟分裂，成为成熟的卵子。若未受精，于排卵后12~24小时内退化死亡。

（二）受精

受精(fertilization)是获能精子穿入卵子形成受精卵的过程(图11-2)。受精一般发生于排卵后24小时内，受精部位通常在输卵管壶腹部(图11-3)。

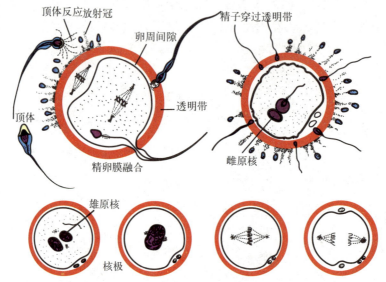

图11-2 受精过程示意图

1. 受精过程

(1) 当获能的精子与卵子相遇时，精子首先与卵子周围的放射冠相接触，并开始释放顶体酶解离放射冠的卵泡细胞，使精子可以直接接触透明带。精子顶体释放顶体酶解离放射冠和透明带的过程称为顶体反应(acrosome reaction)。

(2) 精子与存在于透明带上具有种属特异性的ZP3受体结合，形成只能一个精子穿过的通道。

(3) 精子进入卵子后，卵子浅层细胞质内的皮质颗粒立即释放酶类，使透明带结构发生变化，特别是使ZP3分子变性，不能再与精子结合，从而阻止其他精子穿越透明带，这一过程称为透明带反应。这一反应防止了多个精子进入卵子，从而保证了人类的单精受精。在极少数情况下，两个精子同时进入卵子形成三倍体细胞的胚胎，此种胚胎均流产或出生后很快死亡。

(4) 受精卵形成：在精子穿通卵壁的激发下，卵子迅速完成第二次成熟分裂。此时精子和卵子的细胞核分别称为雄原核(male pronucleus)和雌原核(female pronucleus)。两个原核逐渐向细胞中部靠拢，核膜随即消失，染色体混合，形成二倍体的受精卵(fertilized ovum)(图11-2)。

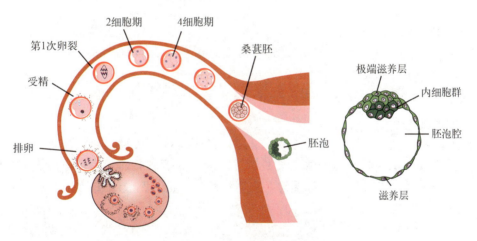

2. 受精的意义

1) 受精使卵子的缓慢代谢转入旺盛代谢，启动细胞分裂周期。

2) 精子与卵子的结合，恢复了二倍体，维持了物种的稳定性。

3) 受精决定性别，带有Y染色体的精子与卵子结合发育为男性，带有X染色体的精子与卵子结合则发育为女性。

4) 受精卵的染色体来自父母双方，使新个体既保证了双亲的遗传特点，又具有与亲代不完全相同的性状。

3. 受精条件

1) 精子和卵子发育正常，卵细胞在排卵前必须处于第二次成熟分裂中期；精子必须成熟和获能，且有足够的数量。

2) 精子与卵子必须在限定时间内相遇，精子在女性生殖管道内，受精能力只能维持24小时，卵子在排出后12～24小时内死亡。所以受精一般发生在排卵后24小时以内，其余时间精子和卵子即使相遇也难受精。

3) 男女生殖管道必须畅通。

4) 雌激素和孕激素的水平正常。

图11-3 受精、卵裂和胚泡形成过程

知识链接

试管婴儿技术

由于种种原因，不孕、不育症逐年增加。目前临床广泛采用辅助生殖技术(试管婴儿技术)治疗不孕、不育症。方法是用体外受精技术获得的受精卵，在体外发育到桑椹胚或早期胚泡，再将其移植到子宫内发育成胎儿。其技术分为如下三种：①第一代试管婴儿技术，主要解决女性由于输卵管原因导致的不孕症，但对于男性因素所致不育无能为力；②第二代试管婴儿技术，即采用单精子卵细胞浆内显微注射，不仅适用于女性输卵管因素所致不孕症，更主要适用于男性由于精子质量严重低下导致的不育；③第三代试管婴儿技术，是指在胚胎移植前，利用遗传学诊断技术，对植入前的胚胎进行筛选，保证将没有遗传性疾病的胚胎植入子宫内。

二、卵裂和胚泡形成

（一）卵裂

受精卵由输卵管向子宫运行中不断进行细胞分裂，此过程称为卵裂(cleavage)。卵裂产生的细胞称为卵裂球(blastomere)。随着卵裂球数目的增加，细胞逐渐变小，到第3天时，形成一个由12～16个卵细胞组成的卵裂球，称为桑椹胚(morula)(图11-3)。

（二）胚泡形成

桑椹胚的细胞继续分裂，细胞数目不断增多。发育至5天时已有100多个细胞，这时细胞间逐渐出现小的腔隙，它们最后汇合成一个大腔，此时的胚胎呈囊泡状，称为胚泡(blastocyst)，于受精的第4天形成并进入子宫腔。

胚泡结构分为三部分：胚泡壁由一层扁平细胞构成，称滋养层(trophoblast)；中心的腔称胚泡腔(blastocoele)；腔内一侧的一群细胞，称内细胞群(inner cell mass)。紧靠内细胞群外面的滋养层称极端滋养层。随后胚泡逐渐长大，透明带变薄并逐渐消失，胚泡得以与子宫内膜接触，植入开始。

三、植入和胚层的形成

（一）植入

胚泡逐渐埋入子宫内膜的过程称植入(implantation)，又称着床(imbed)。

1. 植入时间

植入开始于受精后的第5～6天，至第11～12天完成。

2. 植入过程

首先，内细胞群侧的滋养层与处于分泌期的子宫内膜接触，并分泌蛋白酶消化与其接触的内膜组织，胚泡则沿着内膜缺口逐渐埋入其功能层，至第11～12天胚泡全部植入子宫内膜后，内膜缺口由附近的上皮增殖修复，植入完成(图11-4a、图11-4b、图11-4c)。

在植入过程中，与内膜接触的滋养层细胞迅速增殖，并分化为内、外两层。外层细胞间的细胞界线消失，称合体滋养层。内层由单层立方细胞组成，称细胞滋养层。后者的细胞通过细胞分裂使细胞数目不断增多，并补充合体滋养层。

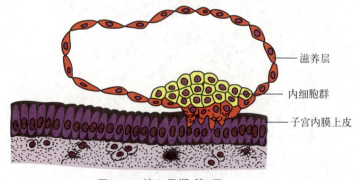

图11-4a 植入早期(第7天)

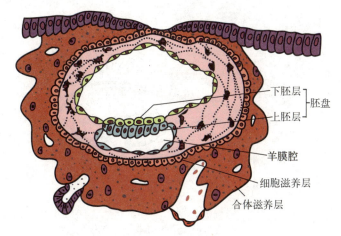

图11-4b 植入接近完成 (第10天)

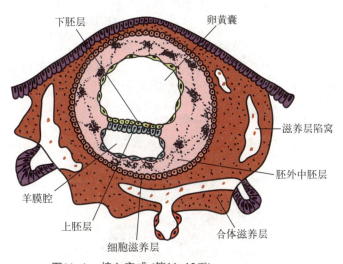

图11-4c 植入完成 (第11~12天)

3. 植入条件

正常植入需具备一定条件：①激素(雌、孕激素)分泌正常；②子宫内环境必须正常；③胚泡准时进入子宫腔；透明带及时溶解消失；④子宫内膜发育阶段要与胚胎发育同步等。若上述条件之一不正常，植入将失败。人为地干扰植入条件，如口服避孕药使母体内分泌紊乱，导致胚的发育与月经周期变化不同步或在宫腔放置节育环等，均可阻碍植入，从而达到避孕的目的。

4. 植入部位

胚泡的植入部位通常在子宫体或子宫底。若植入位于近子宫颈处，在此形成胎盘，称前置胎盘(placenta previa)，由于胎盘在子宫颈处生长，妊娠晚期易发生胎盘早期剥离，造成难产和大出血。若植入部位在子宫以外，称宫外孕，常发生在输卵管，偶见于子宫阔韧带、肠系膜，甚至卵巢表面等处。在宫外孕中，多数胚胎因营养供应不足而早期死亡并被吸收，少数发育较大后破裂而引起大出血，甚至危及生命(图11-5)。

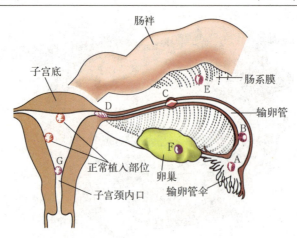

图11-5　正常与异位植入部位

（二）植入时子宫内膜的变化

植入时的子宫内膜处于分泌期。植入后的子宫内膜血液供给更加丰富，腺体分泌更旺盛，内膜进一步增厚。子宫内膜的这些变化称为蜕膜反应。此时的子宫内膜改称蜕膜(decidua)。根据蜕膜与胚的位置关系，将其分为三部分(图11-6)：①基蜕膜(decidua basalis)，是位居胚深部的蜕膜；②包蜕膜(decidua capsularis)，是覆盖在胚宫腔侧的蜕膜；③壁蜕膜(decidua parietalis)，是子宫其余部分的蜕膜。

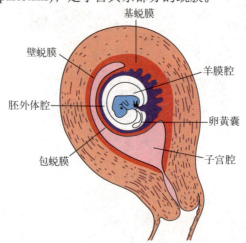

图11-6　人胚植入部位与子宫蜕膜关系示意图

（三）胚层形成

内细胞群首先分化为由上、下两个胚层组成的胚盘，继而再分化成由内、中、外三个胚层构成的胚盘，它是人体各器官和组织的原基。然后由胚盘发育成弓形圆柱状胚体。

1.二胚层时期

在受精第二周胚泡植入时，内细胞群的细胞也增殖分化，逐渐形成一个圆盘状的胚盘(embryonic disc)，此时的胚盘由上、下两个胚层组成。上胚层(epiblast)为邻近滋养层的一层柱状细胞，下胚层(hypoblast)是位居胚泡腔侧的一层立方细胞，两层紧贴在一起(图11-7)。

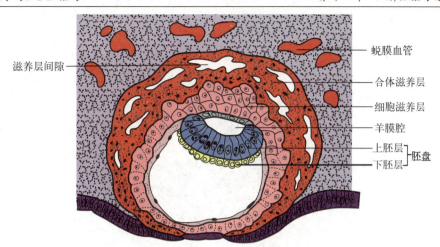

蜕膜血管

滋养层间隙

合体滋养层

细胞滋养层

羊膜腔

上胚层 ⎫
下胚层 ⎭ 胚盘

图11-7　二胚层胚盘与胚外中胚层形成

继之在上胚层的近滋养层侧出现一个腔，称羊膜腔(amniotic cavity)，腔壁为羊膜。羊膜与上胚层的周缘连续，故上胚层构成羊膜腔的底。

下胚层的周缘向下延伸，形成由单层扁平上皮围成的另一个囊，称卵黄囊(yolk sac)，故下胚层构成卵黄囊的顶。

羊膜腔的底(上胚层)和卵黄囊的顶(下胚层)紧密相贴，构成的胚盘是人体的原基。滋养层、羊膜腔和卵黄囊是为胚胎发育提供营养和起保护作用的附属结构。

在胚盘形成时期，滋养层细胞向胚泡腔内增生，形成星形细胞，其松散分布，称胚外中胚层(extraembryonic mesoderm)。它们先充填于整个胚泡腔，致使胚泡腔消失。继而胚外中胚层细胞间出现一些小腔隙，小腔隙逐渐汇合增大，最后形成一个大腔，称胚外体腔(extraembryonic coelom)(图11-8)。胚外体腔的出现，将胚外中胚层分为壁、脏两层：附着于滋养层内面的一层为胚外中胚层壁层；附着于卵黄囊和羊膜外面的一层为胚外中胚层脏层。羊膜腔顶壁尾侧与滋养层之间的胚外中胚层将壁、脏两层连接起来，称体蒂(body stalk)(图11-8、图11-9)。

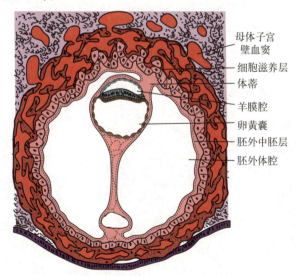

母体子宫
壁血窦

细胞滋养层

体蒂

羊膜腔

卵黄囊

胚外中胚层

胚外体腔

图11-8　第三周初胚层剖面结构模式图

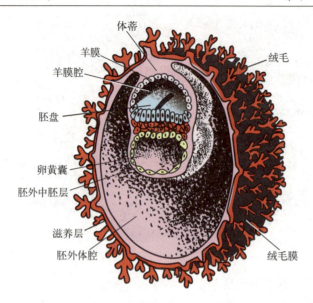

图11-9　第三周初胚层剖面结构图

2. 三胚层时期(中胚层形成)

至第3周初，胚盘上胚层细胞增殖迅速，在胚盘上胚层一侧正中线上形成一条增厚区，称为原条(primitive streak)。原条的头端略膨大，称为原结(primitive node)。原条的出现，胚盘即可区分出头、尾端和左、右侧(图11-10)。在原条中线出现浅沟，原结的中心出现浅凹，分别称为原沟和原凹。原沟深面的细胞则逐渐迁移到上、下胚层之间，部分细胞向左、右两侧及头侧扩展，形成胚内中胚层(intraembryonic mesoderm)(图11-10、图11-11)，即中胚层。一部分细胞进入下胚层并全部置换了下胚层细胞形成一层新的细胞，即内胚层。在内、中胚层出现之后，原上胚层改称为外胚层。原条两侧的间充质细胞继续向侧方扩展，它在胚盘边缘与胚外中胚层连续。实际上，内、中、外三个胚层的细胞均来自上胚层。

原结或原凹的细胞增殖迁移，并在内、外胚层之间向头侧方向生长，最后形成一细胞索称脊索。脊索和原条构成胚胎的中轴，在脊索头侧和原条尾侧，各形成一个无中胚层的圆形区域。该二区域的内、外胚层直接相贴，分别称口咽膜和泄殖腔膜。脊索向头侧生长，原条相对缩短最后消失。如果原条的细胞未消失，则可在骶尾部分形成畸胎瘤。脊索退化后，形成成年人椎间盘的髓核。

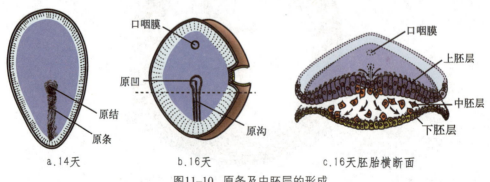

a.14天　　　　　　　　b.16天　　　　　　　c.16天胚胎横断面
图11-10　原条及中胚层的形成

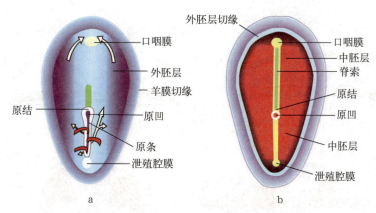

图11-11 脊索及中胚层的形成

四、三胚层分化和胚体形成

（一）外胚层的分化

1. 神经板

脊索形成后，诱导其背侧中线的外胚层增厚呈板状，称为神经板(neural plate)。神经板随脊索的生长而增长，且头侧宽于尾侧。

2. 神经沟与神经褶

神经板中央继而沿长轴下陷形成神经沟(neural groove)，沟两侧边缘隆起称为神经褶(neural fold)(图11-13)。

3. 神经管

两侧神经褶在神经沟中段靠拢并愈合，愈合逐渐向两端延伸，最后在头尾两端各有一开口，分别称为前神经孔和后神经孔。在第4周，神经沟成为完全封闭的神经管(neural tube)。神经管两侧的外胚层在管的背侧靠拢并愈合，使神经管位居于表面外胚层的深面。神经管将分化为中枢神经系统以及松果体、神经垂体和视网膜等。如果前、后神经孔未愈合，将分别形成无脑儿、脊髓裂畸形。无脑儿常伴颅骨发育不全，称为露脑；脊髓裂常伴相应部位的脊柱裂。

4.神经嵴

在神经褶愈合过程中，神经板外侧缘的一些细胞迁移到神经管背侧，成一条纵行细胞索，继而分裂为两条，分别位于神经管的左、右背外侧，称为神经嵴(neural crest)(图11-14)。

位于体表外胚层的细胞，将分化为皮肤的表皮及其附属结构，以及牙的釉质、角膜上皮、晶状体、内耳的膜迷路、腺垂体、口腔、鼻腔和肛管内面的上皮等。

（二）中胚层的分化

中胚层形成后，在脊索的左右两侧，由内向外依次分为轴旁中胚层、间介中胚层和侧中胚层(图11-12)。

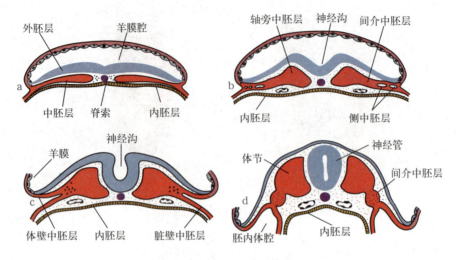

图11-12 中胚层的早期分化

1. 轴旁中胚层

紧邻脊索两侧的中胚层细胞迅速增殖，形成一对纵行细胞索，即轴旁中胚层。轴旁中胚层细胞随即呈节段性增殖，形成块状细胞团，称体节(somite)(图11-13)。体节左右成对。第3周末，体节先在颈部发生，向尾端逐渐发展，每天大约出现3对，至第5周时，体节全部形成，共约42～44对，在胚体表面即可分辨，是推测胚龄的重要标志之一。体节将分化为皮肤的真皮和皮下组织、大部分中轴骨骼(如脊柱、肋骨)和骨骼肌。

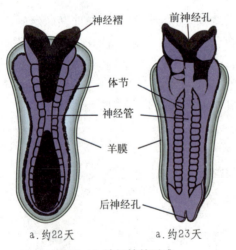

a. 约22天   a. 约23天

图11-13 神经管的形成

2. 间介中胚层

间介中胚层位于轴旁中胚层与侧中胚层之间。间介中胚层将来分化为泌尿系统和生殖系统的大部分器官和结构。

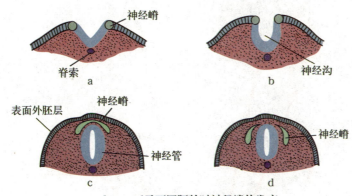

a、b、c、d示不同胚龄时神经嵴的发育
图11-14 神经管和神经嵴的形成

3. 侧中胚层

侧中胚层是中胚层最外侧的部分，初为单一的薄板状结构，随着胚体的发育，在其中出现一些腔隙并逐渐融合为一大腔称胚内体腔，它将侧中胚层分为两层，与外胚层相贴者称体壁中胚层；与内胚层相贴者称脏壁中胚层。体壁中胚层将来分化为胚体外侧和腹侧体壁(包括肢体)的骨骼、肌肉、血管和结缔组织；脏壁中胚层将分化形成消化系统和呼吸系统的肌组织、血管和结缔组织等。胚内体腔将来分化为心包腔、胸膜腔和腹膜腔。

此外，中胚层在参与器官发生过程中还形成间充质。间充质散在填充于内、中、外各胚层之间，由间充质细胞和无定形的细胞外基质组成。间充质细胞是一种干细胞，可分化为多种细胞，形成结缔组织、肌组织和血管等。

胚层的形成与早期分化如图(图11-15)。

（三）内胚层的分化

随着胚体的形成，内胚层被卷入胚体内形成原始消化管。原始消化管的头端起始于口咽膜，中段借卵黄蒂连于卵黄囊，尾端终止于泄殖腔膜。原始消化管将来分化为消化管和消化腺、呼吸道和肺的上皮；以及中耳、甲状腺、甲状旁腺和胸腺的上皮；膀胱和尿道等处的上皮。

（四）胚体形成

第4周初，随着胚层的分化，胚盘边缘向腹侧卷折形成头褶、尾褶和左右侧褶，扁平形胚盘逐渐变为圆柱形的胚体。胚盘卷折主要是由于各部分生长速度的差异所引起。如胚盘中部的生长速度快于边缘部，外胚层的生长速度又快于内胚层，致使外胚层包于胚体外表，内胚层卷到胚体内，胚体凸到羊膜腔内。胚盘头尾方向的生长速度快于左右方向的生长速度，头侧的生长速度又快于尾侧，因而胚盘卷折为头大尾小的圆柱形胚体，胚盘边缘则卷折到胚体腹侧，最终在成脐处会聚。到第4周末胚体(从头至尾)呈"C"字形。

第5～8周胚体外形变化较为明显，主要器官、系统也在此期内形成，至第8周末，胚体外表已可见眼、耳和鼻的原基及发育中的四肢，初具人形(图11-16)。

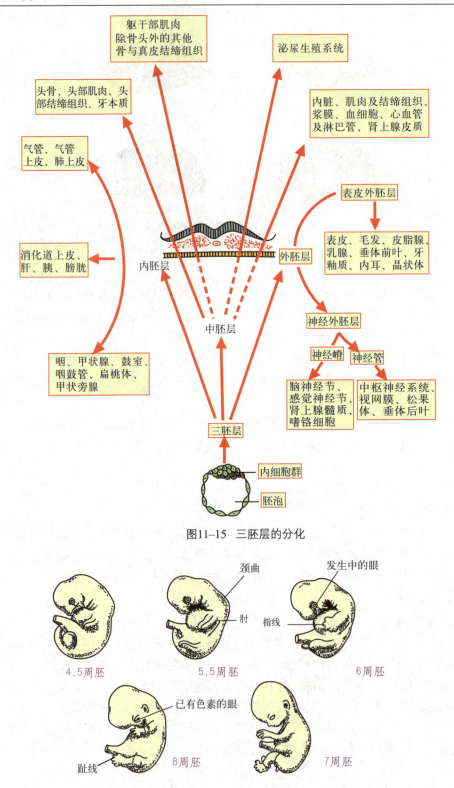

躯干部肌肉
除骨头外的其他
骨与真皮结缔组织

泌尿生殖系统

头骨、头部肌肉、头
部结缔组织、牙本质

内脏、肌肉及结缔组织、
浆膜、血细胞、心血管
及淋巴管、肾上腺皮质

气管、气管
上皮、肺上皮

表皮外胚层

消化道上皮、
肝、胰、膀胱

内胚层

外胚层

表皮、毛发、皮脂腺、
乳腺、垂体前叶、牙
釉质、内耳、晶状体

中胚层

神经外胚层

咽、甲状腺、鼓室、
咽鼓管、扁桃体、
甲状旁腺

神经嵴

神经管

脑神经节、
感觉神经节、
肾上腺髓质、
嗜铬细胞

中枢神经系统、
视网膜、松果
体、垂体后叶

三胚层

内细胞群

胚泡

图11–15 三胚层的分化

颈曲

发生中的眼

肘

指线

4.5周胚

5.5周胚

6周胚

已有色素的眼

趾线

8周胚

7周胚

图11–16 胚体外形的建立

五、胎膜和胎盘

胎膜和胎盘是胚胎的附属结构，胎儿娩出后一并排出。胎膜(fetal membrane)包括绒毛膜、羊膜、卵黄囊、尿囊和脐带(图11-17)。胎膜和胎盘对胚胎起保护、营养、呼吸和排泄等作用，胎盘还有一定的内分泌功能。胎膜发育异常会严重影响胎儿的正常发育，甚至形成先天畸形。

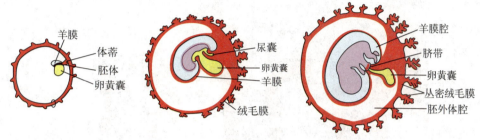

图11-17　人胎膜与胚胎关系示意图

（一）胎膜

1. 绒毛膜

绒毛膜(chorion)由滋养层和衬于其内面的胚外中胚层组成(图11-18)。植入完成后，滋养层已分化为合体滋养层和细胞滋养层两层，继之细胞滋养层局部增殖，形成许多伸入合体滋养层内的隆起。这时，表面有许多突起的滋养层和内面的胚外中胚层合称为绒毛膜。

绒毛膜包在胚胎最外面，直接与子宫蜕膜接触，膜的外表有大量绒毛(图11-17)。绒毛周围的间隙，称为绒毛间隙(intervillous space)。绒毛间隙内含从子宫螺旋动脉来的母体血。胚胎通过绒毛吸取母血中的营养物质并排出代谢产物。

胚胎早期，整个绒毛膜表面的绒毛均匀分布。以后随着胚胎的生长发育，由于包蜕膜侧的血供匮乏，绒毛逐渐退化、消失，表面平滑无绒毛，称平滑绒毛膜(smooth chorion)。基蜕膜侧血供充足，该处绒毛反复分支，生长茂密，称丛密绒毛膜(villous chorion)(图11-17)，它与基蜕膜组成胎盘。丛密绒毛膜内的血管通过脐带与胚体内的血管连通。此后，随着胎儿生长发育及羊膜腔的不断扩大，羊膜、平滑绒毛膜和包蜕膜进一步凸向子宫腔，最终与壁蜕膜愈合，子宫腔逐渐消失(图11-19)。

2. 羊膜

羊膜(amnion)为半透明薄膜，由立方或扁平羊膜细胞和胚外中胚层细胞构成，羊膜腔内充满羊水(amniotic fluid)，胚胎在羊水中生长发育(图11-17)。羊膜最初附着于胚盘的边缘，随着胚体形成、羊膜腔扩大和胚体凸入羊膜腔内，羊膜在胚胎的腹侧包裹于体蒂表面，形成原始脐带。羊膜腔的扩大逐渐使羊膜与绒毛膜相贴，胚外体腔消失。

妊娠早期羊水为无色透明状，呈弱碱性。羊水主要由羊膜不断分泌产生，又不断被羊膜吸收和胎儿吞饮，故羊水是不断更新的。妊娠中期胎儿开始吞饮，其消化、泌尿系统的排泄物及脱落上皮细胞也进入羊水，羊水变浑浊。正常足月分娩时约有1000～1500mL羊水。

羊膜和羊水在胚胎发育中起重要的保护作用，如防止胚胎局部粘连或受外力的压迫与震荡。临产时，羊水还具有扩张宫颈和冲洗产道的作用。穿刺抽取羊水，进行细胞染色体检查或测定羊水中某些物质的含量，可以早期诊断某些先天性异常。羊水过少(500ml以下)，易发生羊膜与胎儿粘连，影响胎儿正常发育。多与某些先天性畸形有关，如胎儿无肾或尿道闭锁可致羊水过少。羊水过多(2000ml以上)。多由胎儿消化道闭锁或神经管封闭不全引起。

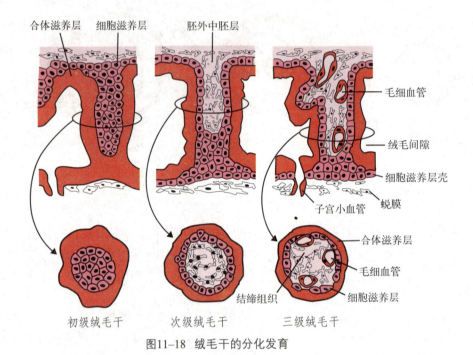

图11-18 绒毛干的分化发育

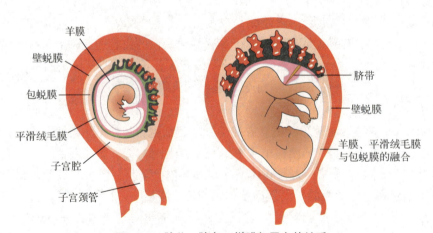

图11-19 胎儿、胎盘、蜕膜与子宫的关系

3. 卵黄囊

卵黄囊(yolk sac)是下胚层向腹侧增生形成的囊状结构，内无卵黄。人胚胎卵黄囊被包入脐带后，与原始消化管相连的卵黄蒂于胚胎第6周闭锁，卵黄囊也逐渐退化(图11–17)。如果卵黄蒂基部没有退化消失，则在成人回肠壁上保留一段盲囊，称麦克尔憩室。

4. 尿囊

尿囊(allantois)发生于胚胎第3周，是从卵黄囊尾侧向体蒂内伸出的一个盲管，随着胚体的尾端卷折而开口于原始消化管尾段的腹侧(图11–17)。尿囊壁的胚外中胚层形成尿囊动脉和尿囊静脉，将来成为脐动脉和脐静脉。

5. 脐带

脐带(umbilical cord)是连于胚胎脐部与胎盘间的索状结构。脐带外被羊膜，内含两条脐动脉和一条脐静脉。透过脐带表面的羊膜，可见内部盘曲缠绕的脐血管。脐血管的一端与胚胎血管相连，另一端与胎盘绒毛血管连续。在此，绒毛毛细血管内的胚胎血与绒毛间隙内的母体血进行物质交换。胎儿出生时，脐带长40～60cm，粗1.5～2cm。如果脐带过短，胎儿娩出时易引起胎盘过早剥离，造成出血过多；如果脐带过长，易缠绕胎儿肢体或颈部，可致局部发育不良，甚至胎儿窒息死亡。

（二）胎盘

1. 胎盘的形态结构

胎盘(placenta)由胎儿的丛密绒毛膜与母体子宫的基蜕膜共同组成。

(1) 形态：胎盘重约500g，直径15～20cm，中央厚，周边薄，平均厚约2.5cm，呈圆盘形结构。胎儿面光滑，表面覆有羊膜，脐带附于中央或稍偏，透过羊膜可见呈放射状走行的脐血管分支。胎盘的母体面粗糙，为剥离后的基蜕膜，可见15～30个由浅沟分隔的胎盘小叶(cytoledon)(图11–20)。

(2) 胎盘的结构：胎儿部分由丛密绒毛膜构成，胎儿面被覆羊膜。绒毛膜发出40～60根绒毛干，各呈树枝状分支。脐血管的分支沿绒毛干进入绒毛内，形成毛细血管网。

母体部分由基蜕膜构成。基蜕膜间隔一定距离向绒毛间隙发出胎盘隔，胎盘隔的远端是游离的，不与绒毛膜板接触，胎盘隔不完全分隔绒毛间隙，致使绒毛间隙互相连通，子宫动脉和子宫静脉穿过基蜕膜开口于绒毛间隙。

1) 在胎盘垂直切面上，可见到由绒毛膜发出绒毛干。绒毛干又发出许多细小绒毛，干的末端以细胞滋养层壳固着于基蜕膜上。脐血管分支沿绒毛干进入绒毛内，形成毛细血管。

2) 绒毛干之间为绒毛间隙，子宫螺旋动脉与子宫静脉开口于绒毛间隙，故绒毛间隙内充以母体血液，绒毛浸在母血中。

3) 由基蜕膜构成的短隔伸入间隙内，称为胎盘隔(placental septum)。

4) 胎盘隔将胎盘分隔成15～30个小叶称为胎盘小叶，每个胎盘小叶含1～4根绒毛干(图11–21)。

2. 胎盘的血液循环和胎盘膜

(1) 胎盘的血液循环：胎盘内有母体和胎儿两套血液循环，两者的血液在各自的封

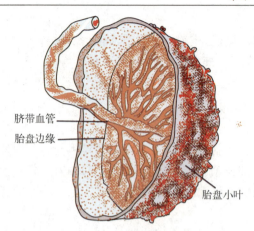

图11-20 胎盘的外形

闭管道内循环，互不相混，但可进行物质交换。母体动脉血从子宫螺旋动脉流入绒毛间隙，胎儿的静脉血经脐动脉及其分支流入绒毛毛细血管，与绒毛间隙内的母体血进行物质交换后，成为动脉血，又经脐静脉回流到胎儿。

(2) 胎盘屏障(placental barrier)：胎儿血与母体血在胎盘内进行物质交换所通过的结构，称为胎盘膜(placental membrane)或胎盘屏障。早期胎盘膜由合体滋养层、细胞滋养层和基膜、薄层绒毛结缔组织及毛细血管内皮和基膜组成。它能阻止母体血液中的大分子物质(如细菌等)进入胎儿体内，但对抗体、大多数药物、部分病毒和螺旋体等无屏障作用，因此在妊娠期要注意保护孕妇免受感染，用药也要慎重选择，防止影响胎儿发育。

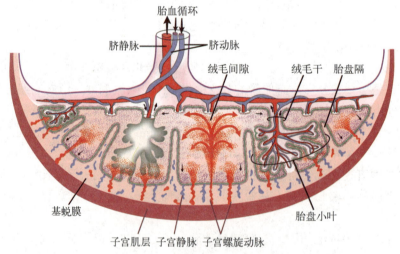

图11-21 胎盘的结构与血循环模式

3. 胎盘的功能

(1) 物质交换：胎儿通过胎盘从母血中获得营养物质和O_2，排出代谢产物和CO_2。故胎盘具有相当于出生后的小肠、肺和肾的功能。

(2) 内分泌功能：主要由胎盘合体滋养层分泌数种激素，对维持妊娠起重要作用。

1) 绒毛膜促性腺激素(human chorionic gonadotropin，HCG)：其作用与黄体生成素类

似，能促进母体黄体的生长发育，以维持妊娠。HCG在妊娠第2周开始分泌，第8周达高峰，以后逐渐下降。

　　2)人胎盘催乳素(human placental lactogn，HPL)：能促使母体乳腺生长发育，HPL于妊娠第2月开始分泌，第8月达高峰，直到分娩。

　　3) 孕激素和雌激素：于妊娠第4月开始分泌，以后逐渐增多。妊娠卵巢内黄体退化后，胎盘的这两种激素起着继续维持妊娠的作用。

六、胚胎各期外形特征及胎龄的推算

(一) 胎儿期外形特征(第9~38周)

　　胚胎从第9周起，已初具人形，故称胎儿期。其特征是：各器官的生长、发育、组织细胞的分化及机能均逐渐发育完善。各月的外形特征如表11-1所示。

表11-1　胎儿外形特征及体重

胎龄(月)	胎儿外形	体重(均值，g)
3	眼睑已闭合，颈明显，性别可以辨认	45
4	颜面已具人形，耳竖起，母体已感胎动	150
5	头与躯干出现胎毛，有胎音，胎儿有吞咽活动	375
6	指甲、眉毛和睫毛全出现，皮下脂肪少，呼吸系统发育不完善	625
7	眼睑张开，头发明显，体痕有皱纹，早产可存活	1210
8	皮下脂肪多，皮肤淡红而丰满，睾丸开始下降，指甲平齐指尖	1780
9	胎毛开始脱落，趾甲平齐趾尖，四肢屈曲紧紧相抱	2400
10	胎体圆润，乳房隆起，指甲过指尖，睾丸入阴囊	2750

(二) 胎龄确定

　　推算胎龄的方法有两种：月经龄及受精龄。

　　1.月经龄

　　从孕妇末次月经的第1天算起至胎儿娩出为止，共计40周，280天，以28天为一个妊娠月，则为10个月。临床医生常用此方法计算。

　　2.受精龄

　　从受精日算起，即完整的胚胎发育时期。因为排卵通常是在下次月经前的第14天，故受精龄应为280-14天＝266天。胚胎学常用此方法计算。

　　此外，对于早期人胚还可利用其形成的结构来推算胎龄。例如，体节出现是在第3周末。

(三) 预产期限的推算

　　从孕妇末次月经的第1天算起，月减3(4~12月)再加1年或月加9(1~3月)，日加7天即是。例如孕妇末次月经是2010年1月5日，那么预产期是2010年10月12日；农历日期加14天，其余同公历。

知识链接

葡萄胎

　　葡萄胎产生的真正原因你知道吗？其实是绒毛基质微血管消失，从而绒毛基质积液，形成大小不等泡，形似葡萄，故称为葡萄胎(hydatidiform mole)。有完全性和部分性之分，大多数为完全性葡萄胎。临床诊断葡萄胎皆系指完全性葡萄胎而言；部分葡萄胎伴有胎盘组织或/和胎儿者，则冠以部分性葡萄胎。在自然流产的组织中发现40％病人有一定的水泡样变性，但不诊断为葡萄胎。

　　葡萄胎分为两类：①完全性葡萄胎：胎盘绒毛全部受累，无胎儿及其附属物，宫腔内充满水泡；②部分性葡萄胎：仅部分胎盘绒毛发生水泡状变性，宫腔内尚有存活或已死的胚胎肉眼可见：葡萄样水泡，大小不一，水泡壁薄，透明，内含黏性液体，水泡间充满血液及凝血块。由于滋养细胞生产大量绒毛膜促性腺激素(HCG)刺激卵巢形成黄素囊肿，囊肿表面光滑，色黄，壁薄，切面多房，囊液清亮。组织特点：①滋养细胞呈不同程度的增生：②绒毛间质水肿：③绒毛间质中血管消失。

七、双胎、多胎和联胎

（一）双胎

　　一次分娩两个新生儿称双胎(twins)，也称孪生，其发生率约占新生儿的1%。可分如下两种。

　　1. 双卵孪生

　　一次排出两个卵子分别受精后，发育成两个胚胎为双卵孪生，占双胎的大多数。它们有各自的胎膜与胎盘，性别相同或不同，相貌和生理特性的差异如同一般兄弟姐妹。

　　2. 单卵孪生

　　由一个受精卵发育成两个胚胎，故此种双胎儿的遗传基因完全一样。它们的性别一致，而且相貌和生理特征也极相似。单卵孪生可以是：

　　(1) 一个胚泡内出现两个内细胞群，各发育为一个胚胎，这类孪生儿有各自的羊膜，但共有一个绒毛膜与胎盘。

　　(2) 胚盘上出现两个原条与脊索，诱导形成两个神经管，发育为两个胚胎，这类孪生儿同位于一个羊膜腔内，也共有一个绒毛膜与胎盘。

　　(3) 卵裂球分裂为两团，它们各自发育为一个完整的胚，但人的卵裂球围以透明带，卵裂球分裂的可能性较小(图11-22)。

（二）多胎

　　一次娩出两个以上新生儿为多胎(multiple birth)。多胎的原因可以是单卵性、多卵性或混合性，常为混合性多胎。多胎发生率低，三胎约万分之一，四胎约百万分之一，四胎以上更为罕见，多不易存活。

（三）联体双胎

　　在单卵孪生中，当一个胚盘出现两个原条并分别发育为两个胚胎时，若两原条靠得较近，胚体形成时发生局部联接，称联体双胎(conjoined twins)。联体双胎有对称型和不对称型两类。对称型指两个胚胎大、小一样，根据连接部位分为头联体、臀联体、胸腹联体等。不对称型指两个胚胎一大一小，小者常发育不全，形成寄生胎或胎中胎(图11–23)。

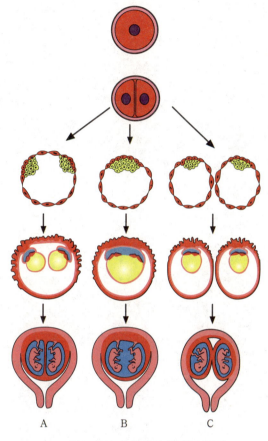

图11–22 单卵孪生形成示意图

八、先天性畸形

先天性畸形(congenital malformation)是由于胚胎发育紊乱所致的形态结构异常。研究先天性畸形的科学称畸形学(teratology)，是胚胎学的一个重要分支。近年来，随着现代工业发展和环境污染的加重，先天性畸形发生频率有上升的趋势。

(一)先天性畸形的发生原因

先天性畸形的发生原因包括遗传因素、环境因素和两者的相互作用等。

1.遗传因素

遗传因素包括基因突变和染色体畸变。以染色体畸变引起的畸形多见，包括染色体数目的异常和染色体结构异常。染色体数目减少引起先天性畸形，常见于单体型。染色体数目增多所致畸形，多见于三体型，如21号染色体的三体可引起先天愚型。染色体的结构畸变也可引起畸形，如5号染色体短臂末端断裂缺失可引起猫叫综合征。

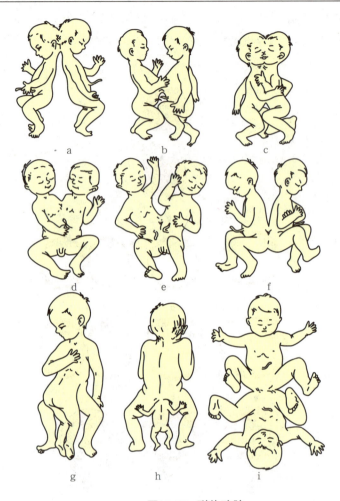

图11-23 联体畸胎

a.头联　b.胸联　c.头胸联 d.体侧联　e、f、i.臀联　g、h.寄生胎

2. 环境因素

能引起先天性畸形的环境因素统称致畸因子(teratogen)。主要有5类：①生物性致畸因子，如风疹病毒、巨细胞病毒、弓形体和梅毒螺旋体等；②物理性致畸因子，如各种射线、噪音、机械性压迫和损伤等；③致畸性药物，多数抗癌药物、某些抗生素和激素均有不同程度的致畸作用；④致畸性化学物质，在工业"三废"、农药、食品添加剂和防腐剂中，含有一些有致畸作用的化学物质；⑤其他致畸因子，酗酒、大量吸烟、缺氧和严重营养不良等均有致畸作用。

3. 环境因素与遗传因素的相互作用

多数先天性畸形是环境因素与遗传因素相互作用的结果，这不仅体现在致畸因子引起染色体畸变和基因突变所致先天性畸形，而且更体现在胚胎的遗传特性上，即基因型影响和决定胚胎对致畸因子的易感程度。

(二)致畸敏感期

发育中的胚胎受到致畸因子作用后，是否会发生畸形，发生怎么样的畸形，不仅取决于致畸因子的性质和胚胎的遗传特性，而且取决于胚胎受到致畸因子作用时所处的发育阶段。胚胎发育第3~8周的胚期，是人体外形及其内部许多器官、系统原基发生的重要时期。此期对致畸因子的影响极其敏感，易发生先天畸形，称致畸敏感期(susceptible period)，孕妇在此期间应特别注意避免与致畸因子接触。第1~2周的胚前期，受致畸因子损伤后多致早期流产或死胎；若能存活，则说明胚未受损伤或已由未受损伤细胞代偿而不产生畸形。如损伤发生在第9~38周的胎期，则造成畸形较轻。各器官发育时期不同，致畸敏感期也不尽相同(图11-24)。

九、优 生

优生起源于英国，意思为"健康遗传"，主要研究如何用有效手段降低胎儿缺陷发生率。现在优生已经成为一项国家政策，其主要的内容是控制先天性疾病新生儿，以达到逐步改善和提高人群遗传素质的目的。目前，我国开展优生工作主要有如下几点：禁止近亲结婚，进行遗传咨询，提倡适龄生育和产前诊断等。

1. 避免近亲结婚

近亲结婚能使后代更易出现隐性遗传病，并患有许多先天性疾病，导致胎儿畸形，孩子智力下降，这已经是被科学早就证明了的事实。

每个正常人所有的10万对遗传基因中总会有几个是异常的，但它们只是单一而非成对地存在着，因此不发病，仅成为致病基因携带者而已。而近亲男、女，由于各自的精子或卵子可能携带着同一祖宗所遗传下来的同一个单一存在着的致病基因，当这样的精卵结合后，两个原来单独存在但不会因此发病的致病基因便有可能在受精卵中配成一对，当两个致病基因配成一对时，就会导致遗传病的发生。这就是为何要禁止近亲结婚的道理。其实，只要在群体中带有同一致病基因的两个男、女携带者进行婚配也类同于近亲结婚，即两者结合便有机会生一个病儿。如地中海贫血及g6pd缺乏症遗传

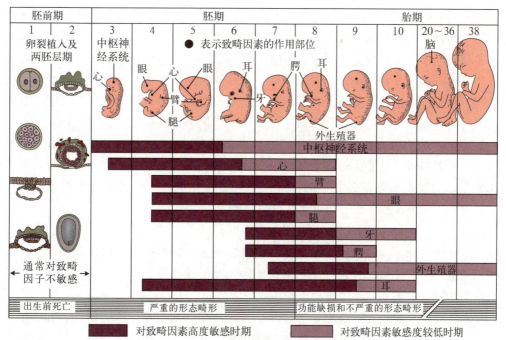

图11-24 人体主要器官致畸易感期

病，父母都是地中海贫血轻型患者，无严重症状，却连续生下重型地中海贫血的患儿，有重症或不能成活。因此，为了生一个健康的孩子，我们应避免近亲结婚和同病相"恋"并结婚生子。

2. 进行遗传咨询

遗传咨询是预防遗传病，降低遗传病患儿出生概率和提倡优生的重要措施之一，是指医师对咨询者就某一遗传病或先天缺陷在该家族发生的原因、遗传方式、预后及再发风险等问题进行解答，并向咨询者提供一系列有关该病的信息，协助他们作出恰当的选择，达到最佳防治效果，避免再生同样患儿。

遗传咨询的指征：①夫妇双方或家族成员患有某些遗传病或先天性畸形者；②曾经生育过遗传病患儿的夫妇；③不明原因的智力低下或生出先天性畸形儿的父母；④不明原因的反复流产、死产或有死胎等情况的夫妇；⑤婚后多年不孕的夫妇；⑥35岁以上的高龄孕妇；⑦孕期接触不良环境因素以及患有某些慢性疾病的孕妇；⑧长期接触不良环境因素的育龄青年男女；⑨常规检查或常见遗传病筛查发现异常者。

遗传咨询的内容：遗传病的诊断和治疗，预防发病的措施以及预后估计。咨询本人、配偶、婚约方以及他们的近亲中发现有遗传性异常者时，指明其未来子女可能发病的危险程度。不良基因携带者的检出和产前诊断。结婚，妊娠，生育和婴儿保健的指导，放射性对遗传的影响，近亲婚姻的危险性，亲子鉴定等。

作为遗传学工作者或临床医生就遗传病患者及家属提出某病的遗传方式、病因、诊断、治疗、预后和复发风险等相关问题给予科学的答复，并提出建议或指导性意见，以供咨询者参考。

3. 提倡适龄生育

根据医学实践和大量资料分析研究，最佳的生育年龄女性一般为24~29岁，男性为27~35岁。因为这一年龄段，男女双方不仅精力充沛，而且身体各方面的健康状况都较好，生殖器官发育也较为完善，精子和卵子的质量也好，有利于优生优育。女性应尽量避免在18岁以前及35岁以后的过早和过晚生育。过早生育，母体发育还不成熟，容易发生早产、难产。妇女在35岁以后骨盆韧带、盆底和会阴肌肉弹性会变小，分娩时容易发生难产。且统计表明，35岁以上母亲所生子女中先天愚型患儿也明显增高。就拿试管婴儿技术来说，女方年龄越大成功率就越低。一般情况下，33岁左右的女性试管婴儿的成功率能达到40%~50%，如果跨上40岁，成功率仅剩10%左右，并且往往要做几次才有可能受孕。因为错过了这个最佳生育年龄，女性卵巢功能开始衰退，卵子质量开始下降，容易畸变，成功概率当然随之下降。即使受孕成功，母体可能引发并发症的概率也更高，且流产、难产，胎儿畸形的可能性也会更高。

4. 进行产前诊断

产前诊断又称宫内诊断，是在遗传咨询的基础上，通过遗传学检测和影像学检查，对高风险胎儿进行明确诊断，并采取对患胎的选择性流产以达到胎儿选择的目的，从而降低新生儿出生缺陷率，提高优生质量和人口素质。

曾生育过严重畸形儿的孕妇，多次发生自然流产、死胎和死产的孕妇，妊娠早期服用过致畸药物，有过致畸感染或接触过较多射线，长期处于污染环境的孕妇，均应进行产前诊断。目前产前诊断的主要方法有：

(1) 绒毛膜检查：绒毛膜细胞与胚体细胞同源，染色体组型相同。因此，可以通过绒毛膜活检(chorionic villi biopsy，CVB)诊断胚胎的染色体是否正常。这种检查可在妊娠第8周进行，以达到早期诊断。

(2) 羊膜囊穿刺(amniocentesis)：羊水中含有胎儿的排泄物、分泌物和多种酶，还含有从胎儿皮肤和黏膜脱落下来的上皮细胞。因此，对羊水进行化学分析可以准确地反映胎儿的代谢状况，对羊水细胞进行染色体分析能够准确地反映胎儿的遗传状况。羊膜囊穿刺在妊娠15~17周最适宜。

(3) 脐带穿刺术：经母体腹部抽取胎儿静脉血，可在B超引导下于孕中、晚期(17~32周)进行。脐血可作染色体或血液学各种检查，也可用于因羊水细胞培养失败，DNA分析无法诊断而能用胎儿血细胞或血浆进行生化检测的疾病，或在错过绒毛和羊水取样时机的情况下进行。脐血的检测有时可代替基因分析，例如，血友病可直接测定凝血因子Ⅷ；α地中海贫血可直接测定Hb Barts。

(4) 胎儿镜检查：胎儿镜是用光纤制成的内镜，在妊娠第15~20周使用最好。通过胎儿镜能够直接观察胎儿外部结构有无异常，并可采取胎儿皮肤、血液等样本做进一步检查，还可直接给胎儿注射药物或输血。

(5) 超声波检查：是一项简便且对母体无痛无伤又安全的产前诊断方法，不仅能诊断胎儿的外部畸形，也可以诊断某些内脏畸形。此外还可以直接对胎心和胎动进行动态观察，并摄像记录分析，亦可作胎盘定位，选择羊膜穿刺部位等。

(6) X线检查：主要用于检查18周之前胎儿骨骼有无先天畸形。但因X线对胎儿有一定影响，现已极少使用。

当胎儿存在可疑时，可以有针对性地选择各种产前诊断的方法。如怀疑有染色体异常时，可以取绒毛或抽羊水做细胞染色体检查；怀疑胎儿有体表或内脏畸形时，可以做B型超声波等检查。

(陈金绪)